Medical Humanities

Edited by Mariacarla Gadebusch Bondio,
Martina King, Susanne Michl, Vincent Barras

Volume 2

Marina Lienhard

Schizophrenogen

Eine Wissensgeschichte des Verhältnisses zwischen Schizophrenie, Familie und Gesellschaft (1948–1980)

Schwabe Verlag

Die Druckvorstufe dieser Publikation wurde vom Schweizerischen Nationalfonds zur Förderung der wissenschaftlichen Forschung unterstützt.

MIX
Papier aus verantwortungsvollen Quellen
FSC® C016439
FSC
www.fsc.org

Bibliografische Information der Deutschen Nationalbibliothek
Die Deutsche Nationalbibliothek verzeichnet diese Publikation in der Deutschen Nationalbibliografie; detaillierte bibliografische Daten sind im Internet über http://dnb.dnb.de abrufbar.

Korrektorat: Anja Borkam, Jena
Gestaltungskonzept: icona basel gmbH, Basel
Cover: Kathrin Strohschnieder, stroh design, Oldenburg
Layout: icona basel gmbh, Basel
Satz: 3w+p, Rimpar
Druck: Hubert & Co., Göttingen
Printed in Germany
ISBN Printausgabe 978-3-7965-4720-1
ISBN eBook (PDF) 978-3-7965-4721-8
DOI 10.24894/978-3-7965-4721-8
Das eBook ist seitenidentisch mit der gedruckten Ausgabe und erlaubt Volltextsuche.
Zudem sind Inhaltsverzeichnis und Überschriften verlinkt.

rights@schwabe.ch
www.schwabe.ch

Für I. und M.

Moloch! Moloch! Robot apartments! invisible suburbs!
skeleton treasuries! blind capitals! demonic industries!
spectral nations! invincible madhouses!
granite cocks! monstrous bombs!
Allen Ginsberg, Howl Part II, 1955

Inhalt

Teil II: Familie und Gesellschaft

Dank

Seit der Geburt meines ersten Kindes habe ich Aversionen gegen den gern gehegten Vergleich der Abgabe einer Dissertation mit der Geburt eines Kindes. Für mich persönlich war es nämlich sehr viel einfacher, ein Kind zu gebären, als eine Dissertation zu beenden. Angebrachter wäre meiner Meinung nach der Vergleich des Verfassens einer Dissertation mit dem Aufziehen eines Kindes: Es entstehen laufend neue Anforderungen, einen Feierabend gibt es nicht, man ist geplagt von Selbstzweifeln, und das Loslassen fällt schwer; ganz zu schweigen davon, dass eine Dissertation wie ein Kind ein Eigenleben annimmt. Wäre dieses Buch ein Kind, so könnte es schon rechnen, lesen und schreiben, alleine Freunde besuchen, sogar schon selbstständig durch die Stadt zum Fussballtraining fahren.

Man sagt, dass es ein Dorf braucht, um ein Kind grosszuziehen. Es braucht definitiv ein Dorf, wenn nicht gar eine Metropole, um eine Dissertation zu schreiben und ein Buch zu publizieren. Ich freue mich, mich an dieser Stelle bei allen Menschen bedanken zu können, die mich bei diesem häufig unmöglich erschienenen Unternehmen begleitet und unterstützt haben.

Zunächst möchte ich meinen «Doktoreltern», Jakob Tanner und Caroline Arni, dafür danken, dass sie mir den Raum gegeben haben, eigene Erfahrungen zu sammeln, und mir im richtigen Moment den Rücken gestärkt haben.

Weiter bin ich dankbar für die wundervolle transdisziplinäre Projektgruppe, in der die vorliegende Arbeit ihren Anfang nahm. Der Austausch mit Paul Hoff, Yvonne Ilg, Angelika Linke, Anke Maatz, Veronika Rall und Jakob Tanner war äusserst wertvoll und lehrreich. Viele Menschen haben unsere Gruppe über die Jahre auf wertvolle Weise beratend unterstützt, darunter Brigitta Bernet, Marietta Meier, Margrit Tröhler und Angela Woods.

Ein grosser Dank geht auch an Flurin Condrau, der mir in der Schlussphase der Dissertation ein neues Zuhause am Medizinhistorischen Institut bot, wo ich viel Inspiration und Kollegialität durch die Mitarbeitenden des Lehrstuhls erfuhr.

Für mich persönlich und auch für die vorliegende Arbeit besonders bereichernd waren die Gespräche mit Kolleginnen und Kollegen an den verschiedenen Instituten, an denen ich über die Jahre arbeitete: in der Forschungsstelle für Sozial- und Wirtschaftsgeschichte, am Graduiertenkolleg des Zentrums Geschichte des Wissens, am Medizinhistorischen Institut, an den Historischen Seminaren Zürich und Basel sowie am Graduate Center der CUNY und an der Universität Glasgow. Die Menschen dort haben mich in Gesprächen inspiriert, mich mit Fragen herausgefordert und immer wieder aufs Neue motiviert. Ein herzlicher Dank geht insbesondere an: Manuel Bamert, Rahel Bühler, Lea Bühlmann, Tanja Bräm, Gioa Dal Molin, Nanina Egli, Peter Fritz, Yves Hänggi, Lukas Held, Lucia Herrman, Dagmar Herzog, Manuel Kaiser, Cheryl McGeachan, Jonathan Pärli, Lea Pfäffli, Helena Rosenblatt, Jovita dos Santos Pinto, Mischa Suter, Monika Wulz, Dorothea Zimmermann.

Bei meinen Archivrecherchen wurde ich fachkundig unterstützt von Dr. Wendel Ray (University of Louisiana, Monroe), von Stephen Ross (Yale University) und von Sarah Hepworth (University of Glasgow). In Monroe habe ich darüber hinaus die ausserordentliche Gastfreundschaft durch Amelia Papillion, Leah Tuccker und Aimee Galick erleben dürfen.

Ohne die scharfsinnigen Anmerkungen, die hilfreichen Korrekturen und vor allem die Ermunterung auf den letzten Metern durch Andrea Althaus, Maria Böhmer, Leander Diener, Patricia Hongler, Mirjam Janett, Ursina Klauser, Veronika Rall, Sara Zimmermann, Magaly Tornay und Nadine Zberg wäre dieses Buch kaum fertig geworden. Ich danke euch aus tiefstem Herzen für eure Grosszügigkeit und werde euch für immer verbunden bleiben.

Wie jedes Kind nahm diese Dissertation einen eigenen Platz in unserer Familie ein und verlangte sehr viel Aufmerksamkeit. Ich möchte mich deshalb auch gegenüber jenen Menschen erkenntlich zeigen, die meine leiblichen Kinder betreut haben, während ich am Buch gearbeitet habe: den Mitarbeiterinnen und Mitarbeitern der GFZ 5 und Sarah Wiget.

Auch meinen Schwiegereltern Hanne und Heinz Hofmann gebührt grosser Dank dafür, dass sie mich so liebevoll in ihre Familie aufgenommen haben, und für ihre grosse Unterstützung über all die Jahre und insbesondere während der letzten, besonders stressigen Phase dieser Arbeit.

Meinen Eltern Beatriz und Martin Lienhard möchte ich dafür danken, dass sie mich die Welt entdecken liessen und es mir ermöglicht haben, meinen Weg zu gehen, meiner Mutter ausserdem für die grosse emotionale Unterstützung und praktische Hilfe im Alltag, ohne die diese Dissertation nicht hätte entstehen können.

Der grösste Dank geht an meinen Partner Simon Hofmann. Er hat diese Arbeit vom ersten Tag an begleitet und als Resonanzraum, Lektor, Korrektor und, ja, teilweise als Blitzableiter hergehalten. Er umsorgte mich und unsere Kinder und hielt mich mit Pragmatismus und Zuversicht auf Kurs. Ich bin überglücklich, ihn an meiner Seite zu haben.

Meinen Kindern, die immer wieder zurückstecken mussten und meinen Stimmungsschwankungen ausgeliefert waren, ist dieses Buch gewidmet. Ich wünsche ihnen, dass sie so durchsetzungsfähig, sensibel und lustig bleiben, wie sie sind.

Einleitung

Im Oktober 1966 traf sich eine kleine, interdisziplinäre Gruppe von Wissenschaftlern,[1] hauptsächlich Psychiater und Anthropologen, am Hahnemann Medical College in Philadelphia, um über «Gesellschaft und Psychose» («Society and Psychosis») zu diskutieren. Die Wissenschaftler teilten ein Interesse für zwischenmenschliche Beziehungen und Kommunikation. Die Anthropologen Gregory Bateson und Jules Henry und die Psychiater Murray Bowen und Ronald Laing forschten zur Entstehung von Schizophrenie im familiären Kontext beziehungsweise hatten in der vergangenen Dekade dazu geforscht. Ebenfalls dabei waren die Psychiater Silvan Tomkins und Albert Scheflen. Organisiert hatte die Tagung Ross Speck, der selbst zum familiären Umfeld von Schizophrenen arbeitete. In seiner Begrüssung erinnerte er an den Grund des Zusammentreffens. Speck meinte, dass in den letzten Jahren zwar viel zur Familie von psychisch Kranken geforscht worden sei, allerdings sei er zunehmend irritiert davon, dass diese Familien nur für sich betrachtet würden.

> It [the family] is almost seen in a medical, or a biochemical context where you take a slice of liver and do some kind of in vitro perfusion experiment; and we have given insufficient attention to the levels of systems or to that of people networks, that is; of people around people.[2]

Es gehe darum, erläuterte Speck, jene sozialen und kulturellen Faktoren zu untersuchen, die Menschen wahnsinnig machten; denn, wie ein Tagungsteilnehmer am Vorabend gesagt habe: «If the whole world has gone mad, how can we expect the individual to be sane?»[3] Für den Augenblick, fuhr Speck fort, sollten sowohl die Mütter und Väter wie auch die zum Sündenbock gemachte Person, also der

---

1 Ein Wort zur geschlechtergerechten Sprache in der vorliegenden Arbeit: Wenn sowohl weibliche als auch männliche Exponentinnen und Exponenten gemeint sind, verwende ich entweder beide grammatikalische Formen oder ich wechsle die Formen ab, um die Leserinnenfreundlichkeit zu wahren. Soweit aus der Transkription der Tagung ersichtlich ist, waren keine Wissenschaftlerinnen als Rednerinnen an der Tagung anwesend. Es kann allerdings sein, dass sich im Publikum Wissenschaftlerinnen befanden.

2 Speck, in: Conference on «Society and Psychosis». 14.–15. Oktober 1966, Special Collections Glasgow, MS Laing A627, S. 3–4.

3 Ebd.

oder die Schizophrene, entlastet und stattdessen der Fokus auf die erweiterte Gesellschaftsordnung gelegt werden.

Das Thema der Tagung (Gesellschaft und Psychose) und die Dringlichkeit, mit welcher es angekündigt wurde, entsprach dem damaligen Denkstil. Nur ein Jahr zuvor war etwa die englische Übersetzung von Michel Foucaults *Folie et déraison. Histoire de la folie à l'âge classique* unter dem Titel *Madness and Civilization* erschienen.[4] Die Suche nach den Ursprüngen psychischer Krankheit, führte also nicht selten zur Auseinandersetzung mit der Gesellschaft. Dies konstatiert auch der der Historiker und Literaturwissenschaftler Michael Staub: Zwischen 1940 und 1960 seien amerikanische Psychiater und Sozialwissenschaftlerinnen durch ihr Bestreben psychische Krankheiten zu erklären, häufig auf weitere bedeutungsvolle Themen gestossen, wie etwa die Beziehungen zwischen Individuen und ihrer sozialen Umgebung.[5]

So auch die in Philadelphia geladenen Gäste. An der Tagung sprang die Diskussion ständig zwischen Fallbeispielen von Familien Schizophrener aus der Forschung und grundsätzlichen Fragen in Bezug auf die Lage der amerikanischen Gesellschaft hin und her. Die Wissenschaftler äusserten sich besorgt über die Angepasstheit der Mittelklasse und ihren Mangel an Offenheit. Anstatt ihre Kinder zu erschiessen, so spitzte etwa Laing zu, würde die Mittelklasse sie einer Art sozialen Lobotomie aussetzen.[6] Henry pflichtete dieser makabren drastischen Kritik im Grossen und Ganzen bei, nannte das Problem aber «sham» (Vortäuschung, Heuchelei). In einem im Folgejahr erschienenen Artikel, der auf seinem Vortrag an der Tagung basierte, erklärte Henry: «[...] by the time he is 6 years old or so, the child has probably learned that he will be shot if he does not believe with all his heart and soul that sham IS truth».[7] «Sham» war für Henry ein Gewebe aus Widersprüchen und Lügen. Dazu gehörte für ihn nicht zuletzt die Unfähigkeit des amerikanischen Präsidenten Lyndon B. Johnson, die «wahren Gründe» für den Krieg in Vietnam anzuführen, sowie die «schizophrene Dialektik», in welcher sich Afroamerikaner befänden: Es werde ihnen erzählt, dass sie in einer Demokratie lebten, währenddessen sie lebten «wie Ratten».[8] Scheflen war nicht glücklich mit der Richtung, welche die Diskussion nahm, und intervenierte:

---

4 Vgl. Foucault, Michel: Madness and Civilization: A History of Insanity in the Age of Reason, New York, NY 1965.

5 Vgl. Vgl. Staub, Michael E.: Madness Is Civilization: When the Diagnosis Was Social, 1948–1980, Chicago, IL 2011, S. 4.

6 Laing, in: Conference on «Society and Psychosis». 14.–15. Oktober 1966, Special Collections Glasgow, MS Laing A627, S. 14.

7 Henry, Jules: Sham, in: The North American Review 252 (3), 1967, S. 6–8, hier: S. 8. Hervorhebung im Original. Vgl. zu Henry und seiner Forschung mit Familien: Weinstein, Deborah: The Pathological Family: Postwar America and the Rise of Family Therapy, Ithaca, NY 2013, S. 136–141; Staub: Madness Is Civilization, 2011, S. 59–61.

8 Vgl. Henry: Sham, 1967, S. 7.

«Now if all society is a sham, then why do we have some psychotics and some people who aren't psychotic. However lobotomized or castrated they may be, they're not psychotic.»[9] Genau dies sei doch der springende Punkt, widersprach Henry: «[...] the sham that goes on in a schizophrenic family, in a family that has produced a schizophrenic member, is not something unique. It's a particular and virulent expression of a general social condition.»[10]

Inhaltliche Schwerpunkte

An der eben geschilderten Episode lassen sich drei inhaltliche Schwerpunkte dieser Untersuchung aufzeigen, nämlich: Gesellschaft, Schizophrenie und Familienbeziehungen.

Erstens verweist der Ablauf der Tagung *Society and Psychosis* von 1966 auf einen Moment in der Geschichte der US-amerikanischen Psychiatrie, den Staub im Untertitel seiner Monographie *When the Diagnosis Was Social*[11] nennt. Es geht um eine Zeit, ungefähr zwischen dem Zweiten Weltkrieg und dem Erscheinen der dritten Auflage des amerikanischen Diagnosemanuals *Diagnostic and Statistical Manual of Mental Diseases* im Jahr 1980 (DSM III), in der soziale Erklärungen für psychische Krankheiten Konjunktur hatten. Wie die Wissenschaftshistorikerin Anne Harrington es in *Mind Fixers* beschreibt, hätten zuvor in der amerikanischen Psychiatrie soziale und biologische Ansätze coexistiert, nicht zuletzt aufgrund des grossen Einflusses Adolf Meyers, der beide Ansätze vereint habe.[12] Erst eine neue Generation von undogmatischen Freudianerinnen und Freudianern, die das psychiatrische Feld für sich beansprucht hätten, habe nach dem Zweiten Weltkrieg einen Wandel angestossen.[13] Sie hätten Psychiatrie zu einer Wissenschaft umgedeutet, die mit den Herausforderungen der Nachkriegszeit habe umgehen können, und gleichzeitig ihr Wirkungs- und Deutungsgebiet erweitert, bis, so Harrington, nichts ihrem «klinischen Blick» entkommen sei.[14] Diese Periode war gleichzeitig auch gekennzeichnet durch die zunehmende

9 Scheflen, in: Conference on «Society and Psychosis». 14.–15. Oktober 1966, Special Collections Glasgow, MS Laing A, MS Laing A627, S. 56.

10 Ebd.

11 Staub: Madness Is Civilization, 2011.

12 Vgl. Harrington, Anne: Mind Fixers: Psychiatry's Troubled Search for the Biology of Mental Illness, New York, NY 2019, S. 18.

13 Ebd.

14 Ebd., S. 19. Die Ironie der Geschichte ist für Harrington, dass die grossen Durchbrüche der biologisch ausgerichteten Psychiatrie, wie zum Beispiel die Entdeckung und Erforschung aller bedeutenden Psychopharmaka, in diese Zeit der «freudianischen Herrschaft» fielen. Trotzdem waren es nicht diese wissenschaftlichen Errungenschaften, die ab Mitte der 1970er Jahre das Blatt wendeten, sondern, so Harringtons These, genau die «Übergriffigkeit» der Freudianer,

Entlehnung von Konzepten aus den Wissenschaften der Psyche (Psychiatrie, Psychologie und Psychoanalyse) für die Erklärung von sozialen Phänomenen. Roy Porter spricht in seiner «Kurzen Geschichte des Wahnsinns» in Bezug auf die Nachkriegszeit in den USA von einer «psychiatrization of everything»,[15] die sich später auch auf Europa ausgedehnt habe. Françoise Castel et al. nennen das Phänomen die «Psychiatrisierung des Alltags»,[16] und im deutschsprachigen Raum wird in diesem Zusammenhang häufig vom «Psycho-Boom»[17] gesprochen.[18] «Mental illness became [...] good to think with»,[19] fasst Staub zusammen.[20] Diese Attraktivität der Psychowissenschaften zeigte sich auch in der amerikanischen Forschungspolitik: In den 1950er Jahren wurde viel mehr Geld in die Erforschung von psychischer Gesundheit und Krankheit investiert als in den Jahren zuvor. Ausserdem nahm die Zahl der Psychiaterinnen und Psychiatern stark zu.[21] Diese Entwicklung verlief in den USA (und anderswo) parallel zur sogenannten Deinstitutionalisierung, zum Abbau der staatlichen psychiatrischen Kliniken zugunsten kurzfristiger oder ambulanter Behandlungsangebote auf kommunaler Ebene. Diese von der Kennedy-Administration katalysierte Entwicklung war das Resultat verschiedener Entwicklungen, von denen einige in diesem Buch

---

die ihre Glaubwürdigkeit zunehmend untergrub. Ich werde im Schlusswort auf diese These zurückkommen.

15 Porter, Roy: Madness. A Brief History, Oxford 2003, S. 199.

16 Vgl. Castel, Françoise; Castel, Robert; Lovell, Anne u. a.: Psychiatrisierung des Alltags: Produktion und Vermarktung der Psychowaren in den USA, Frankfurt a. M. 1982.

17 Vgl. Malich, Lisa; Balz, Viola Kristin: Psychologie und Kritik – Formen der Psychologisierung nach 1945: Eine Einleitung, in: Balz, Viola; Malich, Lisa (Hg.): Psychologie und Kritik – Formen der Psychologisierung nach 1945, Wiesbaden 2020, S. 11.

18 In der Forschung hat sich auch der negativ behaftete Begriff der «Psychologisierung» durchgesetzt. Vgl. Balz, Viola; Malich, Lisa (Hg.): Psychologie und Kritik: Formen der Psychologisierung nach 1945, Wiesbaden 2020; De Vos, Jan: Psychologization, in: Teo, Thomas (Hg.): Encyclopedia of Critical Psychology, New York, NY 2014, S. 1547–1551.

19 Staub: Madness Is Civilization, 2011, S. 4.

20 Während sich die Wissenschaftlerinnen und Wissenschaftler in der Zwischenkriegszeit für die Prägung des individuellen Charakters durch die nationale Kultur interessierte hätten, so die Historikerin Mari Jo Buhle, habe das Interesse in der Nachkriegszeit und während der Zeit des Kalten Krieges der Kultur als riesiger Projektionsfläche der individuellen Persönlichkeiten gegolten. Freud'sche Konzepte wie «Sublimierung» oder «Abwehrmechanismus» zum Beispiel dienten dazu, Staatsangelegenheiten zu evaluieren, und gesellschaftliche Systeme konnten als «pathologisch», Herrscher als «psychotisch» beschrieben werden. Vgl. Buhle, Mari Jo: Feminism and its Discontents: A Century of Struggle with Psychoanalysis, Cambridge, MA 1998, S. 198. Auch Alexander Dunst zeigt in seiner kulturwissenschaftlichen Monographie auf, dass Metaphern aus dem Bereich psychischer Krankheiten den politischen (und kulturellen) Diskurs während der Zeit des Kalten Kriegs spürbar geprägt hätten. Vgl. Dunst, Alexander: Madness in Cold War America, New York, NY 2016.

21 Vgl. Staub: Madness Is Civilization, 2011, S. 35.

thematisiert werden. So zum Beispiel die zunehmende Aufweichung der Grenzen zwischen den Konzepten von psychischer Krankheit und Gesundheit oder die Vorstellung, dass die soziale Umgebung, das Milieu entscheidend für die gesunde Entwicklung und psychische Stabilität von Individuen sei, und schliesslich die Suche nach Alternativen zur Anstalt.[22]

Zweitens, und dies hängt mit dem ersten Punkt zusammen, zeigte die Diskussion in Philadelphia, dass das Sprechen über Schizophrenie in der damaligen Zeit als Ausgangspunkt für das Nachdenken über grössere gesellschaftliche Probleme genommen wurde. Schizophrenie, so eine These dieser Arbeit, wurde dabei zum Signifikanten für eine Störung der Ordnung. Speck sprach von der oder dem Schizophrenen als «Sündenbock».[23] Damit meinte er, dass Schizophrene den Problemen in der Familie oder der Gesellschaft Ausdruck verleihen würden, oder, um bei der medizinischen Semantik zu bleiben, dass Schizophrene ein Symptom eines grösseren Problems in ihrer Umwelt seien. Schizophrene beziehungsweise als schizophren Diagnostizierte verwiesen somit im Untersuchungszeitraum indirekt oder teilweise auch direkt auf gesellschaftliche Ordnungsvorstellungen. Wie ich zeigen werde, konnten diese von unterschiedlicher Art sein. Mit anderen Worten wurde die Schizophrenie zum Vehikel für alle Arten von Gesellschaftskritik, ob von linksradikaler oder konservativer Seite. Henry und Laing beschrieben Schizophrenie als Reaktion auf oder einzigen Ausweg aus widersprüchlichen gesellschaftlichen Verhältnissen und ihrer Verschleierung. Eine solche Kritik an der Unehrlichkeit in Familien Schizophrener oder der Entfremdung in der Gesellschaft ging in der Zeit des Kalten Krieges häufig mit einer Kritik am Konformismus einher. Letztere speiste sich wiederum aus der Sorge von Sozialwissenschaftlerinnen und -wissenschaftlern vor totalitären Tendenzen, wie der Historiker Jamie Cohen-Cole aufzeigt.[24]

Drittens wurde die Verbindung zwischen dem Individuum und der Gesellschaft in den für diese Arbeit untersuchten Quellen stets über die nächste Umwelt des Individuums, seine Mutter, seine Eltern und/oder seine Familie hergestellt. In der oben beschriebenen Episode bat Speck deshalb darum, die Rolle der

22 Vgl. Grob, Gerald N.: From Hospital to Community: Mental Health Policy in Modern America, in: Psychiatric Quarterly 62, 1991, S. 187–212. Einen guten Überblick über den aktuellen Stand der geschichtswissenschaftlichen Auseinandersetzung mit den vielen Gründen für die weltweite Deinstitutionalisierung bietet ausserdem: Kritsotaki, Despo; Long, Vicky; Smith, Matthew: Introduction: Deinstitutionalisation and the Pathways of Post-War Psychiatry in the Western World, in: Kritsotaki, Despo; Long, Vicky; Smith, Matthew (Hg.): Deinstitutionalisation and After: Post-War Psychiatry in the Western World, Cham 2016, S. 1–36. Online: <https://doi.org/10.1007/978-3-319-45360-6>, Stand: 27.01.2022.

23 Vgl. Speck, in: Conference on «Society and Psychosis». 14.–15. Oktober 1966, Special Collections Glasgow, MS Laing A627, S. 4.

24 Vgl. Cohen-Cole, Jamie: The Open Mind. Cold War Politics and the Sciences of Human Nature, Chicago, IL 2013, S. 38–39.

Eltern einmal ausser Acht zu lassen, um die Gesellschaft als Ganzes in den Blick zu bekommen. Die Mutter-Kind-Beziehung und/oder die Familie bildeten in den Augen vieler Schizophrenieforschenden das Verhältnis des Individuums zur Gesellschaft ab. Die nächste Umgebung des Kindes hatte dafür zu sorgen, dass es sich optimal in die Gesellschaft integrieren konnte. Mit anderen Worten wurde die Familie als Scharnier oder Bindeglied zwischen Individuum und Gesellschaft verstanden und somit als bevorzugter Eingriffsort betrachtet, um dieses Verhältnis zu regulieren. Die Historikerin Deborah Weinstein bringt das Verhältnis für den Kontext dieser Untersuchung gut auf den Punkt: «Through parenting practices that fostered psychological health, families, particularly mothers, stood as positive guardians of democracy, domestic security, and citizenship and as a bulwark against the dangers of the Cold War».[25] Das Sprechen über und das Forschen zu Schizophrenie waren deshalb für die hier untersuchten Akteurinnen und Akteure immer auch ein Sprechen über und ein Forschen zu Beziehungen oder, konkreter noch, zu sozialen Nahbeziehungen.[26] Hier bewahrheitet sich auch die Behauptung von Nikolas Rose, dass die Psychowissenschaften keine Wissenschaften des Individuums, sondern Sozialwissenschaften sind.[27]

Fragestellung

In dieser Studie untersuche ich die Verknüpfung von Schizophrenie und familiären Beziehungen in den englischsprachigen Psychowissenschaften zwischen 1948 und 1980 sowie die historischen, kulturellen, sozialen und wissenschaftlichen Bedingungen dafür. Der Zeitraum reicht dabei von der Prägung des Begriffs der «schizophrenogenen Mutter» durch die Psychoanalytikerin Frieda Fromm-Reichmann 1948 bis zur Publikation des DSM III 1980, welches für einen Richtungswechsel in der amerikanischen Psychiatrie steht. Der Schwerpunkt der Studie liegt allerdings auf der Nachkriegszeit und den langen 1960er Jahren. Gegenstand der Untersuchung sind primär Forschungsprojekte und -publikationen aus dem Bereich der Psychowissenschaften.

Zwei Aspekte stehen im Vordergrund: Erstens analysiere ich, zu welchen Vorstellungen von Familie und Gesellschaft Forschende über das Schizophreniekonzept gelangten und wie diese in der Wissenschaft verhandelt, bejaht oder abge-

25 Weinstein: Pathological Family, 2013, S. 4.

26 Peter Fritz verwendet das Konzept der «sozialen Nahbeziehungen» in seiner noch unveröffentlichten Dissertation, um die zwischenmenschlichen Beziehungsgeflechte zu beschreiben, die in der Nachkriegszeit – in seinem Fall in Westdeutschland – von der Soziologie, Psychologie oder der Pädagogik untersucht wurden. Vgl. Fritz, Peter: Arbeit am Wir. Soziale Nähe und Demokratie in Westdeutschland, unveröffentlichtes Manuskript.

27 Vgl. Rose, Nikolas: Inventing Our Selves: Psychology, Power, and Personhood, Cambridge, MA 1996, S. 20.

lehnt wurden. Zweitens möchte ich nachvollziehen, wie sich die wissenschaftlichen Vorstellungen von Schizophrenie und ihrem Verhältnis zu Familienbeziehungen im Untersuchungszeitraum gewandelt haben. Dabei untersuche ich auch die Möglichkeits- und Entstehungsbedingungen, unter denen dieser Wandel stattfand.

In einer übergeordneten Perspektive interessieren mich nicht zuletzt das wandelnde Selbstverständnis der Psychiatrie in der zweiten Hälfte des 20. Jahrhunderts und die Gründe für den Erfolg und Niedergang soziogener Erklärungsansätze für die Schizophrenie.

Stand der Forschung

Mit diesen Forschungsfragen und den geschilderten Analyseebenen bewegt sich die vorliegende Untersuchung an der Schnittstelle zweier Forschungsfelder: der Geschichte der Psychiatrie und der Psychowissenschaften und spezifisch der Geschichte des Schizophreniekonzepts in der zweiten Hälfte des 20. Jahrhunderts und der Geschichte der Familie in den USA während des Kalten Kriegs.

Geschichte der Psychiatrie und der Psychowissenschaften

Die Geschichte der Psychiatrie hat sich in den vergangenen rund fünfzig Jahren, nicht zuletzt dank Michel Foucaults einflussreicher Studie *Wahnsinn und Gesellschaft*[28] als Teil der Wissenschafts-, Sozial- und Kulturgeschichte etabliert. Diese neuere Psychiatriegeschichtsschreibung unterscheidet sich von der älteren Historiographie der Psychiatrie, die meist fachintern geschrieben wurde, soziokulturelle Faktoren oft ausblendete und einem epistemologischen Fortschrittsnarrativ folgte. Bisher hat sich die neuere Psychiatriegeschichte hauptsächlich auf das 19. Jahrhundert und die Wende zum 20. Jahrhundert konzentriert.[29] Die thematischen Schwerpunkte bildeten in der Tradition Foucaults die Geschichte von psychiatrischen Anstalten und, an Roy Porter anknüpfend im Sinne einer «Geschichte von unten», die Patientinnen und die Patientengeschichte.[30] Die Auseinandersetzung mit der Psychiatrie als Wissenschaft, mit psychiatrischen Konzepten und deren Verknüpfung mit sozial- und kulturhistorischen Fragestellungen ist noch relativ jung, da gerade dieser Bereich von der «Whig History», der teleologischen Ideengeschichte, dominiert wurde. Ebenso neu ist die Beschäftigung

---

28 Vgl. Foucault, Michel: Wahnsinn und Gesellschaft eine Geschichte des Wahns im Zeitalter der Vernunft, Frankfurt am Main 2007.

29 Hess, Volker; Majerus, Benoît: Writing the History of Psychiatry in the 20th Century, in: History of Psychiatry 22 (2), 2011, S. 139–145.

30 Vgl. Porter, Roy: The Patient's View. Doing Medical History from Below, in: Theory and Society 14 (2), 1985, S. 175–198.

mit der zweiten Hälfte des 20. Jahrhunderts: Noch 2011 beklagten Volker Hess und Benoît Majerus den Mangel an psychiatriehistorischen Forschungen zu diesem Zeitraum.[31]

Einen Überblick über die *Geschichte der amerikanischen Psychiatrie nach 1945* bieten gleich mehrere in den letzten zwei Jahrzehnten erschienene Werke. Ein Sammelband von Roy Menninger und John Nemiah vereint hauptsächlich von Psychiaterinnen und Psychiatern verfasste Beiträge zur Geschichte der amerikanischen Psychiatrie zwischen 1944 und 1994.[32] Ziel des Buches ist es, über eine personen- und ereigniszentrierte Geschichte der Psychiatrie hinauszugehen und die Wechselbeziehung zwischen dem sozialen Wandel und jenem der Disziplin zu beleuchten.[33] Es bietet einen chronologisch aufgebauten Überblick über die wichtigsten Entwicklungen des Fachs im genannten Zeitraum. Martin Halliwell untersucht in seiner Monographie *Therapeutic Revolutions* die Verflechtungen von Psychiatrie, Medizin und Kultur in den 1950er und 1960er Jahren und analysiert dazu sowohl medizinische und psychiatrische Fachliteratur als auch belletristische Werke und Filme.[34] Staubs Monographie *Madness Is Civilization* zeigt auf, dass jene Theorien, die den Ursprung psychischer Krankheiten in der Umwelt sahen, noch vor wenigen Jahrzehnten im Mainstream verankert waren; und dies, obwohl sie heute angesichts der Dominanz der Neurowissenschaften in der Psychiatrie beinahe vergessen sind oder aber der sogenannten Antipsychiatrie zugeschrieben werden.[35] Anne Harrington beschreibt in *Mind Fixers* sozusagen die Kehrseite dieser Geschichte, indem sie ihren Fokus auf die Suche nach biologischen Erklärungen für psychische Störungen legt. Harrington sucht nach den Gründen für die Unbeliebtheit biologischer Erklärungen in der Nachkriegszeit sowie für ihre Konjunktur ab Ende der 1970er Jahren.[36]

Grosse Aufmerksamkeit innerhalb der neuen Psychiatriegeschichte erhielt in den letzten zwanzig Jahren die Geschichte der vielfältigen *Reformbewegungen* und der *Antipsychiatrie*.[37] Für Kapitel 5 dieser Publikation sind Nick Crossleys

31 Vgl. Hess; Majerus: Writing the History, 2011, S. 140.

32 Roy W. Menninger; Nemiah, John C. (Hg.): American Psychiatry After World War II (1944–1994), Washington, D. C. 2000.

33 Vgl. ebd., S. xi.

34 Vgl. Halliwell, Martin: Therapeutic Revolutions: Medicine, Psychiatry, and American Culture, 1945–1970, New Brunswick, NJ 2013; vgl. zum Thema auch Grob, Gerald N.: From Asylum to Community. Mental Health Policy in Modern America, Princeton, NJ 1991.

35 Vgl. Staub: Madness Is Civilization, 2011.

36 Harrington: Harrington, A, 2019.

37 Vgl. z. B. Brink, Cornelia: Grenzen der Anstalt: Psychiatrie und Gesellschaft in Deutschland 1860–1980, Bd. 20, Göttingen 2010; Forsbach, Ralf: Die 68er und die Medizin: Gesundheitspolitik und Patientenverhalten in der Bundesrepublik Deutschland (1960–2010), Göttingen 2011; Kersting, Franz-Werner: Psychiatriereform als Gesellschaftsreform: die Hypothek des Nationalsozialismus und der Aufbruch der sechziger Jahre, Paderborn 2003; Majerus, Benoît: Parmi les

Contesting Psychiatry und Oisin Walls *The British Anti-Psychiatrists* wegweisend. Beide Autoren untersuchen die soziokulturellen Hintergründe der Antipsychiatriebewegung in Grossbritannien, und insbesondere Wall verortet sie nicht nur in der Gegenkultur der 1960er Jahre, sondern auch wissenschaftshistorisch.[38] Das Kapitel 5 reiht sich zudem ein in eine neuere geschichtswissenschaftliche Auseinandersetzung mit dem «Antipsychiater» Ronald D. Laing.[39]

Die Geschichte der Psychiatrie in den USA nach 1945 lässt sich nicht losgelöst von der *Geschichte der Psychoanalyse* betrachten. Verschiedene psychoanalytische Schulen boomten in den USA in der Nachkriegszeit und beeinflussten die Diskurse in den Psychowissenschaften massgeblich. Für die vorliegende Arbeit besonders relevant waren *Cold War Freud* von Dagmar Herzog und das bereits zum Klassiker avancierte *Secrets of the Soul* von Eli Zaretsky.[40] Herzog und Zaretsky haben beide eine Geschichte der Psychoanalyse in den USA geschrieben, die über

---

fous. Une histoire sociale de la psychiatrie au XXe siècle, Rennes 2013; Foot, John: The Man Who Closed the Asylums. Franco Basaglia and the Revolution in Mental Health Care, London 2015; Pross, Christian; Schweitzer, Sonja; Wagner, Julia: «Wir wollten ins Verderben rennen»: die Geschichte des Sozialistischen Patientenkollektivs Heidelberg 1970–1971, Köln 2016; Majerus, Benoît: Mapping Antipsychiatry Elemente für die Geschichte einer transnationalen Bewegung, 2010. Online: <http://www.europa.clio-online.de/essay/id/fdae-1520>, Stand: 08.10.2019; Henckes, Nicolas: Reforming Psychiatric Institutions in the Mid-Twentieth Century. A Framework for Analysis, in: History of Psychiatry 22 (2), 2011, S. 164–181; Fussinger, Catherine: «Therapeutic Community», Psychiatry's Reformers and Antipsychiatrists: Reconsidering Changes in the Field of Psychiatry After World War II, in: History of Psychiatry 22 (2), 2011, S. 146–163; Gijswijt-Hofstra, Marijke; Oosterhuis, Harry; Vijselaar, Joost u. a. (Hg.): Psychiatric Cultures Compared: Psychiatry and Mental Health Care in the Twentieth Century: Comparisons and Approaches., Amsterdam 2006; Eghigian, Greg: Deinstitutionalizing the History of Contemporary Psychiatry, in: History of Psychiatry 22 (2), 2011, S. 201–214.

38 Vgl. Crossley, Nick: Contesting Psychiatry: Social Movements in Mental Health, London 2006; Wall, Oisín: The British Anti-Psychiatrists: From Institutional Psychiatry to the Counter-Culture, 1960–1971, New York, NY 2017.

39 Vgl. z. B. Burston, Daniel: The Crucible of Experience: R. D. Laing and the Crisis of Psychotherapy, Cambridge, MA 2000; Kotowicz, Zbigniew: R. D. Laing and the Paths of Anti-Psychiatry, London 1997; McGeachan, Cheryl: «The World is Full of Big Bad Wolves»: Investigating the Experimental Therapeutic Spaces of R. D. Laing and Aaron Esterson, in: History of Psychiatry 25 (3), 2014, S. 283–298; Abrahamson, David: R. D. Laing and Long-Stay Patients: Discrepant Accounts of the Refractory Ward and «Rumpus Room» at Gartnavel Royal Hospital, in: History of Psychiatry 18 (2), 2007, S. 203–215; Beveridge, Allan: Portrait of the Psychiatrist as a Young Man. The Early Writing and Work of R. D. Laing, 1927–1960, Oxford 2011; Miller, Gavin: R. D. Laing, Edinburg 2004; Miller, Gavin: How Scottish was R. D. Laing?, in: History of Psychiatry 20 (2), 2009, S. 226–232.

40 Vgl. Herzog, Dagmar: Cold War Freud. Psychoanalysis in an Age of Catastrophes, Cambridge, MA 2017; Zaretsky, Eli: Secrets of the Soul: A Social and Cultural History of Psychoanalysis, New York, NY 2005; vgl. auch Burnham, John C.: After Freud Left. A Century of Psychoanalysis in America, Chicago, IL 2012.

Freud hinausgeht und die Diffusion psychoanalytischen Wissens in andere Disziplinen und gesellschaftliche Bereiche untersucht. Dabei berücksichtigen sie auch, wie die Psychoanalyse selbst von zeitgenössischen Vorstellungen und Diskursen geprägt ist. Die Publikationen sind damit Ausdruck eines neuen Interesses an der Psychoanalyse, das Matt Ffytche in einem Editorial zur Zeitschrift *Psychoanalysis and History* beschrieben hat: Dieses Interesse gelte den verschiedenen geographischen und kulturellen Grenzen, welche die Psychoanalyse nach ihrer europäischen Blütezeit (um 1900) überschritten habe, sowie ihrer Einbindung in anderen Feldern, z. B. in der Politik und in den Sozial- und Geisteswissenschaften.[41] In diese Strömung reiht sich auch die vorliegende Studie ein. Wichtig für diese Arbeit ist darüber hinaus Mari Jo Buhles Forschung über die Geschichte der vielfältigen Auseinandersetzungen der Psychoanalyse mit dem Feminismus in den USA im 20. Jahrhundert. Buhles Werk beweist, dass bereits die 1990er Jahre eine differenzierte und undogmatische Auseinandersetzung mit der Psychoanalyse kannten.[42]

Aus dem Feld der *Geschichte der Psychologie und der Sozialwissenschaften* ist für den Zusammenhang der vorliegenden Untersuchung zuletzt noch Jamie Cohen-Coles *The Open Mind* zu erwähnen. Cohen-Cole beschreibt darin, wie sich in den genannten Wissenschaften während der Zeit des Kalten Krieges das Ideal eines offenen, kreativen, autonomen Individuums herauskristallisiert habe, das dem Druck der Massengesellschaft habe standhalten können und zum Sinnbild für die Diversität einer liberalen Demokratie geworden sei. Dieses Ideal ist in verschiedenen Ausformungen auch in den von mir untersuchten Quellen anzutreffen.

Geschichte des Schizophreniekonzepts

Die vorliegende Arbeit versteht sich einerseits als Beitrag zur Geschichte der Psychowissenschaften in den USA nach 1945 und andererseits als Teil einer «Geschichte der wechselvollen Implementationen und Aneignungen […], die das Schizophreniekonzept […] in ganz unterschiedlichen Kontexten erfahren hat».[43] Ich folge dabei den Überlegungen der Historikerin Brigitta Bernet, deren Monographie über die Entstehung des Schizophreniekonzeptes um 1900 diesbezüglich wegweisend ist. Lange Zeit ist die Geschichte von Diagnosen und Krankheitsbildern von Vertreterinnen und Vertretern der Psychowissenschaften im Sinne einer Selbstverständigung geschrieben worden. Wie Bernet zu Recht kritisiert, ging es bei der Geschichtsschreibung zur Schizophrenie häufig darum, jeweils eigene Ätiologiehypothesen zu beweisen, ohne dies jedoch explizit zum Thema zu ma-

41 Ffytche, Matt: Editorial, in: Psychoanalysis and History 18 (1), 2016, S. 1.

42 Buhle: Feminism and Its Discontents, 1998. Vgl. auch Gilman, Sander L.: Freud, Race, and Gender, Princeton, NJ 1993.

43 Bernet, Brigitta: Schizophrenie: Entstehung und Entwicklung eines psychiatrischen Krankheitsbilds um 1900, Zürich 2013, S. 345.

chen. Solche Geschichten gehen typischerweise davon aus, dass «Schizophrenie eine natürliche und autonome Entität» sei, «die erst um 1900 als solche erkannt respektive durch den medizinischen Fortschritt entdeckt wurde».[44] Wenige Autorinnen und Autoren anerkennen dabei die Situiertheit des Konzeptes in und seine Prägung durch soziokulturelle Zusammenhänge.[45] Nicht weniger reduktionistisch sind indes sozialhistorische, häufig antipsychiatrisch geprägte Ansätze, welche die Entstehung der Schizophrenie auf soziale Umwälzungen zurückführen,[46] oder kulturwissenschaftliche Studien, welche Schizophrenie als Sinnbild für die Moderne untersuchen.[47]

---

44 Bernet: Schizophrenie, 2013, S. 17. Zu den neueren Publikationen dieses Genres zählen etwa: Geiser, M.: Apparition, évolution et fin (?) du concept de schizophrénie, in: Gesnerus 54 (3–4), 1997, S. 268–276; Häfner, Heinz: Das Rätsel Schizophrenie: eine Krankheit wird entschlüsselt, München 2000; Horrobin, David F.: The Madness of Adam and Eve: How Schizophrenia Shaped Humanity, London 2001; Hoenig, J.: Schizophrenia (Clinical Section), in: Berrios, German E; Porter, Roy (Hg.): A History of Clinical Psychiatry. The Origin and History of Psychiatric Disorders, London 1995, S. 336–348. Für eine vollständige Aufzählung vgl. Bernet: Schizophrenie, 2013, S. 17, Fussnote 32.

45 Neuere positive Ausnahmen sind etwa: Scharfetter, C.: Eugen Bleuler's Schizophrenias – Synthesis of Various Concepts, in: Schweizer Archiv für Neurologie und Psychiatrie 152, 2001, S. 34–37; Garrabé, Jean: Histoire de la schizophrénie, Paris 1992; Morgan, Alastair: Schizophrenia, Reification and Deadened Life, in: History of the Human Sciences 23 (5), Dezember 2010, S. 176–193; Berrios, German E; Luque, Rogelio; Villagrán, José M: Schizophrenia: A Conceptual History, in: International Journal of Psychology and Psychological Therapy 3 (2), 2003, S. 111–140; Howells, John G. (Hg.): The Concept of Schizophrenia. Historical Perspectives, Washington, DC 1991; Baer, Rolf: Themen der Psychiatriegeschichte, Stuttgart 1998.

46 Deleuze, Gilles; Guattari, Félix: Anti-Ödipus, Bd. 1, Frankfurt am Main 1974; Cooper, John; Sartorius, Norman: Cultural and Temporal Variations in Schizophrenia. A Speculation on the Importance of Industrialization, in: The British Journal of Psychiatry 130, 1977, S. 50–55; Gabel, Joseph: Ideologie und Schizophrenie: Formen der Entfremdung, Frankfurt a. M. 1967; Scull, Andrew: Museums of Madness. The Social Organization of Insanity in Nineteenth-Century England, London 1979; Foucault, Michel: Psychologie und Geisteskrankheit, Frankfurt am Main 1968; Torrey, E. Fuller: Schizophrenia and Civilization, Lanham, MD 2008; Boyle, Mary: Schizophrenia: A Scientific Delusion?, London 1990; Sarbin, Theodore Roy, James C. Mancuso: Schizophrenia: Medical Diagnosis or Moral Verdict?, New York, NY 1980; Thomas S. Szasz: Schizophrenia. The Sacred Symbol of Psychiatry, New York, NY 1976; Hill, David: The Politics of Schizophrenia: Psychiatric Oppression in the United States, Lanham, MD 1983; z. B. Metzl, Jonathan Michel: The Protest Psychosis. How Schizophrenia Became a Black Disease, Boston, MA 2009.

47 Sass, Louis A.: Civilized Madness: Schizophrenia, Self-Consciousness and the Modern Mind, in: History of the Human Sciences 7 (2), 1994, S. 83–120; Leferink, Klaus: Die Schizophrenie und die Transformation der Gesellschaft: Annäherung zwischen psychisch Kranken und Normalen!, in: Ertl, Michael; Keintzel, Brigitta; Wagner, Rudolf P. (Hg.): Ich bin tausend Ich. Probleme, Zugänge und Konzepte zur Therapie von Psychosen, Wien 2002, S. 325–343; Leferink, Klaus: Kultur – Schizophrenie – Diskurs – Selbst, in: Heinze, Martin; Kupke, Christi-

Allerdings gibt es seit einigen Jahren einen Trend hin zu wissenschaftshistorischen Untersuchungen von Krankheitskonzepten und Diagnosen, welcher die historische Kontingenz dieser Kategorien berücksichtigt und sie nicht als unveränderliche Entitäten begreift. Wie Sandra Schmitt feststellt, sei dieser Trend Ausdruck eines neuen Interesses «an den Zusammenhängen von Krankheit, Psyche, Gesellschaft und Kultur».[48] Für die Geschichte der Schizophrenie gehören dazu allen voran die Monographie Bernets, welche die Entstehung der Schizophrenie als wissenschaftliche Tatsache untersucht, und die Monographie Schmitts, die das Wissen und die Erzählungen von Schizophrenie nach 1945 in Deutschland analysiert.[49] Auch Kieran McNallys *Critical History of Schizophrenia* kann zu den wissenschaftshistorischen Auseinandersetzungen mit der Diagnose Schizophrenie gezählt werden, auch wenn der Autor Psychologe ist. McNally zeigt die Instabilität und Heterogenität des Schizophreniekonzepts im 20. Jahrhundert auf, indem er den Wandel der Definitionen, Symptome und Klassifikationen von Schizophrenie untersucht.[50] In ihrer Monographie betrachtet Orna Ophir die Schizophrenie als

an; Kurth, Christoph (Hg.): Das Mass des Leidens: klinische und theoretische Aspekte seelischen Krankseins, Würzburg 2003, S. 221–245; Sass, Louis A.: Madness and Modernism: Insanity in the Light of Modern Art, Literature, and Thought, Cambridge, MA 1994; Rabelhofer, Bettina: Multiplizität und Dissoziation als Paradigmen der Moderne, in: newsletter MODERNE. Zeitschrift des SFB Moderne 5 (2), März 2002, S. 4–7; Moldzio, Andrea: Schizophrenie – eine philosophische Erkrankung?, Würzburg 2004; z. B. Leferink, Klaus: Sympathie mit der Schizophrenie – Die Moderne und ihre psychischeKrankheit, in: Zaumseil, Manfred (Hg.): Schizophrenie in der Moderne – Modernisierung der Schizophrenie: Lebensalltag, Identität und soziale Beziehungen von psychisch Kranken in der Grossstadt, Bonn 1997.

48 Schmitt, Sandra: Das Ringen um das Selbst: Schizophrenie in Wissenschaft, Gesellschaft und Kultur nach 1945, Berlin 2018, S. 20. Für eine Auflistung von Werken, die Schmitt zu diesem «Boom» zählt, vgl. ebd.

49 Vgl. Bernet: Schizophrenie, 2013; Schmitt: Das Ringen um das Selbst, 2018. Ein Überblick zur Geschichte des Schizophreniekonzeptes findet sich auch bei Gilman, Sander L.: Constructing Schizophrenia as a Category of Mental Illness, in: Wallace, Edwin R.; Gach, John (Hg.): History of Psychiatry and Medical Psychology: With an Epilogue on Psychiatry and the Mind-Body Relation, Boston, MA 2008, S. 461–483. Zu Teilaspekten der frühen Phase der Schizophrenie vgl. ausserdem: Clauss, Julie; Bonah, Christian: An der Grenze der Nosologie: Die praktische Klassifikation der Psychosen und die Einführung der Diagnose «Schizophrenie» an der Psychiatrischen Universitätsklinik zu Straßburg, 1912–1962, in: Schmiedbach, Heinz-Peter (Hg.): Entgrenzungen des Wahnsinns: Psychopathie und Psychopathologisierungen um 1900, Berlin 2016, S. 131–160; Dalzell, Thomas: The Reception of Eugen Bleuler in British Psychiatry, 1892–1954, in: History of Psychiatry 83 (3), 2010, S. 325–339; Friedland, Alexander; Herrn, Rainer: Zur Einführung der Schizophrenie an der Charité, in: Hess, Volker; Schmiedbach, Heinz-Peter (Hg.): Am Rande des Wahnsinns: Schwellenräume einer urbanen Moderne, Wien 2012, S. 207–258; Noll, Richard: American Madness. The Rise and Fall of Dementia Praecox, Cambridge, MA 2011.

50 Vgl. McNally, Kieran: A Critical History of Schizophrenia, London 2016.

«borderland of madness», als Schauplatz des Kampfs um Deutungshoheit zwischen Psychoanalyse und Psychiatrie in den USA der Nachkriegszeit. Ophir rückt mit der psychoanalytischen Behandlung von Psychosen ein Thema in den Vordergrund, das bei der Konzentration auf den psychiatrischen Blick häufig vergessen geht, aber gerade für die in dieser Studie untersuchten Quellen von grosser Bedeutung ist.[51]

Wie die anderen psychiatrischen Krankheitskonzepte, welche jüngst eine wissens- oder wissenschaftsgeschichtliche Würdigung erfahren haben (z. B. die Forschung zu Trauma, Depression oder Stress), hat auch die Schizophrenie einen besonderen Status, insofern, als ihre Deutungskraft weit über den klinischen Bereich hinausgeht. Angela Woods spürt in ihrem Buch *The Sublime Object of Psychiatry* der besonderen Stellung der Schizophrenie in der Psychiatrie und in verschiedenen Kulturtheorien nach.[52] Yvonne Ilg beschreibt Schizophrenie in ihrer Untersuchung des Begriffs in der Alltagssprache als «schillernde Projektionsfläche».[53] Aber auch schon innerhalb der Psychiatrie hat die Schizophrenie einen Sonderstatus, weshalb Thomas Szasz ironisch von einem «sacred symbol of psychiatry»[54] spricht und McNally die Diagnose als «psychiatry's arch disorder»[55] bezeichnet. Für Anke Maatz und Paul Hoff stand die Schizophrenie im psychiatrischen Diskurs in der Vergangenheit als Pars pro Toto für die psychische Erkrankung an sich, insofern, als sich darin «grundsätzliche Fragen der psychiatrischen Epistemologie und Praxis»[56] kristallisierten. Dieses hohe «Assoziationspotential»[57] macht das Schizophreniekonzept für eine historische Untersuchung besonders fruchtbar und ist der Ausgangspunkt meiner Analyse.

---

51 Ophir, Orna: Psychosis, Psychoanalysis and Psychiatry in Post War USA. On the Borderland of Madness, London 2015.

52 Woods, Angela: The Sublime Object of Psychiatry: Schizophrenia in Clinical and Cultural Theory, Oxford 2011.

53 Ilg, Yvonne: Schizophrenie in der Alltagssprache. Eine linguistische Begriffsgeschichte 1908–2009, Zürich 2019, S. 4.

54 Thomas S. Szasz: Schizophrenia, 1976.

55 McNally: A Critical History of Schizophrenia, 2016, S. 8.

56 Maatz, Anke; Hoff, Paul: «Schizophrenie»: Pars pro toto der Psychiatrie?: Ein geistesgeschichtlicher Essay über den Status der «Schizophrenie» im psychiatrischen Diskurs, in: Der Nervenarzt 88 (1), Januar 2017, S. 78.

57 Vgl. zu Schizophrenie als «Assoziationsstörung»: Bernet, Brigitta: Assoziationsstörung. Zum Wechselverhältnis von Krankheits- und Gesellschaftsdeutung im Werk Eugen Bleulers (1857–1939), in: Fangerau, Heiner; Nolte, Karen (Hg.): «Moderne» Anstaltspsychiatrie im 19. und 20. Jahrhundert – Legitimation und Kritik, Bd. 26, Stuttgart 2006, S. 167–192; Bernet: Schizophrenie, 2013.

Geschichte der US-amerikanischen Familie während des Kalten Kriegs

Buchtitel wie *Young, White and Miserable*[58] und *Homeward Bound*[59] evozieren bereits ein bestimmtes Bild der amerikanischen, *weissen* Mittelklassefamilie, die im Zentrum der vorliegenden Arbeit steht. Im Kalten Krieg, angesichts einer nuklearen Bedrohung gewannen die Ehe und die Kernfamilie in den USA an Bedeutung und wurden im Kampf um Werte zum ideologischen Schauplatz des American Way of Life. Die hohen Erwartungen an die Kernfamilie, die Ehe und an die Mütter und Hausfrauen führten jedoch nicht selten zu Frustration, da sie mit dem wahren Leben inkommensurabel waren. Zudem beinhaltete dieses Familienideal von Anfang an Ausschlüsse, wie Joanne Meyerowitz in der Einleitung zu ihrer einflussreichen Anthologie *Not June Cleaver* aufzeigt: «To state the obvious, in the years following World War II, many women were not white, middle-class, married, and suburban; and many white, middle-class, married, suburban women were neither wholly domestic nor quiescent.»[60]

Die Diskrepanz zwischen propagiertem Familienideal und gelebter Realität haben neben Meyerowitz auch andere Historikerinnen zum Thema gemacht. Elaine Tyler May z. B. arbeitet mit Fragebögen der Kelly Longitudinal Studies und kontrastiert zeitgenössische Vorstellungen vom idealen Familienleben mit den in den Fragebögen zur Sprache kommenden Frustrationen der «echten» Familien. In den überhöhten und nicht erfüllten Erwartungen sieht May ein charakteristisches Problem der US-Gesellschaft im Kalten Krieg.[61] Ähnlich geht auch Jessica Weiss vor. Sie nutzt Interviews mit im Jahr 1950 vermählten Paaren, die im Rahmen einer Longitudinalstudie des Institute of Human Development (IHD) an der University of California in Berkeley durchgeführt wurden, und kontrastiert diese mit dem romantisierten Bild der traditionellen Familie in den 1950er Jahren. Weiss kann zeigen, dass auch die vermeintlich idyllischen und traditionell orientierten Familien für den sozialen Wandel in den 1960er Jahren mitverantwortlich gewesen seien.[62] Deborah Weinstein schlägt in *The Pathological Family* schliesslich den Bogen vom Familienideal der 1950er Jahre zur Konstruktion der Familie als Patientin. In ihrem Buch werden die Anfänge der Fami-

58 Vgl. Breines, Wini: Young, White, and Miserable: Growing up Female in the Fifties, Boston, MA 1993.

59 Vgl. May, Elaine Tyler: Homeward Bound: American Families in the Cold War Era, New York, NY 2008.

60 Meyerowitz, Joanne Jay: Introduction. Women and Gender in Postwar America, 1945–1960, in: Meyerowitz, Joanne Jay (Hg.): Not June Cleaver. Women and Gender in Postwar America, 1945–1960, Philadelphia, PA 1994, S. 2.

61 Vgl. May: Homeward Bound, 2008.

62 Vgl. Weiss, Jessica: To Have and to Hold: Marriage, the Baby Boom, and Social Change, Chicago, IL 2000.

lientherapie in den USA nachgezeichnet, die untrennbar mit der Vorstellung verbunden waren, dass Schizophrenie ein Produkt bestimmter Familiendynamiken sei. Die Familientherapie begann nach Weinstein mit der Therapie und der Erforschung von Familien mit schizophrenen Mitgliedern, und zwar zeitgleich an mehreren Forschungsstätten in den USA. Eine der Forschungsgruppen, die in Weinsteins Fokus stehen, ist jene um Gregory Bateson und Don Jackson in Palo Alto, welche in Kapitel 4 behandelt wird. Wo Weinsteins Untersuchung den Fokus auf die Therapie legt, lege ich ihn auf die Forschung. Somit stehen unsere Analysen in einem Ergänzungsverhältnis.

Kapitel 1 und 2 profitieren ausserdem von einer neuen Welle von Publikationen, die mit Bezug auf Andrea O'Reillys Definition unter «Motherhood Studies» zusammengefasst werden können.[63] Viele hier aufgezählte Autorinnen beziehen sich selbst auf dieses junge Forschungsfeld.[64] Diese Publikationen befassen sich aus einer geschlechtergeschichtlichen Perspektive mit wandelnden Vorstellungen von Mütterlichkeit und Mutterschaftsidealen in Kultur, Politik und Wissenschaft beziehungsweise an deren vielen Schnittstellen. Drei Werke möchte ich besonders hervorheben. Rebecca Jo Plant zeigt in ihrer Monographie *Mom* die Zentralität von Mutterschaft für die weibliche Geschlechterrolle auf und legt dar, wie sich das Konzept von Mutterschaft im Verlauf des 20. Jahrhunderts in den USA radikal verändert habe. Debatten um das Mutterschaftsideal waren besonders in der Nachkriegszeit ein zentraler Bestandteil kultureller und politischer Selbstverständigung und führten zu stets neuen Formen der Pathologisierung unerwünschter mütterlicher Verhaltens- und Denkweisen.[65] In *For Her Own Good* analysieren Barbara Ehrenreich und Deidre English Frauenratgeberliteratur zu Ehe, Kindererziehung und Häuslichkeit und beleuchten, wie die weibliche Geschlechterrolle von (selbsternannten) Experten und Expertinnen über zwei

63 Vgl. O'Reilly, Andrea: Motherhood Studies, in: Encyclopedia of Motherhood, Thousand Oaks 2010, S. 832. Online: <https://doi.org/10.4135/9781412979276>, Stand: 28.12.2022.

64 Vgl. Meyerowitz, Joanne Jay (Hg.): Not June Cleaver. Women and Gender in Postwar America, 1945–1960, Philadelphia, PA 1994; Feldstein, Ruth: Motherhood in Black and White: Race and Sex in American Liberalism, 1930–1965, Ithaca, NY 2000; Rima D. Apple: Perfect Motherhood. Science and Childrearing in America, New Brunswick, NJ 2006; Oever, Roel van den: Mama's Boy. Momism and Homophobia in Postwar American Culture, New York, NY 2012; Ladd-Taylor, Molly: «Bad» Mothers: The Politics of Blame in Twentieth-Century America, New York, NY 1998; Ladd-Taylor, Molly: Mother-Worship/Mother-Blame: Politics and Welfare in an Uncertain Age, in: Journal of the Motherhood Initiative for Research and Community Involvement 6 (1), 2004, S. 7–15; Burke Odland, Sarah: Unassailable Motherhood, Ambivalent Domesticity: The Construction of Maternal Identity in Ladies' Home Journal in 1946, in: Journal of Communication Inquiry 34 (1), 2010, S. 61–84.

65 Vgl. Plant, Rebecca Jo: Mom. The Transformation of Motherhood in Modern America, Chicago, IL 2010.

Jahrhunderte hinweg definiert wurde.[66] Marga Vicedo untersucht in *The Nature and Nurture of Love* die Anfänge der Bindungstheorie im Zweiten Weltkrieg und in der Nachkriegszeit. Sie nimmt die wissenschaftliche Auseinandersetzung der Humanwissenschaften mit der Mutter-Kind-Beziehung sowie unterschiedliche Konzepte der Mutterliebe in den Blick.[67] Neben den genannten Publikationen ist zweifellos Carol Hartwells Artikel in der Zeitschrift *Psychiatry* zur Geschichte des Konzepts der «schizophrenogenen Mutter» von grosser Bedeutung für die vorliegende Arbeit.[68] Es ist die erste und bisher einzige Studie, die sich detailliert und aus geschlechtergeschichtlicher Perspektive mit diesem Konzept auseinandersetzt und es in seinen zeit- und wissenschaftshistorischen Kontext einbettet. Meine Analyse in den Kapiteln 1 und 2 versteht sich als Ergänzung und Vertiefung ihrer Untersuchung, geht aber auch darüber hinaus, insofern ich Hartwells Deutung der «schizophrenogenen Mutter» als Ausdruck einer sexistischen Kultur des «mother blaming» herausfordern und verkomplizieren möchte.

Methodischer Zugang

Mein Zugang auf die Forschungsfragen ist stark geprägt durch die Wissensgeschichte, wie sie zwischen 2005 und 2022 am Zentrum Geschichte des Wissens (ZGW) in Zürich in Anschluss unter anderen an Michel Foucault und Ludwik Fleck entwickelt und praktiziert worden ist. Philipp Sarasin identifizierte 2020 drei Aspekte, welche die Wissensgeschichte von anderen Ansätzen unterscheide. Dies ist ihm zufolge erstens die Annahme, dass Wissen unter bestimmten Bedingungen als gesichert gelte, aber unter anderen Bedingungen wieder umgestossen werden könne, zweitens die «Vorstellung, dass Wissen ortlos ist und über Genre- und Institutionen- (und sonstige) Grenzen hinweg zirkuliert»,[69] und drittens die Berücksichtigung der Rolle von Massenmedien für die Rezeption, Produktion und Zirkulation von Wissen.[70] Diese drei Aspekte strukturieren auch die vorliegende Arbeit: Erstens hatten die soziogenen Erklärungen für Schizophrenie einen «Zeitindex»: Sie wurden nach dem Zweiten Weltkrieg populär und galten ab Ende der 1970er Jahre gegenüber biologischen Erklärungen als überholt, ohne dass neue wissenschaftliche Erkenntnisse gewonnen worden waren, welche biolo-

66 Vgl. Ehrenreich, Barbara; English, Deirdre: For Her Own Good: Two Centuries of the Experts' Advice to Women, 2005.

67 Vicedo, Marga: The Nature and Nurture of Love: From Imprinting to Attachment in Cold War America, Chicago, IL 2013.

68 Hartwell, Carol Eadie: The Schizophrenogenic Mother Concept in American Psychiatry, in: Psychiatry 59 (3), 1996, S. 274–297.

69 Sarasin, Philipp: Wie breit darf es denn sein? «Wissen» und kein Ende, in: Nach Feierabend. Zürcher Jahrbuch für Wissensgeschichte 15, 2020, S. 21.

70 Vgl. ebd.

gische Erklärungen plausibler gemacht hätten.[71] Erklärbar ist der Niedergang der soziogenen Theorien vielmehr durch ein Zusammenspiel kultureller Faktoren und wissenschaftlicher Dynamiken. Zweitens war das Wissen über Schizophrenie und familiäre Beziehungen nicht nur ein Wissen, welches zwischen verschiedenen Disziplinen zirkulierte, sondern auch ein Wissen, das die Grenzen der Wissenschaft überschritt und das sowohl inner- als auch ausserhalb der Wissenschaft coproduziert wurde und produktiv war. Es handelte sich somit um Wissen, das einerseits diffus und andererseits in hohem Masse anschlussfähig war. Drittens fand dieses Wissen nicht nur in Fachzeitschriften der Psycho- und Sozialwissenschaften seine (Weiter-)Verbreitung, sondern, wie ich zeigen werde, unter anderem auch in Zeitungsartikeln, Spielfilmen und Ratgeberliteratur, wo es einem breiteren Publikum zugänglich gemacht wurde.[72]

Quellen

Das Quellenkorpus der vorliegenden Untersuchung setzt sich zusammen aus wissenschaftlichen Publikationen aus dem Bereich der US-amerikanischen Psychowissenschaften sowie aus unveröffentlichtem Material wie Briefen, Notizen und Forschungsanträgen aus den Nachlässen von Ruth und Theodore Lidz (Yale Library), Don Jackson (University of Monroe in Louisiana) und Ronald D. Laing (University of Glasgow). Das Archivmaterial erlaubt einen Blick auf den konkreten Entstehungskontext der Forschung und somit auf die entstehenden Theorien «in the making».[73] Das Korpus wird zudem punktuell mit Zeitungsartikeln, Filmen oder Ratgeberliteratur ergänzt, die eine weitere Analyseebene in der populären Wissenszirkulation eröffnen.

Zum Schizophreniebegriff

Ich verwende die Wörter Schizophrenie, Schizophrene/Schizophrener und schizophren in dieser Arbeit grundsätzlich immer als Quellenbegriffe. Es wäre für die vorliegende Untersuchung verfehlt, eine eigene Definition von Schizophrenie zu

71 Vgl. Harrington: Harrington, A, 2019; Mayes, Rick; Horwitz, Allan V.: DSM-III and the Revolution in the Classification of Mental Illness, in: Journal of the History of the Behavioral Sciences 41 (3), 2005, S. 251.

72 Wie Flurin Condrau aufzeigt, ist der wissensgeschichtliche Zugang schon länger der bevorzugte Zugang zur Medizingeschichte (und in diesem Zusammenhang liesse sich die Psychiatriegeschichte sicherlich auch dazu zählen), ohne zwingenderweise mit diesem Label zu operieren. Condrau, Flurin: Sozialgeschichte der Medizin als Wissensgeschichte avant la lettre?, in: Nach Feierabend. Zürcher Jahrbuch für Wissensgeschichte 15, 2020, S. 95–109.

73 Vgl. zum Konzept Latour, Bruno: Science in Action. How to Follow Scientists and Engineers Through Society, Cambridge, MA 1987, S. 2–3.

formulieren, da ich gerade nicht suggerieren möchte, dass alle Protagonistinnen und Protagonisten dieser Geschichte dasselbe unter dem Begriff verstanden. Dies war im untersuchten Zeitraum und speziell in den USA nicht der Fall. Vielmehr geht es darum zu analysieren, in welchen Kontexten der Begriff verwendet wurde und was er situativ bezeichnete. Wie ich zeigen werde, wurde der Begriff von den Akteurinnen und Akteuren sehr selten selbst definiert und kaum präzise eingesetzt. Eine These dieser Arbeit ist es deshalb, dass Schizophrenie lediglich als Denkfigur diente, um andere Themen zu untersuchen und zu artikulieren.

Das Konzept der Schizophrenie war seit seiner Entstehung umstritten und mehrdeutig. Der Begriff wurde zu Beginn des 20. Jahrhunderts geprägt: 1908 stellte der Zürcher Psychiater Eugen Bleuler die Diagnose «Schizophrenie» an einer Fachtagung vor. Es handelte sich dabei um eine Weiterentwicklung des Konzeptes «Dementia Praecox», das durch den deutschen Nervenarzt Emil Kraepelin geprägt worden war. Mit seinem Schizophreniekonzept grenzte sich Bleuler von Kraepelins Vorstellung der psychischen Krankheit als organischer Verfallsprozess ab.[74] Stattdessen beschrieb er Schizophrenie als Assoziationsstörung, die in Reaktion auf Umwelteinflüsse entstehe.[75] Dadurch sah er auch die Möglichkeit einer sozialen Heilung.[76]

Der Begriff Schizophrenie verbreitete sich in der Schweizer Psychiatrie rasch und löste nach dem Ersten Weltkrieg auch im Rest Europas den Begriff Dementia Praecox zunehmend ab.[77] In den USA begann sich Bleulers Begriff dank der englischen Übersetzung seines Lehrbuchs ab Ende der 1920er und verstärkt in den 1930er Jahren durchzusetzen.[78] Besonders die Anschlussfähigkeit von Bleulers Konzept an die Psychoanalyse und der darin enthaltene therapeutische Optimismus machten es für den US-amerikanischen Kontext attraktiv, wo die psychoanalytischen Ideen zunehmend die Psychiatrie durchdrangen.[79] Die Etablierung des Begriffs Schizophrenie bedeutete allerdings nicht, dass sich dadurch auch Einigkeit über dessen Inhalt einstellte. Der Historiker Richard Noll meint, dass sich in seiner Verwendung vielmehr der Eklektizismus der US-amerikanischen Psychiatrie kristallisiere.[80] Die amerikanischen Psychiater waren sich weder einig darin, welches die Symptome der Schizophrenie waren, noch, wie sie ausgelöst wurde oder wie ihr Verlauf beschrieben werden konnte. Auch wurde der Begriff nicht nur von Psychoanalytikerinnen und -analytikern mit einem

---

74 Vgl. Bernet: Schizophrenie, 2013, S. 9.

75 Vgl. ebd., S. 12.

76 Vgl. ebd., S. 203.

77 Vgl. ebd., S. 14.

78 Vgl. Noll: American Madness, 2011, S. 262. Das Lehrbuch wurde von Abraham Brill übersetzt und erschien 1924: Vgl. Bleuler, Eugen: Textbook of Psychiatry, Oxford 1924.

79 Vgl. ebd., S. 263. Noll meint, in den 1940er Jahren seien Psychoanalyse und Psychiatrie in den USA Synonyme geworden. Vgl. ebd., S. 265.

80 Vgl. ebd., S. 265–266.

psychosozialen Verständnis der Schizophrenie verwendet, sondern ebenso von der biologischen Psychiatrie, von Biochemikerinnen und Endokrinologen, die ebenfalls kein einheitliches Verständnis des Begriffs hatten.[81] 1949 zeigte der Psychologe Philip Ash in einer Studie mit einem Sample bestehend aus 52 *weissen* Männern, dass sich Psychiater nur in 20 Prozent der Fälle einig über eine Schizophreniediagnose waren.[82]

Mit dem Ziel, mehr Einigkeit zu schaffen, gab die American Psychiatric Association (APA) 1952 ihr erstes Diagnosemanual *Diagnostic and Statistical Manual of Mental Disorders* (DSM) heraus.[83] Das Manual wurde jedoch nicht breit rezipiert. «Cheap, slim, and ring-bound, few read it», so resümiert die Philosophin Rachel Cooper.[84] Es ist daher eher unwahrscheinlich, dass die in der vorliegenden Arbeit untersuchten Akteurinnen und Akteure davon Kenntnis hatten. Dennoch steckt die Schizophreniedefinition des DSM I den Rahmen dessen ab, was in den Psychowissenschaften im Untersuchungszeitraum mitunter als «Schizophrenie» verstanden werden konnte.

Schizophrenie respektive «schizophrene Reaktionen» figurierten im DSM I unter den psychotischen Störungen. Diese wiederum wurden im Kapitel «Disorders of Psychogenic Origin or Without Clearly Defined Physical Cause or Structural Change in the Brain» abgehandelt.[85] Die Definition lautete wie folgt:

> This term [«schizophrenic reactions»] is synonymous with the formerly used term dementia praecox. It represents a group of psychotic reactions characterized by fundamental disturbances in reality relationships and concept formations, with affective, behavioral, and intellectual disturbances in varying degrees and mixtures. The disorders are marked by strong tendency to retreat from reality, by emotional disharmony, unpredictable disturbances in stream of thought, regressive behavior, and in some, by a tendency to «deterioration.»[86]

---

81 Vgl. Noll: American Madness, 2011, S. 266–267.

82 Vgl. McNally: A Critical History of Schizophrenia, 2016, S. 172.

83 Es löste das *Statistical Manual for the Use of Institutions for the Insane* ab, welches seit 1918 von der American Medico-Psychological Association (AMPA) und dem National Committee for Mental Hygiene (NCMH) herausgegeben worden war. Kieran McNally konstatiert, dass sich jedoch zwischen 1918 und 1952 kein homogenes psychiatrisches Klassifikationssystem in den USA habe durchsetzen können.

84 Cooper, Rachel Valerie: Classifying Madness. A Philosophical Examination of the Diagnostic and Statistical Manual of Mental Disorders, New York, NY 2005, S. 1.

85 Es war eines von drei Kapiteln, wobei die anderen zwei Kapitel Störungen organischer Ursache gewidmet waren (Verletzungen des Gehirns einerseits und geistiger Behinderung andererseits).

86 American Psychiatric Association (Hg.): Diagnostic and Statistical Manual: Mental Disorders, Washington, D. C. 1952, S. 26.

Das DSM I unterschied weiter zwischen verschiedenen Typen schizophrener Reaktionen: dem einfachen, dem hebephrenen, dem katatonischen, dem paranoiden, dem akuten undifferenzierten, dem chronischen undifferenzierten, dem schizo-affektiven, dem Kindheits- und dem rückständigen Typus, die jeweils eigene Symptome und Verhaltensweisen aufwiesen oder bei denen bestimmte Aspekte prononcierter waren. Als wichtigste Eigenschaften der Schizophrenie wurden genannt: gestörtes Verhältnis zur Realität mit starken Tendenzen zum Rückzug, gestörte Konzeptbildung, gestörter Gedankenfluss, emotionale Unausgeglichenheit, regressives Verhalten, sonstige Verhaltensstörungen verschiedenen Ausmasses und eine Tendenz zur Verwahrlosung. Diese Definition zeigt das sehr breite Verständnis von Schizophrenie sowie die damals vorherrschende Meinung, dass Schizophrenie psychogenen und nicht organischen Ursprungs sei.

Die zweite Version des DSM von 1968 wurde bereits häufiger konsultiert, war aber keinesfalls jeder Psychiaterin oder jedem Psychiater in den USA bekannt. Dies änderte sich erst mit der Publikation der dritten Ausgabe 1980, die zugleich auch ein neues Verständnis psychischer Störungen vermittelte.[87] Anders als das DSM I und II präsentierte das DSM III kategorische, symptombasierte Diagnosen statt breiterer, ätiologisch definierter Krankheitsbilder, die sich auf einem Kontinuum zur Normalität bewegten.[88] Die Publikation des DSM III und der damit einhergehende Paradigmenwechsel markieren deshalb auch den Endpunkt der vorliegenden Untersuchung.

Aufbau der Studie

Das Buch ist in zwei Teile gegliedert und chronologisch aufgebaut, wobei es aber zeitliche Überschneidungen zwischen den Kapiteln gibt. Teil I geht der Frage nach, wie die Forschung zur Ätiologie der Schizophrenie dazu kam, Beziehungen des oder der Schizophrenen zu untersuchen, und wie sie das tat. In Kapitel 1 zeichne ich dazu eine Genealogie der äusserst wirkmächtigen Diskursfigur der «schizophrenogenen Mutter» nach, die, so eine These der vorliegenden Arbeit, die Forschung zu Umwelteinflüssen bei der Schizophrenie im Untersuchungszeitraum deutlich prägte. In Kapitel 2 untersuche ich daran anschliessend, wie die Figur in der darauffolgenden Dekade von der Forschung aufgenommen, verhandelt und weiterentwickelt wurde. Teil II zeigt anhand von drei empirischen Tiefenbohrungen, wie der Zusammenhang zwischen Familie und Schizophrenie von einzelnen Forschungsgruppen konzipiert und mit breiteren Gesellschaftsvorstellungen verbunden wurde. In Kapitel 3 stehen der Psychiater Theodore Lidz und sein Forschungsprojekt zu Schizophrenie und Familie an der Yale University

87 Cooper: Classifying Madness, 2005, S. 1–2.

88 Mayes; Horwitz: DSM-III, 2005, S. 249 und 251.

im Vordergrund. Lidz sah die Ordnung der Gesellschaft durch zu starken und zu schnellen Wandel bedroht, und diesen Wertezerfall sah er auch in Familien von Schizophrenen verkörpert. In Kapitel 4 analysiere ich das Schizophrenieprojekt der sogenannten Palo-Alto-Gruppe um Gregory Bateson, das unter anderem die Double-Bind-Theorie hervorbrachte. Für die Palo-Alto-Gruppe war nicht der Wandel die Bedrohung, sondern die Rigidität von Familien mit schizophrenen Mitgliedern, die sie mit homöostatischen «steady states» gleichsetzten. In Kapitel 5 mache ich schliesslich einen Sprung über den Atlantik, um Ronald D. Laing und Aaron Estersons Familienforschung näher zu untersuchen. Ihre Forschungsprojekt, das anfangs der 1960er Jahre startete, schloss inhaltlich und methodologisch direkt an Lidz und Batesons Projekte an; ihre Auseinandersetzung mit der Schizophrenie führte die beiden schottischen Psychiater aber schliesslich zur Abkehr aus der Mainstreampsychiatrie, und insbesondere Laing wurde weltweit zu einer Gallionsfigur der «Antipsychiatrie» und hatte einen starken Einfluss auf die linke «radical-therapy»-Bewegung in den USA.

Im Schlusswort werde ich ein Fazit ziehen und mich der Frage widmen, weshalb soziogene Schizophrenietheorien ab der Mitte der 1970er Jahre an Popularität verloren.

Teil I: Mutter und Kind

1. Das «mal de mère»: Eine Genealogie der schizophrenogenen Mutter

Die Psychoanalytikerin Frieda Fromm-Reichmann wird heute hauptsächlich aus zwei Gründen erinnert. Für die einen ist sie Dr. Fried, die einfühlsame und aufopfernde Therapeutin aus dem Buch und dem gleichnahmigen Film *I Never Promised You a Rose Garden;* eine der beiden «Mütter», denen Joanne Greenberg alias Hannah Green ihren autobiographischen Roman widmete.[89] Für die anderen ist sie die kaltherzige Schöpferin des Konzepts der «schizophrenogenen Mutter», der Mutter, die ihr Kind wahlweise durch Zurückweisung oder Überbehütung krank macht, womit sie bereits belastete Mütter Schizophrener zu Sündenböcken machte. Beide Bilder scheinen auf den ersten Blick unvereinbar miteinander; sie gehören aber zusammen und bedingen sich gar gegenseitig. Es war Fromm-Reichmanns Glaube an die Therapierbarkeit der Schizophrenie, der sie 1948 dazu bewog, Umwelteinflüsse anstelle von biologischen Faktoren als Ursache dieser psychischen Störung anzusehen. Lag der Grund für das Problem der Schizophrenen in ihren Beziehungen, dann liess sich dieses lösen, indem die Patientin oder der Patient «gesunde» Beziehungen, wie jene zu seiner Therapeutin, einging. Und der Fokus auf Beziehungen war es, der dazu führte, dass die Mutter-Kind-Beziehung näher beleuchtet wurde, und der die Tür für «mother blaming» oder, wie die Kinderpsychiaterin Stella Chess 1964 prägnant formulierte, für die Wahrnehmung aller Probleme als «mal de mère» öffnete.[90] In diesem diskursiven Spannungsfeld bewegte sich nicht nur Fromm-Reichmann, sondern auch ein Grossteil der psychoanalytisch und sozialpsychologisch geprägten Schizophrenieforschung in den 1940er und 1950er Jahren in den USA.

---

89 Vgl. Green, Hannah: I Never Promised You a Rose Garden, London 1975, o. S. Der Roman wurde 1964 erstmals veröffentlicht und avancierte innert kurzer Zeit zum Bestseller. 1977 wurde er von Anthony Page verfilmt. Die Geschichte handelt von Deborah Blau, einer jungen Schizophrenen, die von ihren Eltern in eine Anstalt gebracht wird, wo sie von der einfühlsamen Psychiaterin Dr. Fried behandelt wird. Im Verlaufe der Handlung gelingt es Dr. Fried, Blau aus ihrer Phantasiewelt zurück in die Wirklichkeit zu holen.

90 Vgl. Chess, Stella: Editorial: Mal de mère, in: American Journal of Orthopsychiatry 34 (4), 1964, S. 613–614.

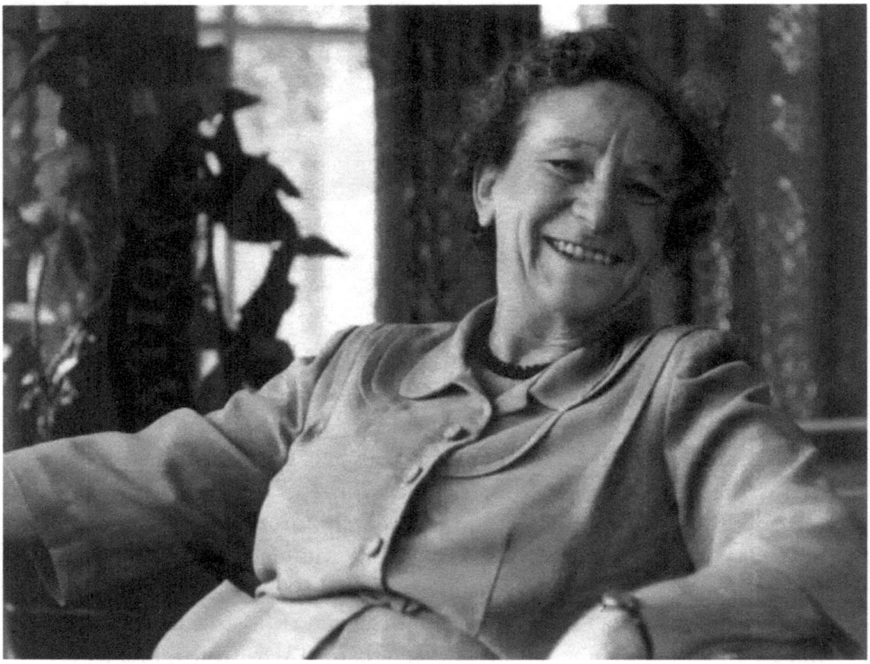

Abb. 1: Frieda Fromm-Reichmann ca. 1955

In diesem Kapitel möchte ich eine Genealogie der Diskursfigur der «schizophrenogenen Mutter» schreiben.[91] Dabei möchte ich nachvollziehen, in welchem diskursiven Feld Fromm-Reichmann den Begriff der «schizophrenogenen Mutter» schuf respektive welches die gesellschaftshistorischen Möglichkeitsbedingungen für ihre begriffliche Prägung waren. Es geht nicht darum, eine Chronologie zu erstellen, denn eine solche kann es aus wissensgeschichtlicher Perspektive gar nicht geben. Zu komplex und nichtlinear sind die Prozesse der Wissensproduktion. Eher möchte ich ein Panorama zeichnen, in welchem die verschiedenen Verzahnungen des Konzepts sichtbar werden. Dazu analysiere ich Texte, auf welche Fromm-Reichmann sich stützte, und ordne diese wiederum in ihren soziokulturellen und wissenschaftshistorischen Kontext ein. Dadurch soll sichtbar werden, auf welche Vorstellungen von Kindererziehung und Mutterliebe und auf welche Geschlechternormen der Begriff der «schizophrenogenen Mutter» referiert.

91 Vgl. zur Genealogie als geschichtswissenschaftlicher Methode: Foucault, Michel: Nietzsche, die Genealogie, die Historie, in: Dits et Ecrits. Schriften, Frankfurt a. M. 2002, S. 166–190.

1.1 Fromm-Reichmann und die interpersonale Psychoanalyse

Als Fromm-Reichmann 1935 aufgrund ihrer jüdischen Herkunft aus Deutschland über Österreich in die USA flüchtete, fand sie dank der Hilfe des Psychoanalytikers Erich Fromm, der bereits ein Jahr zuvor emigriert war, schon kurz nach ihrer Ankunft eine Stelle in Rockville, Maryland, an der Chestnut Lodge.[92] Die von Ernest L. Bullard gegründete und geführte Privatklinik hatte sich seit den 1910er Jahren von einem Sanatorium zu einer alternativen psychiatrischen Anstalt entwickelt.[93] Die Ansichten und der Arbeitsstil des Anstaltpersonals wurden wesentlich vom amerikanischen Psychiater Harry Stack-Sullivan beeinflusst; dies zeigt sich nicht zuletzt an der Tatsache, dass er insgesamt 246 Referate für die Belegschaft hielt.[94]

Wie der amerikanische Psychiater und Pionier der Bewegung für Psychohygiene, Adolf Meyer, gehörte Stack-Sullivan zu jenen Psychiaterinnen und Psychoanalytikern,[95] die in den USA nach dem Ersten Weltkrieg damit begannen, über psychische Ursachen beziehungsweise die Rolle äusserer Umstände nachzudenken, die zu Schizophrenie führen konnten.[96] Er sah sich in der gleichen Tradition wie Meyer und dem Zürcher Psychiater Eugen Bleuler, auch wenn er sich 1931 darüber echauffierte, dass Bleuler, der doch zusammen mit C. G. Jung bewiesen habe, dass viele der schizophrenen Symptome psychogen seien, Schizophrenie noch immer als Gehirnkrankheit behandle: «Bleuler still teaches of a

92 Fromm-Reichmann und Fromm hatten 1926 geheiratet, lebten aber schon lange getrennt, wenn auch freundschaftlich verbunden, und liessen sich wenig später scheiden.

93 Vgl. Hornstein, Gail A.: To Redeem One Person is to Redeem the World. The Life of Frieda Fromm-Reichmann, New York, NY 2000, S. 88–98.

94 Vgl. Silver, Ann-Louise: Chestnut Lodge, Then and Now. Work with a Patient with Schizophrenia and Obsessive Compulsive Disorder, in: Contemporary Psychoanalysis 33 (2), 1997, S. 228. Zusammen mit Fromm-Reichmann, Fromm, Clara Thompson, Janet und David Rioch gründete Harry Stack-Sullivan den New Yorker Flügel der Washington School of Psychiatry. Vgl. ebd., S. 229.

95 In den USA wurde zu dieser Zeit (und bis heute) nicht signifikant zwischen beiden Berufsgattungen unterschieden, da Psychoanalytiker immer auch eine medizinische Ausbildung absolvieren mussten. Vgl. Rall, Veronika: Kinoanalyse: Plädoyer für eine Re-Vision von Kino und Psychoanalyse, Marburg 2011, S. 234 ff.

96 Meyer bezeichnete schon 1906 Dementia Praecox als Anpassungsstörung. Vgl. DeVylder, Jordan E.: The Fall and Rise of Adolf Meyer's Psychogenic Etiology of Dementia Praecox (Schizophrenia): 1903–1910 and Beyond, in: Smith College Studies in Social Work 83 (1), 2013, S. 6. Meyer hielt ausserdem 1909 ein Referat an den Clark Lectures, bei denen auch Jung und Freud referierten, und sprach dort über dynamische Perspektiven auf Dementia Praecox. Vgl. Silver, Ann-Louise: Psychoanalysis and Psychosis. Players and History in the United States, in: Psychoanalysis and History 4 (1), 2002, S. 46.

‹certain predisposition of the brain [which] … in schizophrenia seems to be a progressive disease›, as the *cause* of the disorders.[97]

Im Gegensatz dazu vertrat Stack-Sullivan die Meinung, dass biologische Erklärungen in der Psychopathologie nicht überbewertet werden dürften, schliesslich sei es ein Fakt, dass die Patientin oder der Patient eine Person sei, die danach strebe, mit anderen zusammenzuleben, und sehr empfänglich für den Einfluss interpersonaler Faktoren sei.[98] Alle für die Ätiologie der Schizophrenie relevanten Ereignisse, so Stack-Sullivan, würden zu derselben Kategorie gehören: zu den Ereignissen, in denen das Individuum in Beziehung zu anderen – für es mehr oder weniger bedeutenden – Individuen stehe.[99]

Dies war für Stack-Sullivan ein wichtiger Punkt, denn er setzte sich stark für die therapeutische Behandlung Schizophrener ein.[100] Fromm-Reichmann teilte sein interpersonales, dynamisches Verständnis der Schizophrenie. Wie Bleuler und Stack-Sullivan glaubte auch sie an einen positiven Verlauf der Schizophrenie und die Möglichkeit einer (sozialen) Heilung.[101] Aus diesem Grund plädierte auch sie 1948 an der Tagung der American Psychoanalytic Association (APSA) und der APA zur Psychotherapie von Schizophrenie dafür, dass Schizophrene mittels Psychoanalyse behandelt werden konnten und sollten. Damit setzte sie sich von Sigmund Freud ab, der davon ausging, dass Schizophrene unfähig seien, Beziehungen zu einem Therapeuten oder einer Therapeutin einzugehen. Freud unterschied zwischen Neurosen und Psychosen (zu denen er auch die Schizophrenie zählte). In seinem 1913 erschienenen Artikel *Zur Einleitung der Behandlung (Weitere Ratschläge zur Technik der Psychoanalyse I)* erklärte er die Psychoanalyse für Patientinnen und Patienten mit psychotischen Symptomen als ungeeignet.[102]

In ihrem Referat *Notes on the Development of Treatment of Schizophrenia by Psychoanalytic Psychotherapy* unterstrich Fromm-Reichmann, dass auch Schizophrene empfänglich für zwischenmenschliche Beziehungen seien:

> From the very early postnatal stage, at which time the infant learns to sense approval and disapproval of the mothering person by empathy, some degree of interpersonal related-

97 Sullivan, Harry Stack: Environmental Factors in Etiology and Course Under Treatment of Schizophrenia, in: Medical Journal and Record, 07.01.1931, S. 22. Ergänzung, Auslassung und Hervorhebung im Original.

98 Vgl. ebd.

99 Vgl. ebd.

100 Vgl. Hartwell: Schizophrenogenic Mother Concept, 1996, S. 276.

101 Vgl. zum Konzept der «sozialen Heilung»: Bernet: Schizophrenie, 2013, S. 145 und S. 201 ff.

102 Vgl. Ophir: Psychosis, psychoanalysis and psychiatry in post war USA, 2015, S. 16. Allerdings liess sein späterer Artikel *Die endliche und die unendliche Analyse* wiederum die Möglichkeit der Psychoanalyse der Schizophrenie offen.

> ness is maintained throughout life by everyone, regardless of his state of mental health; therefore its disruption in the schizophrenic is only partial.[103]

Neben Stack-Sullivan stützte sie sich dabei auch auf den britischen Psychoanalytiker und Vertreter der Objektbeziehungstheorie William R. D. Fairbairn. Dieser habe gezeigt, schrieb sie, dass Schizophrene ihre Fähigkeit, persönliche Beziehungen zu anderen einzugehen, nie ganz aufgeben würden, auch nicht in ihren regressivsten und zurückgezogensten Phasen.[104] Es war diese Bemühung, Schizophrene als empfänglich für menschliche Beziehungen und somit als therapierbar darzustellen, die sie dazu antrieb, die Rolle zwischenmenschlicher Beziehungen in der Erkrankung zu beschreiben. Wie schon bei Bleuler und Stack-Sullivan war es ihr Glaube an die Behandelbarkeit und (teilweise) Heilung der Schizophrenie, der die Frage nach anderen Ursprüngen eröffnete. Diese Frage erörterte Fromm-Reichmann in ihrem vielzitierten Referat allerdings nur nebenbei. Im Rahmen einer Zusammenfassung der wesentlichen schizophrenen Dynamiken, die dazu geführt hätten, dass Analytiker und Analytikerinnen einen psychotherapeutischen Zugang für die Schizophrenie entwickelten, erwähnte sie eher en passant:

> The schizophrenic is painfully distrustful and resentful of other people, due to the severe early warp and rejection he encountered in important people in his infancy and childhood, as a rule, mainly in a schizophrenogenic mother. During his early fight for emotional survival, he begins to develop the great interpersonal sensitivity which remains for the rest of his life.[105]

Weil Schizophrene so misstrauisch und sensibel seien, sei es eine besondere Herausforderung, eine therapeutische Beziehung zu ihnen herzustellen, so Fromm-Reichmanns Argument. Der Begriff «schizophrenogene Mutter»› fällt dabei ohne weitere Erklärung und ohne, dass sie ihn später wieder aufnimmt, als eine Art Randbemerkung.[106] Es ist bemerkenswert, dass dieser so einflussreiche Begriff, der in sämtlicher Fachliteratur stets auf Fromm-Reichmann zurückgeführt wird, hier ohne grossen theoretischen Rahmen formuliert wird. Die so häufig ohne Kontext zitierte Textstelle[107] ist ausserdem keine repräsentative Stelle des Referats, da sich der Rest des Referats um die Therapierbarkeit der Schizophrenie

103 Fromm-Reichmann, Frieda: Notes on the Development of Treatment of Schizophrenics by Psychoanalytic Psychotherapy, in: Psychiatry 11 (3), 1948, S. 263–273, hier S. 264.

104 Vgl. ebd., S. 246.

105 Ebd., S. 265.

106 Dies stellt auch Harrington fest. Vgl. Harrington, Anne: Mother Love and Mental Illness: An Emotional History, in: Osiris 31 (1), 2016, S. 106.

107 Vgl. Hartwell: Schizophrenogenic Mother Concept, 1996, S. 278; McNally: A Critical History of Schizophrenia, 2016, S. 140. Hartwell kontexualisiert zwar in ihrem Aufsatz die Entstehung des Konzepts, zitiert aber die berühmt-berüchtigte Passage Fromm-Reichmanns, ohne auf die Flüchtigkeit ihrer Begriffsbildung hinzuweisen.

drehte. Es blieb das einzige Mal, dass Fromm-Reichmann die Bezeichnung «schizophrenogene Mutter» gebrauchte – sowohl in diesem Text als auch in ihren weiteren Publikationen. Deshalb muss davon ausgegangen werden, dass Fromm-Reichmann mit ihrem Referat keine neue Theorie der Schizophrenie lancieren wollte. Ihre beiläufige Erwähnung der «schizophrenogenen Mutter» deutet vielmehr darauf hin, dass sie damit auf eine bereits vorhandene Figur, einen bisher namenlosen Topos, zurückgriff und sich somit in eine bestehende Diskussion einklinkte. Mit der Benennung dieser Figur trug sie allerdings massgeblich zu deren Verbreitung und Popularität bei.

Die «schizophrenogene Mutter» als Diskursfigur

Die Literaturwissenschaftlerin Jordynn Jack verwendet für solche Topoi in der Wissenschaftsrhetorik den Begriff «stock character».[108] «Stock characters» sind nach Jack rhetorische Figuren, das heisst personifizierte Topoi oder semantische Gemeinplätze, an denen besonders viele Diskursstränge ineinanderlaufen und auf die verwiesen werden kann, um ein Argument abzukürzen.[109] Wie Jack deutlich macht, sind diese Figuren Grenzgängerinnen, die sich zwischen Wissenschaften und anderen gesellschaftlichen Domänen hin und her bewegen und diese miteinander verknüpfen. Auf Jack aufbauend, möchte ich in den folgenden fünf Unterkapiteln der «schizophrenogenen Mutter» als Diskursfigur auf die Spur kommen. Dazu suche ich nach Texten, in denen meiner Meinung nach die Diskursfigur bereits vor ihrer Benennung durch Fromm-Reichmann verwendet wurde. Diese Schlüsseltexte nehme ich als Ausgangspunkt, um die wissenschaftlichen und anderen Diskursstränge zu untersuchen, aus welchen sich diese Figur speist. Jedes Unterkapitel ist einem eigenen Strang gewidmet und geht von je einem anderen Text aus dem Bereich der Schizophrenieforschung oder -theorie aus, in welchem die «schizophrenogene Mutter» avant la lettre behandelt wird.

1.2 Die überbehütende und/oder zurückweisende Mutter

Fromm-Reichmann war nicht die Erste, die einen Zusammenhang zwischen Schizophrenie und der Eltern-Kind-Beziehung herstellte. Ein solcher wurde bereits seit Mitte der 1930er Jahre in der Forschung thematisiert und untersucht.

108 Vgl. Jack, Jordynn: Autism and Gender: From Refrigerator Mothers to Computer Geeks, Urbana, IL 2014. Sie lehnt sich dabei an Lisa Keränens Begriff «scientific character» an. Keränen bezeichnet damit die Bedeutung der Persona der Wissenschaftlerinnen und Wissenschaftler in der wissenschaftlichen Rhetorik. Vgl. Keränen, Lisa: Scientific Characters: Rhetoric, Politics, and Trust in Breast Cancer Research, Tuscaloosa 2010.

109 Vgl. Jack: Autism and Gender, 2014, S. 5.

1934, zwölf Jahre vor Fromm-Reichmanns Referat, erschien eine quantitative und qualitative Studie von Jacob Kasanin, Elizabeth Knight und Priscilla Sage im *Journal of Nervous and Mental Disease.* Sie hatten 45 Fallgeschichten von Schizophrenen aus Rhode Island daraufhin untersucht, ob die Mehrheit von ihnen in ihrer Kindheit durch ihre Eltern überbehütet («over-protected») oder zurückgewiesen («rejected») worden waren. Dabei stützten sich Kasanin, Knight und Sage auf eine Definition des Psychiaters David M. Levy – eines Vertreters der «Child-Guidance»-Bewegung.[110] An diesem Beispiel möchte ich im Folgenden die Bedeutung der «Child-Guidance»-Bewegung und deren Konzeption von Erziehungsproblemen für die Schizophrenieforschung näher beleuchten.

Die überbehütende Mutter der «Child Guiders»

Levys Forschungsinteresse galt dem sozialwissenschaftlichen Testen freudscher Theorien. Von der Gründung 1927 bis zur Schliessung 1932 arbeitete er am Institute for Child Guidance in New York und war dort Leiter einer speziell für ihn eingerichteten Forschungsgruppe, die das Problem der «pathologischen Mutter-Kind-Beziehungen» untersuchte.[111] Das Feld «Child Guidance» bildete sich in den USA in der ersten Hälfte des 20. Jahrhunderts heraus. Die «Child Guiders»[112] hatten eine psychodynamische, oft psychoanalytische, Vorstellung des Verhaltens von «Problemkindern»[113] und propagierten therapeutische Lösungsansätze.[114] Das Feld profitierte von dem zunehmenden Interesse an Kindern (die schwedische Reformpädagogin Ellen Kay hatte 1900 das «Jahrhundert des Kindes» ausgerufen)[115] und dem Aufkommen der Kinderpsychologie.[116] Die «Child Guidance» zeichnete sich durch die Zusammenarbeit von psychiatrischem und psychologischem Personal mit Sozialarbeiterinnen und Sozialarbeitern aus. Wie die Historikerin Kathleen Jones betont, sei von den «Child Guiders» die Eltern-

110 «Child Guidance» kann mit Erziehungsberatung übersetzt werden. Da ich mich hier aber auf einen spezifischen nordamerikanischen Diskurs beziehe, verwende ich den englischen Begriff «Child Guidance».

111 Vgl. Jones, Kathleen W.: Taming the Troublesome Child: American Families, Child Guidance, and the Limits of Psychiatric Authority, Cambridge, MA 2002, S. 289–290, Endnote 13.

112 Diese Bezeichnung übernehme ich von Kathleen Jones für die Vertreterinnen und Vertreter der «Child-Guidance»-Theorien beziehungsweise der Akteure und Akteurinnen in diesem Feld. Dies war nur selten eine Selbstbezeichnung. Vgl. ebd., S. 2.

113 Gemeint sind verhaltensauffällige Kinder – vom jungen Delinquenten bis zur Schulschwänzerin, die *nicht* psychisch krank waren.

114 Vgl. Jones: Troublesome Child, 2002, S. 2.

115 Vgl. Key, Ellen: Das Jahrhundert des Kindes: Studien, Berlin 1902. Im schwedischen Original war es das *Barnets århundrade.*

116 Vgl. Jones: Troublesome Child, 2002, S. 4.

Kind-Beziehung als entscheidend für die gesunde Entwicklung des Kindes und seine spätere Selbstständigkeit gesehen worden:

> Child guiders cast the troublesome child as a bundle of emotional needs that could be met only through the establishment of satisfying relationships with parents. If unmet, these needs resulted in disturbing emotional and behavioral problems and prevented a child from growing into a happy, independent, and self-supporting adult.[117]

In den 1920er Jahren verschob sich der Fokus von der *Eltern*-Kind-Beziehung zur *Mutter*-Kind-Beziehung. Davon zeugt auch Levys Forschungsprojekt am Institute for Child Guidance. «Problemkinder» wurden zunehmend als Symptome ihrer pathologischen Mütter wahrgenommen, und es waren die Mütter, die in erster Linie behandelt oder umerzogen werden sollten.[118] Dabei gab es mehrere mögliche Fehlverhaltensweisen, die wichtigsten zwei waren Überbehütung («overprotection») und Zurückweisung («rejection»). Beide Kategorien wurden jedoch nicht trennscharf gefasst, da Überbehütung auch Ausdruck von Zurückweisung sein konnte.[119]

Auch Levys Arbeit setzte sich mit diesen beiden «mütterlichen Pathologien» auseinander, insbesondere mit Überbehütung. In der eingangs erwähnten Studie zu 45 Fallgeschichten von Schizophrenen bezogen sich Kasanin, Knight und Sage auf einen Vortrag Levys von 1931, in dem er einerseits Überbehütung zu definieren versucht und andererseits Faktoren analysiert hatte, die für die Überbehütung eine Rolle spielten. Für Levy war «maternal overprotection» gleichbedeutend mit «excessive maternal care of children». Diese exzessive Sorge zeigte sich für ihn an vier Punkten: 1. an übertriebener Nähe (Körperkontakt), 2. an hinausgezögerter Kinderpflege (z. B. Stillen bis zum vierten Lebensjahr), 3. an der Verhinderung der Entwicklung eines autonomen Verhaltens beim Kind und 4. an der übertriebenen oder mangelnden mütterlichen Kontrolle.[120] Zu nachsichtige Überbehütung («overindulgent overprotection») führe dabei zu aggressivem und egozentrischem Verhalten beim Kind, während dominierende Überbehütung («dominating overprotection») unterwürfiges, effeminiertes Verhalten zur Folge habe.[121] Levy betrachtete die Mutter-Kind-Beziehung als grundlegend für die Entwicklung des Kindes und bezeichnete alle anderen Beziehungen, auch jene zum Vater, sowie weitere Faktoren, die auf das Kind einwirkten, als «secondary modifying influences».[122] Diese könnten den Einfluss der primären Beziehung

117 Jones: Troublesome Child, 2002, S. 2.

118 Vgl. ebd., S. 8–9 und 181.

119 Vgl. ebd., S. 181.

120 Vgl. Levy, David M.: Maternal Overprotection and Rejection, in: Archives of Neurology and Psychiatry 25 (4), 1931, S. 886.

121 Vgl. ebd., S. 887.

122 Ebd.

verstärken oder vermindern. Das Primat der Mutter-Kind-Beziehung begründete er insbesondere mit der Bedeutung des Stillens in der ersten symbiotischen Phase der Mutter-Kind-Beziehung.[123] Im restlichen Vortrag widmete sich Levy den verschiedenen Faktoren, die auf diese überfürsorgliche Beziehung einwirkten. Dabei nahm er insbesondere die Charaktereigenschaften und die Paarbeziehung der Eltern in den Blick. Levy fand zum Beispiel, dass Väter in diesen Familien oft indifferent seien und wenig Einfluss ausüben würden. Mütter hingegen trügen die gesamte Verantwortung respektive rissen diese an sich.[124] Er erklärte das so:

> It appears plausible that mothers in our group, affection-hungry since early years, try to satisfy their incomplete lives almost exclusively in their maternal relations. Attaining that state, they intrench themselves in a mother-child monopoly through an aggressive offensive against all intruders, including the husband, who, frequently submissive to the wife, may not interfere at all in matters pertaining to the child and who frequently is not consulted. The wife is competent, takes responsibility readily and is often derogatory of her husband.[125]

Die überfürsorgliche Mutter war laut Levy also eine Frau, die den Mangel an Zuneigung, den sie selbst erfahren hatte, durch übertriebene Mutterschaft wettzumachen suchte und dadurch das Kind und den Kindsvater unterjochte. Die Väter erhielten in dieser ungleichen Beziehung das Ungleichgewicht durch ihre Passivität aufrecht.

Die Prinzipien der «Child Guidance» in der Schizophrenie

Kasanin, Knight und Sage übersetzten in ihrem Artikel 1934 Levys Forschung und die Ideen der «Child Guiders» aus dem Bereich der Erziehungskliniken für «Problemkinder» in den Kontext der Schizophrenieforschung. Ihre Studie ging von der Feststellung aus, dass die Definition von Schizophrenie als Persönlichkeitsstörung den Blick auf die Eltern-Kind-Beziehung als Problem freigelegt habe. Es habe sich dabei gezeigt, dass die Kinder häufig das «Zentrum emotionaler Stürme» innerhalb der Familie bildeten und dass die Eltern emotional derart

---

123 Vgl. Levy: Maternal Overprotection, 1931. Wie in Kapitel 1.4 noch ausführlicher Thema sein wird, gingen besonders in den USA gewisse psychoanalytischen Richtungen ab den 1920er Jahren davon aus, dass die erste Beziehung des Neugeborenen zur Mutter prägend für sein späteres Leben sei, möglicherweise stärker als die ödipale Phase. So etwa die Interaktionale Psychoanalyse und die Neopsychoanalyse.

124 Vgl. ebd., S. 887–888.

125 Ebd., S. 888.

mit ihren Kindern verstrickt seien, dass sie deren Entwicklung und vermutlich gar ihren psychosexuellen Reifeprozess beinträchtigen würden.[126]

Bis anhin hätten solche Aussagen nicht bewiesen werden können, da schwer festzustellen sei, welche Rolle die Eltern in der psychosexuellen Entwicklung ihrer Kinder spielten.[127] Levys Studie sei ihnen daher positiv aufgefallen, da dieser eine klare Definition und handfeste Kriterien verwende:

> The focusing attention on the relationship of the mother and child, together with a method of its evaluation attracted our attention because it seemed to us of extreme importance in the understanding of the development of the future schizophrenic personality. It seems quite reasonable to suppose that maternal over-protection plays a decided role in hindering the psychosexual development of the pre-schizophrenic adolescent, who even without it suffers from the inability to go out and live his own life.[128]

Ausgehend von dieser Feststellung wollten Kasanin, Knight und Sage prüfen, ob in ihren 45 Fallgeschichten mütterliche Überbehütung festgestellt werden konnte. Sie erwähnten zwar, dass die Einschränkung ihrer Untersuchung auf Mütter etwas arbiträr sei, da bei den ruralen Familien, die sie untersuchten, Väter oft viel präsenter seien als in den urbanen Familien, die Levy erforscht habe.[129] Dennoch konnten Kasanin, Knight und Sage bei 60 Prozent ihrer Fallgeschichten mütterliche Überbehütung erkennen. Verschiedene von Levy genannte Faktoren für die Überfürsorglichkeit spielten auch bei ihrer Untersuchung eine Rolle. Der häufigste Grund für die Überfürsorglichkeit der Mütter sei eine körperliche Schwäche des Kindes gewesen (Krankheit, intellektuelle Schwäche etc.).[130] Wie auch Levy betonten sie, dass die Schuld nicht nur bei den Müttern gesucht werden könne. Man dürfe nicht vergessen, dass ein präschizophrenes Kind intensive Pflege und Aufmerksamkeit seitens der Eltern erfordere. Dies führe schliesslich in einen Teufelskreis:

---

126 Vgl. Kasanin, Jacob; Knight, Elizabeth; Sage, Priscilla: The Parent-Child Relationship in Schizophrenia, in: The Journal of Nervous and Mental Disease 79 (3), 1934, S. 249.

127 Vgl. ebd. Dazu muss erwähnt werden, dass zu diesem Zeitpunkt die Diskussion aufkam, dass Eltern verantwortlich dafür seien, ihre Kinder so zu erziehen, dass sie die heterosexuelle Anpassung («heterosexual adjustment») vollziehen konnten, d. h. dass sie eine Person des entgegengesetzten Geschlechts heirateten. Während die Viktorianer noch davon ausgingen, dass die Sexualität sich erst in der Pubertät entwickle, änderte sich die Meinung zu Beginn des 20. Jahrhunderts unter dem Einfluss der Psychoanalyse dahingehend, dass bereits bei der frühkindlichen Erziehung die Weichen gestellt würden. Dies ging mit einer grossen Angst vor der Feminisierung von Jungen durch ihre Mütter einher, ein Aspekt, der bei der Kritik an überbehütenden Müttern stets mitschwingt. Vgl. Grant, Julia: A «Real Boy» and Not a Sissy: Gender, Childhood, and Masculinity, 1890–1940, in: Journal of Social History 37 (4), 2004, S. 829–851.

128 Kasanin; Knight; Sage: Parent-Child Relationship, 1934, S. 250–251.

129 Vgl. ebd., S. 251.

130 Vgl. ebd.

> Over-Protection establishes a vicious circle in the life of the schizophrenic child because, on the one hand, the child needs the extra care for his development, but on the other hand, receiving of this extra care hinders his final development, his emancipation from his parents, and his psychosexual development.[131]

Kasanin, Knight und Sage behielten also die Reziprozität der Mutter-Kind-Beziehung im Blick und suchten auch nach psychologischen und sozialen Gründen für das mütterliche Verhalten. Ihre Perspektive auf den mütterlichen Einfluss ging somit über ein blosses Reiz-Reaktions-Schema hinaus und wies bereits in die Richtung dynamischer Schizophrenietheorien, wie diejenigen der Gruppe um Theodore Lidz oder Gregory Bateson, denen die Kapitel 3 und 4 dieses Buchs gewidmet sind.

Kasanin, Knight und Sage übernahmen die Kategorie der «maternal overprotection» aus dem interdisziplinären Feld der «Child Guidance», um die Entstehung der Schizophrenie bei Kindern zu erklären. Dadurch suchten sie im Verhalten der Eltern und insbesondere der Mutter nach Auslösern für die psychische Störung. Diese Form der Fragestellung war in Bezug auf Schizophrenie neu.[132] Allerdings rekurrierte sie auf ein wachsendes Wissensfeld, das sich mit dem potenziell pathologischen mütterlichen Einfluss beschäftigte; Teil davon war eben die «Child Guidance». Auf weitere Bereiche dieses Wissensfeldes werde ich in den folgenden Unterkapiteln eingehen.

1.3 Kindliche Schizophrenie, Autismus und die jüdische Mutter

Die Diskursfigur der «schizophrenogenen Mutter» weist strukturelle Ähnlichkeiten mit zwei weiteren Diskursfiguren auf: der «Kühlschrankmutter» und der «jüdischen Mutter». In diesem Unterkapitel möchte ich diese Überlappungen ausgehend von einer Publikation der Psychiaterin J. Louise Despert über kindliche Schizophrenie untersuchen.

In ihrem 1938 erschienenen Aufsatz *Schizophrenia in Children* bringt sich Despert in die zeitgenössische Debatte zu der Frage, ob Schizophrenie bei Kindern vorkomme, ein.[133] Despert ist der Meinung, dass es kindliche Schizophrenie gebe, und beschreibt Symptome und Krankheitsverläufe von Kindern. Dabei erwähnt sie, weshalb es interessant sei, den Charakter der Eltern zu untersuchen:

131 Kasanin; Knight; Sage: Parent-Child Relationship, 1934, S. 263.

132 Vgl. Harrington: Mother Love and Mental Illness, 2016, S. 104.

133 Vgl. Despert, Louise J.: Schizophrenia in Children, in: Psychiatric Quarterly 12 (2), 1938, S. 366–371.

> Personality studies of the parents bring out an important point. In 19 of the 29 cases the parents are of a definite type, the mother aggressive, overanxious, oversolicitous, while the father plays a very subdued role. This findings [sic] is of great significance if one keeps in mind two other observations: First, the children admitted under the age of seven are in the proportion of eight boys to one girl (here we allude to the affective transfer from mother to father which takes place between two and five and which in the given circumstances would be especially difficult for the boys.) Second, of the 29 cases, 19 have Hebrew parents (14 Russian) on both sides. It is possible that their family structure, matriarchal rather than patriarchal, explains the predominance of the mother's role in the early development of these children.[134]

Interessanterweise schreibt sie darin den Eltern Schizophrener ähnliche Attribute zu wie Kasanin, Knight und Sage (aggressive, übermässig besorgte, ängstliche Mütter und kleinlaute Väter). Sie verweist allerdings nicht auf deren Forschungsergebnisse. Ihre Beobachtungen stellen zwei interessante Diskursverbindungen her. Dass Jungen grössere Mühe hätten, sich von der Mutter zu lösen, verweist erstens auf die sich in den USA zunehmend etablierende Neopsychoanalyse. Ein Fehlverhalten der Mutter hatte gemäss dieser Theorie mitunter die Folge, dass die psychosexuelle Entwicklung des Kindes gestört wurde. Die Beobachtung, dass grob zwei Drittel der untersuchten Eltern jüdisch seien, referiert zweitens auf die strukturelle Ähnlichkeit des Stereotyps der «jüdischen Mutter» zu der Figur der «schizophrenogenen Mutter». In Desperts Formulierung ist unklar, ob sie davon ausgeht, dass die Tatsache, dass grob zwei Drittel ihrer Untersuchungsgruppe jüdischer Herkunft sind, den Befund mütterlicher Dominanz normalisiert, oder ob sie glaubt, jüdische Familien und deren soziale Struktur würden kindliche Schizophrenie begünstigen. So oder so scheinen sich diese beiden Feststellungen in Desperts Augen gegenseitig zu bestätigen. Despert war nicht die Einzige, die diese Verbindung herstellte. 1950 betonten die Psychiater Donald L. Gerard und Joseph Siegel in einem Forschungsbericht über die Rolle der Familie bei der Entstehung von Schizophrenie den Vorteil, dass ihre (nichtschizophrene) Kontrollgruppe eine grosse Anzahl osteuropäischer Juden und Italiener enthielt.[135] Weil diesen Bevölkerungsgruppen Tendenzen exzessiver «Mütterlichkeit», Überbehütung und eine grössere Bedeutung der Ehefrau und Mutter in der Familie nachgesagt werde, das heisst dieselben Eigenschaften, die in Familien Schizophrener auffielen, seien allfällige Unterschiede zwischen beiden Gruppen noch bedeutsamer.[136]

134 Despert: Schizophrenia, 1938, S. 370.

135 Vgl. Gerard, Donald L.; Siegel, Joseph: The Family Background of Schizophrenia, in: Psychiatric Quarterly 24 (1), 1950, S. 65.

136 Vgl. ebd., S. 65.

Die «Kühlschrankmutter»

Die Diagnose «kindliche Schizophrenie», wie sie Despert propagierte, wurde ab den 1950er Jahren immer stärker von der Autismusdiagnose verdrängt.[137] Autismus war 1911 von Eugen Bleuler in seinem Lehrbuch zu Schizophrenie noch als Symptom aufgeführt worden.[138] Erst der Psychiater Leo Kanner beschrieb Autismus in einem Artikel für die Zeitschrift *Nervous Child* 1943 als eigene Krankheitsentität.[139] Er war wie Fromm-Reichmann als jüdischer Verfolgter in der Zeit des Nationalsozialismus aus Österreich in die USA geflüchtet und prägte das Konzept der «Kühlschrankmutter» fast gleichzeitig wie Erstere das der «schizophrenogenen Mutter».[140] Er beschrieb 1949 basierend auf 55 Fallstudien das familiäre Umfeld autistischer Kinder als «emotionalen Kühlschrank»:

> Most of the patients were exposed from the beginning to parental coldness, obsessiveness, and a mechanical type of attention to material needs only. They were the objects of observation and experiment conducted with an eye on fractional performance rather than with genuine warmth and enjoyment. They were kept neatly in refrigerators which did not defrost.[141]

---

137 Allerdings habe in Fachkreisen McNally zufolge noch 1978 eine grosse Verwirrung geherrscht, was die Unterschiede zwischen beiden Diagnosen betroffen habe. Bleuler selbst habe sich bereits 1912 vom Begriff Autismus verabschiedet, da er diesen für zu vorbelastet durch Freud gehalten habe. Vgl. McNally: A Critical History of Schizophrenia, 2016, S. 104–105.

138 Vgl. Bleuler, Eugen: Dementia praecox, oder, Gruppe der Schizophrenien, Leipzig 1911, S. 9 ff.

139 Kanner, Leo: Autistic Disturbances of Affective Contact, in: Nervous Child 2, 1943, S. 217–250. Zeitgleich entwickelte auch Hans Asperger in Österreich ein ähnliches Konzept. Während Kanner teilweise vorgeworfen wird, er habe sich auf Asperger gestützt, ohne diesen zu zitieren, weist die Historikerin Edith Sheffer darauf hin, dass es wahrscheinlicher sei, dass Kanner von Aspergers ehemaligen Mitarbeitenden Georg Franckl und Anni Weiss beeinflusst gewesen sei, die ebenfalls in die USA emigriert waren, zu seinem Freundeskreis gehörten und die er in seinem Artikel zitierte. Vgl. Sheffer, Edith: Asperger's Children: The Origins of Autism in Nazi Vienna, 2018, S. 60.

140 Der Ausdruck wird zwar in der Literatur immer auf Kanner zurückgeführt, er selbst verwendete diesen aber nicht. Dies erwähnt er selbst in einer Rede, die er 1969 vor der National Society for Autism hielt. Vgl. Donvan, John; Zucker, Caren: In a Different Key. The Story of Autism, London 2016, S. 92–93. Beim Begriff der «Kühlschrankmutter» scheint es sich also um eine populäre Verkürzung der These seines Artikels *Problems of Nosology and Psychodynamics of Early Infantile Autism* zu handeln. Es ist bemerkenswert, dass Kanner darin beide Eltern als kalt beschreibt, sich aber die «Kühlschrankmutter» durchsetzte. Dies stellen auch Donvan und Zucker fest. Vgl. ebd., S. 73–80.

141 Kanner 1949, S. 425.

Bereits 1943 hatte er festgestellt, dass Eltern von Autisten gefühlskalt, elitär und unfähig zu der Entwicklung eines echten Interesses an zwischenmenschlichen Beziehungen seien.

> One […] fact stands out prominently. In the whole group, there are very few really warmhearted fathers and mothers. For the most part, the parents, the grandparents, and the collaterals are persons strongly preoccupied with abstractions of a scientific, literary, or artistic nature, and limited in genuine interest in people. Even some of the happiest marriages are rather cold and formal affairs.[142]

Wie Jack aufzeigt, sei Kanner allerdings 1943 – anders als in seinem späteren Artikel – noch davon ausgegangen, dass Autismus genetisch bedingt sei.[143] Seine Beschreibung der Eltern autistischer Kinder sollte also nicht den psychologischen Einfluss der Eltern auf die Kinder belegen. Er wollte vielmehr, entgegen der Degenerationshypothese, eine genetische Übereinstimmung vom Verhalten intellektueller Mittelklassefamilien und Autismus beweisen.[144] Jack stellt fest, dass sowohl Kanner als auch Hans Asperger, der in Österreich zeitgleich, aber unabhängig an einem Autismuskonzept arbeitete, einen Krankheitsbegriff schaffen wollten, der sich von den damals noch üblichen Diagnosen der Degenerierung und «Schwachsinnigkeit» unterschied. Diese Diagnosen standen in Zusammenhang mit eugenischen Praktiken, von der Sterilisation in den USA bis hin zum Mord im nationalsozialistischen Europa.[145] Kanners Autismuskonzept hob die Familien von Autistinnen und Autisten in Bezug auf Klasse, Geschlechterrollen und allgemeines Auftreten von den Familien sogenannter «Schwachsinniger» ab, welche gemeinhin als «arm», «liederlich» und «dumm» galten.[146] In ihrem 2018 erschienen Buch zeigt Edith Sheffer allerdings auf, dass Aspergers Autismuskonzept durchaus von eugenischen Ideen durchzogen war und dass Asperger nur gewisse Formen von Autismus als heilbar ansah. Kinder, die er für unheilbar hielt, betrachtete er als «Abfall» und schickte sie in die Wiener Jugendfürsorgeanstalt *Spiegelgrund* auf dem Anstaltsgelände der Heil- und Pflegeanstalt *Am Steinhof*, wo viele schliesslich den Tod fanden.[147]

John Donvan und Caren Zucker sind der Meinung, dass Kanners These, dass Autismus eine von Schizophrenie getrennte Entität sei, erst dann Verbreitung gefunden habe, als Kanner 1949 die Kühlschrankmetapher gebraucht und den sozialen und psychologischen Einfluss der Eltern beschrieben habe.[148] Leon

142 Kanner: Autistic Disturbances of Affective Contact, 1943, S. 250.
143 Vgl. Jack: Autism and Gender, 2014, S. 24.
144 Vgl. ebd.
145 Vgl. ebd., S. 17.
146 Vgl. ebd., S. 24.
147 Sheffer: Asperger's Children, 2018, S. 94–99.
148 Vgl. Donvan; Zucker: In a Different Key, 2016, S. 90–92.

Eisenberg, ein ehemaliger Assistent Kanners, meint rückblickend: «When Kanner coined the term ‹refrigerator mother›, his view of autism became more fashionable.»[149] In Anschluss an Jacks Konzept des «stock character» lässt sich feststellen, dass Kanners Autismusdefinition anschlussfähiger wurde, als er auf eine rhetorische Figur referierte (die «Kühlschrankmutter»), die, obwohl ihm ihre Schöpfung zugeschrieben wird, auf bereits bekannte diskursive Muster verwies. Wie die «schizophrenogene Mutter» scheint auch die «Kühlschrankmutter» in die «Child-Guidance»-Rhetorik zu passen. Deren Eigenschaften (Kälte, übertriebene Sorge) lassen sich gut mit den Schlagwörtern «rejecting» und «overprotecting» beschreiben, das heisst als Ablehnung respektive jene Form von Überbehütung, hinter der sich Ablehnung versteckt.

Ausserdem weist die Figur der «Kühlschrankmutter» diskursive Verbindungen zur «jüdischen Mutter» auf. Griffin Epstein vertritt die These, dass die Autismusdiagnose in der Mitte des 20. Jahrhunderts in den USA ein Versuch gewesen sei, die angebliche jüdische Differenz zu medikalisieren und somit behandelbar zu machen.[150] «Feminine in body, the ‹refrigerator mother› seems to have a masculine *soul* – she is self-centered, independent and success-focused, defiant of the mandate to prioritize or nurture her child»,[151] so Epstein. Dadurch entspreche die «Kühlschrankmutter» nicht dem Idealbild *weisser* Weiblichkeit. Stattdessen weise sie starke Ähnlichkeiten mit der Figur der jüdischen Mutter auf: Die jüdische Mutter werde im Gegensatz zur Jungfrau Maria, dem ultimativen Archetypen christlicher und *weisser* Weiblichkeit und Mütterlichkeit, als maskulin und sexualisiert dargestellt. Auch das Pendant, der «Kühlschrankvater», «an emasculated, passive father who cannot provide for or discipline his children on account of his inherent weakness»,[152] entspreche dem Stereotyp des jüdischen Vaters. Hier scheint sich Epstein nicht auf Kanner zu beziehen, der beide Elternteile als gleichermassen abwesend und gefühlskalt beschreibt, sondern auf den Psychoanalytiker Bruno Bettelheim.[153] Epsteins Beschreibung deckt sich aber mit Levys Charakterisierung des Vaters als schwachem und passivem Gegenstück der überfürsorglichen Mutter. Damit erwähnt Epstein in seiner Analyse der Kühlschrankeltern einen wichtigen Aspekt, der häufig in der Darstellung «schizophrenoge-

149 Vgl. Eisenberg, Leon: The Past 50 Years of Child and Adolescent Psychiatry: A Personal Memoir, in: Journal of the American Academy of Child & Adolescent Psychiatry 40 (7), 2001, S. 745.

150 Vgl. Epstein, Griffin Jaye: Refrigerator Mothers and Sick Little Boys: Bruno Bettelheim, Eugenics and the De-Pathologization of Jewish Identity, in: Disability Studies Quarterly 34 (3), 04.06.2014. Online: <https://doi.org/10.18061/dsq.v34i3.3312>, Stand: 17.11.2020.

151 Ebd. Hervorhebung im Original.

152 Ebd.

153 Vgl. Bettelheim, Bruno: The Empty Fortress. Infantile Autism and the Birth of the Self, New York, NY 1967.

ner» Eltern mitschwingt: das Nichterfüllen der zeitgenössischen Geschlechterrollen respektive eine gestörte Geschlechterdynamik.

Auch wenn sich die «schizophrenogene Mutter» und die «Kühlschrankmutter» in gewissen Punkten voneinander unterscheiden (so wurde die «Kühlschrankmutter» etwa viel eindimensionaler gezeichnet als die «schizophrenogene Mutter»), so wiesen beide Konzepte auch Ähnlichkeiten auf, die auf eine geteilte Forschungstradition und den zeitgenössischen Diskurs, in den sie eingebettet waren, zurückzuführen sind. Dazu gehört etwa das Rekurrieren auf das Stereotyp der «jüdischen Mutter».

1.4 Schizophrenie als Trauma und Störung der Ich-Entwicklung

Wie bereits mehrfach erwähnt, war die Psychoanalyse massgeblich daran beteiligt, dass die Mutter-Kind-Beziehung für die Schizophrenieforschung relevant wurde. Ein Artikel der Ungarin Lilly Hajdu-Gimes, der 1940 in der amerikanischen Zeitschrift *Psychoanalytic Review* erschien, soll hier als Ausgangspunkt dafür dienen, den Zusammenhang zwischen der Entstehung der Figur der «schizophrenogenen Mutter» und Konzepten der Mutter-Kind-Bindung in der Ich-Psychologie aufzuzeigen.

In ihrem Aufsatz versucht Hajdu-Gimes, die Ätiologie der Schizophrenie psychoanalytisch zu deuten.[154] Dabei baut sie zwar auf Freud auf, möchte aber insbesondere die Bedeutung frühkindlicher Traumata erörtern und stützt sich dazu auf ihren Landsmann und Lehrer Sándor Ferenczi. Ihre Analyse bezieht sich auf die jahrelange Therapie von vier Schizophreniepatientinnen. Bei allen konnte sie einen vergleichbaren familiären Hintergrund feststellen, wie sie schreibt:

> Common features of their environmental constellations were: the cold, rigorous, sadistically aggressive mother, the soft, indifferent, passive father. Furthermore, in all four cases I could trace back to a period of starvation during infancy partly in consequence of insufficient lactation, partly on account of the mother's cruelty and lack of devotion.[155]

Dass die Mütter ihrer Patientinnen diese zu wenig geliebt und auch zu wenig genährt beziehungsweise gestillt hätten, belegt Hajdu-Gimes mit dem Hinweis, dass sie drei der vier Mütter kenne, eine davon sei selbst bei ihr in Therapie gewesen.[156] Bei Psychotikerinnen, so Hajdu-Gimes, komme es zu einer Störung in

---

154 Hajdu-Gimes, Lilly: Contribution to the Etiology of Schizophrenia, in: The Psychoanalytic Review 27, 1940, S. 421–438.

155 Ebd., S. 423.

156 Vgl. ebd., S. 424.

der Ich-Entwicklung. Als zentral für das kindliche Trauma sieht sie die mangelnde Befriedigung durch die Mutterbrust an. Wenn dem Kind das Stillen verweigert werde, dann werde es zu früh und zu heftig mit der Realität konfrontiert, was in ihm Angst und Wut auslöse. Da das Kind hilflos sei und sich nicht aus der Situation befreien könne, wähle es den einzigen möglichen Ausweg – die Selbstzerstörung:

> The pain caused by the tension arouses fear and anger, the infant cries, struggles with hands and feet, scrapes and injures his face, is, as it were, destroying himself, and keeps on crying up to the point of becoming blue and apnoeic. Supposing now that, even then, the expected gratification fails to come. [...] He will resort to the hallucination of a satisfaction, to the denial of pain and the reality hostile to him.[157]

Hajdu-Gimes geht davon aus, dass eine solche sich wiederholende Szene zur Etablierung eines Reflexes führe: Bei Frustration flüchte sich das Kind beziehungsweise später der oder die Erwachsene in eine alternative Realität. Dieses frühe Trauma und die Verknüpfung der Libido daran resultierten in einer schwachen Ausbildung des Ichs und einer schwachen Objektbindung, erklärt Hajdu-Gimes weiter. Dies führe sie zu der Annahme, dass es diese Störung der oralen Phase sei, welche die Basis für die schizophrene Persönlichkeit bilde.[158]

Hajdu-Gimes' Schizophrenietheorie schloss an verschiedene psychoanalytische Strömungen an, die sich in der Zwischenkriegszeit beziehungsweise während des Zweiten Weltkriegs zu etablieren begannen. Neben der Budapester Schule, zu der sie als Ungarin und Schülerin Ferenczis gehörte,[159] waren dies die durch Anna Freud begründete Ich-Psychologie und die Objektbeziehungspsychologie, die von einer anderen Schülerin Ferenczis, Melanie Klein, begründet worden war.

Die Ich-Psychologie, die nach dem Zweiten Weltkrieg grosse Verbreitung in den USA fand, stützte sich auf Sigmund Freuds Strukturmodell der Psyche, welches er 1923 in seinem Buch *Das Ich und das Es* erstmals systematisiert hatte,[160] sowie auf seine Triebtheorie. Im Unterschied zu Sigmund Freuds Tiefenpsychologie vor 1923 legte die Ich-Psychologie den Fokus auf die präödipale Phase und somit auf die frühkindliche Entwicklung und die Beziehungen zu den ersten Bezugspersonen.[161] Dieser neue Schwerpunkt zeigte sich auch darin, dass immer

157 Hajdu-Gimes: Etiology of Schizophrenia, 1940, S. 427.

158 Ebd., S. 428.

159 Vgl. Harmat, Pál: Freud, Ferenczi und die ungarische Psychoanalyse, Tübingen 1988, S. 359.

160 Freud, Sigmund: Das Ich und das Es, Leipzig 1923.

161 Vgl. Mitchell, Stephen A.; Black, Margaret J.: Freud and Beyond. A History of Modern Psychoanalytic Thought, New York, NY 1995, S. 23–24.

mehr Psychoanalytikerinnen und -analytiker direkt mit Kindern zusammenarbeiteten.

Mit der präödipalen Phase und frühen Beziehungen beschäftigte sich zeitgleich auch die Objektbeziehungspsychologie in Grossbritannien, von der bereits in Zusammenhang mit Fairbairn die Rede war. Inspiriert durch Ferenczis Theorien zur Mutter-Kind-Dyade analysierte Melanie Klein – ab 1919 in Budapest, später in Berlin und ab 1926 in London – Kinder und ihr Spiel. Während sich die freudsche Psychoanalyse und die Ich-Psychologie nach Anna Freud auf intrapsychische Prozesse konzentrierten und Objekte jeweils nur als «Triebziele» berücksichtigten, standen in der Objektbeziehungstheorie zwischenmenschliche Beziehungen im Vordergrund.

Frühkindliche Beziehungen, auch Mutter-Kind-Beziehungen, waren kein neues Thema in der Wissenschaft oder in den Psychowissenschaften. Gleichwohl lässt sich ab den 1920er Jahren ein Interessenzuwachs an diesen Beziehungen, an Kindern als Analyseobjekte und an der Mutterrolle in der Psychoanalyse erkennen. Eli Zaretsky spricht gar von einem Paradigmenwechsel: «Tatsächlich kam es in den 1930er Jahren zu einem Paradigmenwechsel in der analytischen Theorie: vom Vater zur Mutter, von der Kastration zur Separation, von der Autorität zur Abhängigkeit».[162] In den Anfängen der freudschen Psychoanalyse stand mit dem Ödipuskomplex die Vaterfigur im Vordergrund. Eli Zaretsky führt dies unter anderem darauf zurück, dass es sich bei den Protagonisten der frühen Psychoanalyse zwischen 1902 und 1909 um einen «Männerbund» gehandelt habe.[163] Für die Interessensverschiebung sei unter anderem die steigende Anzahl an Psychoanalytikerinnen nach dem Ersten Weltkrieg verantwortlich gewesen, welche die Bedeutung des Ödipuskomplexes hinterfragt und sich mit den verschiedenen Rollen von Frauen und der weiblichen Sexualität auseinandergesetzt hätten.[164]

Hajdu-Gimes' Aufsatz ist ein Beispiel dafür, dass verschiedene psychoanalytische Schulen sich durchaus vermischen konnten und viele Ideen nicht klar einer Strömung zuordenbar sind. In der Geschichte der Psychoanalyse werden gern die Unterschiede zwischen den verschiedenen Abspaltungen betont und personifiziert – etwa mit der «Fehde» zwischen Melanie Klein und Anna Freud. Allerdings bezog sich Hajdu-Gimes sowohl auf Klein als auch auf Anna Freud, ebenso, wie dies auch Fromm-Reichmann tat. Selbst wenn es selbstverständlich gewichtige Unterschiede zwischen den verschiedenen psychoanalytischen Schulen gibt, scheint es, dass sich gerade im US-amerikanischen «Schmelztiegel» verschiedene Ansätze vermischten. Dieser Meinung ist auch Dagmar Herzog, die in *Cold War Freud* aufzeigt, dass die in den 1940er und 1950er Jahren populäre

162 Zaretsky, Eli: Freuds Jahrhundert. Die Geschichte der Psychoanalyse, Wien 2006, S. 280.
163 Vgl. ebd.
164 Vgl. ebd., S. 280–281.

«Ich-Psychologie» in Wirklichkeit eine Mischung verschiedener, widersprüchlicher Tendenzen gewesen sei.[165]

In den psychoanalytischen und sozialpsychologischen Schizophrenietheorien, welche in der Dekade nach Fromm-Reichmanns Begriffsschöpfung erschienen – und welche in Kapitel 2 im Fokus stehen –, wurden häufig Versatzstücke aus anderen Theorien übernommen. Ein Beispiel dafür ist das folgende Zitat aus einem 1949 im *Bulletin of the Menninger Clinic* erschienenen Artikel von William L. Pious, der als Direktor der Psychotherapeutischen Abteilung der Menninger Foundation in Kansas arbeitete:

> I believe that the defect in the schizophrenic's superego results from a pathological relation of the mother to the patient in his first months of life. Fromm-Reichmann in her lectures on «Psychoanalytic Psychotherapy of Psychotics» used the expression ‹schizophrenogenic mother›. [John] Rosen is firmly convinced, as the result of his work with chronic schizophrenics, that the most important etiological agent is an unconsciously hostile mother. Anna Freud stresses the importance of the child-mother relation for the development of object love. She says that under the influence of an inadequate mother there is not an adequate transformation of narcissistic to object libido; as a result, the destructive urges are not sufficiently bound and there is weakening of ego and superego functioning.[166]

In seinem Aufsatz bezieht sich Pious übrigens nicht nur auf Fromm-Reichmann, John Rosen, Anna Freud und Ideen der Objektbeziehungspsychologie, sondern auch stark auf Ferenczi. Hajdu-Gimes war also nicht allein in ihrem Pluralismus theoretischer Ansätze.

Obwohl Hajdu-Gimes' Theorie zur Pathogenese der Schizophrenie sehr viel konkreter ist als Fromm-Reichmanns, sind die Gemeinsamkeiten zwischen beiden Analytikerinnen nicht von der Hand zu weisen: Beide glaubten daran, dass Schizophrene therapierbar seien, und beide sahen eine gestörte Mutter-Kind-Beziehung als Auslöser für Psychosen. Hajdu-Gimes' Beschreibung der Mütter Schizophrener als «cold, rigorous, sadistically aggressive»[167] und der Väter als «soft, indifferent, passive»[168] fügt sich wiederum gut in den «Child-Guidance»-Diskurs ein. Der Fokus auf die präödipale Phase in der Psychoanalyse nach dem Ersten Weltkrieg und das damit einhergehende Interesse für die Mutter-Kind-Beziehung brachten auch ein Interesse für allfällige Störungen derselben und ihre weitreichenden Folgen mit. Dass dies auch mit einem kulturellen Wandel in der

165 Vgl. Herzog: Cold War Freud, 2017, S. 22. Diese Ich-Psychologie konnte auf dem Erfolg der Neopsychoanalyse in den 1930er und frühen 1940er Jahren aufbauen – ohne jedoch deren Inhalte zu übernehmen. Vgl. ebd.

166 Pious, William L.: The Pathogenic Process in Schizophrenia, in: Bulletin of the Menninger Clinic 13 (5), 1949, S. 157.

167 Hajdu-Gimes: Etiology of Schizophrenia, 1940, S. 423.

168 Ebd.

Wahrnehmung der Mutterliebe und dem Mutterschaftsideal zu tun hatte, möchte ich im folgenden Unterkapitel zeigen.

1.5 Die Mutter, das Kind und die Expertinnen

Die Untersuchung von Müttern in der Psychiatrie im Zusammenhang mit der Ätiologie der Schizophrenie knüpfte nicht nur an vielfältige wissenschaftliche Theorien an, sondern auch an zeitgenössische Mutterschaftsideale. Gleichzeitig trugen auch die Schizophrenietheorien zur Ausformung dieser Ideale bei. Am Beispiel eines Artikels der Psychiaterin Trude Tietze aus der Zeitschrift *Psychiatry* gehe ich in diesem Unterkapitel dieser Verzahnung nach. Bevor ich allerdings auf Tietze und die Schizophrenieforschung zu sprechen komme, hole ich etwas aus, um ihren Artikel zu situieren.

Kritik am viktorianischen Mutterschaftsideal

Nach dem Zweiten Weltkrieg fand, ausgelöst durch einen strukturellen gesellschaftlichen Wandel in der nordamerikanischen Öffentlichkeit, eine hitzig geführte Debatte über die Rolle der Frauen im Allgemeinen und der Mütter im Besonderen statt.[169] Viele Frauen hatten während des Kriegs angefangen, einer Lohnarbeit nachzugehen, weil der Bedarf an Arbeitskräften aufgrund der kriegsbedingten Abwesenheit vieler Männer hoch war. In der Zweiten Hälfte der 1940er Jahre ging der Anteil von Frauen an der Erwerbsbevölkerung zwar kurzfristig zurück, ab den 1950er Jahren stieg die Anzahl erwerbstätiger Frauen laut dem Bureau of Census aber wieder an und erreichte bis 1960 rund 43 Prozent.[170] Insbesondere die Anzahl der erwerbstätigen Frauen, die verheiratet waren, stieg. Während 1940 noch die meisten erwerbstätigen verheirateten Frauen aus der Arbeiterklasse kamen, waren sie bis Ende der 1950er Jahre häufig gebildet und stammten aus der Mittelklasse.[171] Dieser Punkt stiess auf Unmut. In einer Meinungsumfrage, in der es darum ging zu untersuchen, ob verheiratete Frauen arbeiten sollten, verneinte jeweils 1936, 1938 und 1945 die Mehrheit der Frauen und Männer diese Frage. Erst 1969 fand sich eine knappe zustimmende Mehr-

169 Vgl. Hartwell: Schizophrenogenic Mother Concept, 1996, S. 279.

170 Vgl. Heinemann, Isabel: «Concepts of Motherhood». Öffentliche Debatten, Expertendiskurse und die Veränderung von Familienwerten in den USA (1890–1970), in: Zeithistorische Forschungen/Studies in Contemporary History 8 (1), 2011, S. 73. Allerdings sind diese Zahlen mit Vorsicht zu geniessen, denn weibliche Arbeit wurde von den Statistiken und administrativen Klassifikationen nicht immer trennscharf erfasst. Diesen Hinweis verdanke ich Caroline Arni.

171 Vgl. Vicedo: Nature and Nurture, 2013, S. 75.

heit.[172] Die seit dem 19. Jahrhundert steigende Scheidungsrate erreichte 1946 ein kurzfristiges Hoch und trug zur Krisenwahrnehmung der amerikanischen Familie in der Nachkriegszeit bei.[173] Immer mehr Eheratgeber kamen auf den Markt, und Paartherapie wurde zu einem häufigen Thema in den Feuilletons: Eine funktionierende Ehe war keine Selbstverständlichkeit, es musste daran gearbeitet werden.[174] Auch die Jugendkriminalität nahm zu und führte in der öffentlichen Wahrnehmung zu einer nationalen Krise. Marlon Brando und James Dean verkörperten die Angst der Gesellschaft vor rebellischen, kriminellen Jugendlichen.[175] Diese Angst brachte wiederum die Kindererziehung aufs Tapet, die etwa in Bezug auf die Schulen diskutiert wurde. Hier stellte sich die Frage nach dem richtigen Mass der Disziplinierung und es standen zunehmend reformerische Ansätze zur Debatte, die auf mehr auf Selbstdisziplin setzten. Die Frage nach der richtigen Erziehung mündete nicht zuletzt in der Frage nach der Zukunft der Menschheit, wie ein Vertreter solcher reformerischen Ansätze, A. S. Neill, 1948 in der *New York Times* erklärte:

> Someone recently said that the future of humanity depended on which won in the race – socialism or the atom bomb. I see it otherwise. The race is between the believers in life and the haters of life, the devotees of self-regulation, or the stiff-stomached Blimps who want to discipline the youth they are jealous of and hate. The Blimps will lose the battle.[176]

Der Kalte Krieg wurde gemäss Neill also nicht durch die Atombombe, sondern in der Schule entschieden: Die Zukunft der «freien Welt» hing von einer liberalen

172 Vgl. Saad, Lydia: Gallup Vault: A Sea Change in Support for Working Women, Gallup.com, 20.07.2017. Online: <https://news.gallup.com/vault/214328/gallup-vault-sea-change-support-workingwomen.aspx>, Stand: 18.11.2020.

173 Vgl. U.S. Department of Health, Education, and Welfare (Hg.): 100 Years of Marriage and Divorce Statistics. United States, 1867–1967, in: Vital and Health Statistics 21 (24), 1973, S. 8, Figure 2. Die Scheidungsrate sank bis 1950 auf den Wert von 1945 und blieb zwischen 1955 und 1963 konstant, bevor sie wieder anzusteigen begann. Die Zeit zwischen 1955 und 1965 gilt deshalb als «Golden Age of Marriage». Der Peak 1946 wird gewöhnlich durch die Ehen erklärt, welche während des Zweiten Weltkriegs hastig geschlossen wurden und die der Realität des Alltags nicht standhalten konnten. Vgl. Pavalko, Eliza K.; Elder, Glen H.: World War II and Divorce: A Life-Course Perspective, in: American Journal of Sociology 95 (5), 1990, S. 1213–1234. Siehe zu den Ehe- und Scheidungsstatistiken auch Randy Olson: 144 Years of Marriage and Divorce in 1 Chart, Randal S. Olson (Blog), 15.06.2015. Online: <http://www.randalolson.com/2015/06/15/144-years-of-marriage-and-divorce-in-1-chart/>, Stand: 18.11.2020.

174 Vgl. z. B. Daniel, Jere: The Whys of War Divorces, in: The New York Times, 03.02.1946; Bender, James F.: About Marriage, Divorce, Etcetera, in: The New York Times, 08.12.1946; Bender, James F.: How to Stay Married, in: The New York Times, 20.06.1948.

175 Vgl. Vicedo: Nature and Nurture, 2013, S. 74.

176 A. S. [Alexander Sutherland] Neill: Love-Discipline, Yes – Hate-Discipline, No, in: The New York Times, 07.11.1948.

Erziehung ab. Auch die Erziehung in den Familien war ein grosses Thema. Wie im «Child-Guidance»-Diskurs war auch in diesem Zusammenhang eine überbehütende, dominante Mutter das Feindbild. Philip Wylie prägte in seinem Buch *Generation of Vipers* 1942 den Begriff «Momism» für den seiner Meinung nach herrschenden Mutterkult in den USA, den es zum Wohle der Nation zu bekämpfen galt.[177] Wylies Kritik knüpfte an zahlreiche Satiren der Zwischenkriegszeit an, in denen altviktorianische Matriarchinnen aufs Korn genommen wurden.[178] Wylie griff das viktorianische Ideal einer «moral motherhood» an, das vor der Jahrhundertwende in den USA grosse Bedeutung gehabt hatte. Gemäss diesem Ideal sollte die Mutter ihre Kinder durch ihre Liebe auf den richtigen Weg bringen, sie hatte selbstlos, einfühlsam und fürsorglich zu sein. Der Mutter kam eine wichtige gesellschaftliche Rolle als Erzieherin künftiger aufrichtiger Bürger zu und sie galt als moralisch erhaben.[179]

Auch Psychiaterinnen und Psychiater schlossen sich der «Momism»-Kritik an. Edward Strecker, Kriegsarzt und -psychiater, untersuchte Soldaten, die aufgrund von Kriegsneurosen nicht für ihr Vaterland hatten kämpfen können, und kam zu dem Schluss, dass die Schuld bei ihren «moms» liege.[180] Diese unterschied er von den guten «mothers», deren Söhne tüchtige Soldaten seien. Die «moms» würden durch ihr Verhalten ihre Söhne an sich «knechten» und daran hindern, die richtige Reife zu erlangen, die es zur Kriegsführung brauche.[181] Dies gehe so weit, beklagte Strecker während eines öffentlichen Vortrags 1945, dass die Demokratie in den USA in Gefahr sei, weil die Söhne von «moms» nicht fähig seien, sich an ihr sozial wie ökonomisch zu beteiligen: «They [die Söhne der ‹moms›] occupy the area of democracy as ‹squatters›, while real and mature mothers produce men and women who till and cultivate the national soil, eco-

177 Das Buch rechnet mit diversen Aspekten des amerikanischen Lebens ab, allerdings ist es sein zehntes Kapitel «Common Women», welches für den Erfolg des Werks verantwortlich war und welches Wylie in die Feuilletons und Magazine brachte. Das Kapitel, in welchem Wylie dem amerikanischen Mutterkult, dem «Momism», den Kampf ansagte, löste eine Debatte aus, als Ausschnitte daraus 1945 in der Zeitschrift *Look* veröffentlicht wurden und sich diverse Psychologinnen und Sozialwissenschaftler zu Wort meldeten. Vgl. Plant: Mom, 2010, S. 20.

178 Die Historikerin Ann Douglas schreibt darüber, wie in den 1920er Jahren die spätviktorianische Matriarchin zur Spottfigur in Karikaturen wurde. Vgl. Douglas, Ann: Terrible Honesty. Mongrel Manhattan in the 1920s, New York, NY 1995.

179 Vgl. Martucci, Jessica: Why Breastfeeding? Natural Motherhood in Post-War America, in: Journal of Women's History 27, 2015, S. 18; vgl. auch Bloch, Ruth H.: American Feminine Ideals in Transition: The Rise of the Moral Mother, 1785–1815, in: Feminist Studies 4 (2), 1978, S. 100–126.

180 Vgl. Strecker, Edward Adam: Their Mothers' Sons: The Psychiatrist Examines an American Problem, New York, NY 1946.

181 Vgl. N. N.: «Moms» Denounced as Peril to Nation, in: The New York Times, 28.04.1945.

nomically and socially.»[182] Allerdings gab Strecker auch zu bedenken, dass das Verhalten dieser «moms» Folge ihrer eigenen Erziehung und folglich sozial zu erklären sei.[183] Ausserdem war für ihn das Konzept nicht an biologische Mütter geknüpft. Die Rolle der «mom» konnte auch vom Vater (oder sonst einem «mütterlichen» Elternteil) ausgeübt werden, weshalb er in seinem Buch *Their Mother's Sons* ein ganzes Kapitel der «mom in pants» widmete.[184]

Wylies und Streckers Kritik an der überbehütenden viktorianischen Matriarchin, die ihre Kinder an sich binde und ihre Söhne nicht zu «richtigen» Männern erziehe, war nicht neu. Bereits seit der Jahrhundertwende waren Expertinnen und Experten aus der Medizin und Psychologie aus Angst vor den Folgen einer entfesselten Mutterliebe darum bemüht, Mutterschaft zu rationalisieren und zu verwissenschaftlichen. Die Historikerinnen Barbara Ehrenreich und Deidre English stellen in ihrem Standardwerk *For Her Own Good*, in welchem sie amerikanische Ratgeberliteratur untersuchen, die provokante These auf, dass im 20. Jahrhundert eine neue Wahrnehmung des Kindes als Zukunft der Gesellschaft dazu geführt habe, dass man die plötzlich eminent wichtig gewordene Frage der Kindererziehung nicht mehr in den Händen der Frauen und Mütter habe lassen wollen.[185] «A new figure will enter the family tableau – a man equipped to manage both children and mothers and to direct the interaction between them – the scientific expert in child raising.»[186] Wie Ehrenreich und English aber auch zeigen, sei der Impuls zur Verwissenschaftlichung der Mutterschaft nicht nur aus der, zu diesem Zeitpunkt noch deutlich männlich geprägten, Wissenschaft, sondern auch aus den Reihen der Mütter selbst gekommen.[187] In Abgrenzung zum viktorianischen Ideal und häufig in Zusammenhang mit eugenischen Motiven hätten Experten ab der Jahrhundertwende und insbesondere in der Zwischen-

182 Strecker, zit. nach: N.N.: «Moms», 1945.

183 Vgl. Strecker, Edward Adam: What's Wrong with American Mothers?, in: Saturday Evening Post, 26.10.1946, S. 15.

184 Vgl. Strecker: Their Mothers' Sons, 1946.

185 Vgl. Ehrenreich, Barbara; English, Deirdre: For Her Own Good. Two Centuries of the Experts' Advice to Women, New York, NY 2005, S. 165–166.

186 Ebd., S. 166.

187 Vgl. ebd., S. 169. Gemeint sind in erster Linie (*weisse*) gebildete Mütter aus der oberen Mittelklasse, die sich in Clubs organisierten. Vgl. dazu auch: Heinemann, Isabel: Wert der Familie, Ehescheidung, Frauenarbeit und Reproduktion in den USA des 20. Jahrhunderts, Berlin 2018, S. 117.

kriegszeit das Ideal einer «scientific mother» propagiert.[188] In der Forschung hat sich dafür auch der Begriff «progressive motherhood» durchgesetzt.[189]

Einen Einblick in das Ideal der «scientific mother» gewährt ein Handbuch zum Thema Kinderpflege des Children's Bureau,[190] das seit 1914 mehrfach wiederaufgelegt wurde und dessen Inhalte auch mittels öffentlicher Vorträge, besonders in den 1920er Jahren, verbreitet wurden.[191] *Infant Care* enthält unter anderem einen detaillierten Zeitplan für die ersten zwölf Monate des Kindes, der vorgibt, zu welchen Zeiten es womit gefüttert, wann es sein tägliches Bad nehmen und wann es zu Bett gebracht werden sollte.[192] Sich strikt daran zu halten und dadurch von Geburt an gute Gewohnheiten zu schaffen, sei wichtig, wird im Handbuch erklärt: «The health, happiness, and efficiency of the older child and of the adult depend largely on the habits formed in early childhood.»[193] Verlange das Kind nach Nahrung, obwohl keine Mahlzeit eingeplant sei, so solle das Kind gewickelt und zurück ins Bett gelegt werden. Auf keinen Fall dürfe es getröstet, gehalten oder gefüttert werden, damit es nicht lerne, für sein Weinen belohnt zu werden. Auch beim kindlichen Schlaf und beim Spiel galt es laut *Infant Care*, strikte Regeln einzuhalten und das Kind nicht mit Aufmerksamkeit und/oder Körperkontakt zu verwöhnen.[194] Mit dem Toilettentraining könne ab dem zweiten Monat begonnen werden und bis acht Monate solle dieses abgeschlossen sein.[195] Regelmässigkeit, das Formen guter Gewohnheiten ab der Geburt, Disziplin und ein eher distanzierter Zugang zum Kind – dafür stand *Infant Care*, und dies waren die Grundsätze der wissenschaftsbasierten Kindererziehung respektive der «progressive motherhood» in den 1910er und 1920er Jahren. Das viktorianische Mutterschaftsideal war durch die Verwissenschaftlichung der Mutterrolle obsolet geworden.

---

188 Vgl. Ehrenreich; English: For Her Own Good, 2005, S. 173; vgl. zum Zusammenhang von «scientific motherhood» und Eugenik: Heinemann: Wert der Familie, Ehescheidung, Frauenarbeit und Reproduktion in den USA des 20. Jahrhunderts, 2018, S. 100–163.

189 Vgl. z. B. Ladd-Taylor, Molly: Mother-Work: Women, Child Welfare, and the State, 1890–1930, Champaign, IL 1994.

190 Das Children's Bureau wurde nach dem Ersten Weltkrieg gegründet und unterstand dem United States Department of Labour.

191 Vgl. Ladd-Taylor, Molly: Raising a Baby the Government Way: Mothers' Letters to the Children's Bureau, 1915–1932, New Brunswick, NJ 1986; Jack: Autism and Gender, 2014, S. 43–44.

192 Vgl. Children's Bureau/United States Department of Labour: Infant Care, Washington 1929, S. 8–11. Ich beziehe mich auf eine überarbeitete Fassung von 1929 des 1914 erstmals erschienenen Buchs.

193 Ebd., S. 53.

194 Vgl. ebd., S. 41, 51, 56–57.

195 Vgl. ebd., S. 57.

Trude Tietze und die «subtle domineering mother»

Eine Studie der Psychiaterin Trude Tietze, in der sie den Einfluss der Mutter-Kind-Beziehung auf die Entstehung der Schizophrenie untersucht, illustriert sehr deutlich, wie sich diese Debatte beziehungsweise die debattierten Mutterschaftsideale auch in der Schizophrenieforschung niederschlugen. Tietzes Studie kann als Kritik am Idealbild der «scientific mother» und darüber hinaus an der Verwissenschaftlichung der Mutterschaft gelesen werden.

Die Österreicherin Trude Tietze emigrierte nach ihrem Medizinstudium in Wien 1938 in die USA, wo sie am Johns-Hopkins-Spital in Baltimore als Psychiaterin arbeitete. 1949 starb sie im Alter von 39 Jahren an Krebs. In dem posthum in der Zeitschrift *Psychiatry* veröffentlichten Aufsatz *A Study of Mothers of Schizophrenic Patients* bemerkt Tietze einleitend, dass es unter psychodynamisch orientierten Psychiaterinnen und Psychiatern bekannt sei, welch grosse Rolle interpersonale Beziehungen bei der Entwicklung einer jeden Person spielten.[196] Daher hätten die frühen Beziehungen der Schizophrenen – insbesondere zu ihren Müttern – grosse Aufmerksamkeit bekommen. Allerdings, bedauert sie, spiegle sich dieses Interesse nicht in der Menge an Publikationen wider.[197] Als Ausnahmen zitiert sie unter anderen Kasanin et al. und Despert.[198] Vermutlich hatte sie Fromm-Reichmanns Artikel nicht gelesen.

Für ihre Studie interviewte Tietze 25 Mütter von schizophrenen Patientinnen und Patienten.[199] Ziel war es herauszufinden, wie die mütterlichen Verhaltensmuster in der Beziehung zum schizophrenen Kind zu charakterisieren seien und wie sie die Familiendynamik beeinflussten.[200] Die Fragen wurden je nach Situation und Reaktionen der Mütter angepasst.[201] Tietze fand heraus, dass die meisten befragten Mütter ihre Ehen als unglücklich beschrieben. Selbst bei den neun Müttern, die ihr Eheglück hervorhoben, habe sich diese Einschätzung laut Tietze als blosse Fassade herausgestellt. Die meisten Mütter hätten auch ein negatives oder neutrales Verhältnis zur Sexualität.[202] Auch wenn den Vätern die Er-

---

196 Vgl. Tietze, Trude: A Study of Mothers of Schizophrenic Patients, in: Psychiatry 12 (1), 1949, S. 55.

197 Vgl. ebd.

198 Vgl. ebd.

199 Tietze schreibt nichts über das Geschlecht der Kinder, weshalb ich davon ausgehe, dass sowohl Patientinnen als auch Patienten vertreten waren.

200 Tietze spricht von der Rolle, die Mütter in der Familiengruppe («family group») spielen, und bezieht sich damit wohl auf die soziologische und sozialpsychologische Rollentheorie, welche zu dieser Zeit sehr populär war. Den Begriff «Familiendynamik» verwendet sie nicht.

201 Vgl. ebd., S. 55.

202 Vgl. ebd., S. 58. Gemäss A. S. Neill, der sich dabei auf Wilhelm Reich und Freud stützt, sei es die Haltung zum Sex, die Aufschluss über die Erziehungsmethode der Eltern gebe. Er ging

nährerrolle zukomme, seien die Mütter die bestimmende Instanz in der Familie: «She [the mother] ruled the family either by overt domination or by more subtle methods».[203] Im Gegensatz zu David Levy, gegen den Tietze sich explizit richtete, fand sie, dass es für das Verhalten der Mutter keine Rolle spiele, ob die Geburt des Kindes sehnsüchtig erwartet worden sei oder nicht.[204] Und im Gegensatz zu Hajdu-Gimes, die sie jedoch nicht erwähnte, sah Tietze auch das Stillen (ob gestillt wurde und wie) nicht als relevanten Faktor.[205] Stattdessen stellte sie bei den meisten Müttern einen Hang zum Perfektionismus fest:

> The mothers who identified with their own «good» mothers entered marriage with exaggerated and idealized concepts of what constitutes a good mother. The mothers who felt rejected by their own mothers built up in their fantasies the picture of an ideal mother and decided that they would become the personification of their «mother image». It is easy to see how both groups of mothers regardless of their identification set up perfectionistic goals for their role as a mother.[206]

Spannend ist, dass Tietze nicht nur das Verhalten der Mütter (den Hang zum Perfektionismus) kritisierte, sondern dass sie dieses Verhalten in Zusammenhang mit überhöhten Idealbildern von Mutterschaft in Verbindung brachte. Die Mütter würden entweder einer idealisierten Version ihrer eigenen Mütter entsprechen oder sich durch die perfekte Ausübung der Mutterrolle von ihren eigenen Müttern abgrenzen wollen. Tietzes Hauptvorwurf war also, dass Mütter ihre Mutterrolle nicht intuitiv ausübten, sondern sich obsessiv an Vorgaben und Idealen orientierten. Tietze bemängelte auch den empathielosen und unspontanen Umgang der Mütter mit ihren Kindern: So hätten sie die Kinder ab Geburt nach einem strikt eingehaltenen Zeitplan gefüttert – ohne Rücksicht auf die wechselnden Bedürfnisse ihrer Kinder; sie hätten eine übertriebene Hygiene eingehalten, zu früh mit dem Toilettentraining angefangen und sich zu sehr über die kindliche Masturbation gesorgt und diese drastisch unterbunden. Tietze war sich zwar bewusst, dass dies den damals vorherrschenden medizinischen Vorgaben entsprach, kritisierte aber, wie obsessiv sich die Mütter daran gehalten hätten.[207] Mit Verweis auf Helene Deutschs *Psychology of Women* von 1945 bemerkte Tietze: «It is this intuition or empathy with the child that appears to be missing or inadequately developed in the relationship of the mothers here under discussion to

---

davon aus, dass sexuelle Unterdrückung zu Neurosen führe. Vgl. Neill, A. S.: Love-Discipline, Yes – Hate-Discipline, No, in: The New York Times, 07. 11. 1948.

203 Tietze: A Study of Mothers, 1949, S. 59.

204 Vgl. ebd., S. 60.

205 Vgl. ebd., S. 61.

206 Ebd., S. 59.

207 Vgl. ebd., S. 62–63.

their schizophrenic children.»[208] Diese Erziehung führe dazu, dass die Kinder im Schulalter abhängig von der Anerkennung ihrer Eltern seien und mangelnde Anerkennung mit Liebesverlust gleichsetzten.[209]

Obwohl Tietze zum Schluss ihres Artikels nochmals daran erinnerte, dass jede Mutter-Kind-Beziehung einzigartig, komplex und nuanciert sei und daher eine Zusammenfassung und Verallgemeinerung der Forschungsergebnisse immer etwas realitätsfern bleibe, zog sie folgendes generalisierendes Fazit: Alle Mütter seien überbesorgt («overanxious») und tyrannisch («domineering»), davon zehn Mütter auf offensichtliche, fünfzehn auf subtile Weise. Sie hätten die Triebbefriedigung ihrer Kinder eingeschränkt, seien perfektionistisch und übermässig auf Anerkennung von aussen angewiesen.[210] Am schlimmsten seien die subtil dominierenden Mütter, da sie ihren Kindern keine Widerstandsmöglichkeiten böten:

> It is the subtly dominating mother who appears to be particularly dangerous to the child. Her methods of control are subtle and therefore do not provoke open rebellion as undisguised domination may. The children exposed to this form of subtle domination under the disguise of maternal love and sacrifice are deprived of any outlet of their aggressive impulses.[211]

Subtile Dominanz wird in dieser Definition auch als hinterhältig gedacht, da sie im Kleid der Mutterliebe auftrete. Wieder kritisiert Tietze damit eine mangelnde Authentizität. Obwohl ihr Artikel sich auf die Rolle der Mütter beschränkte, räumte Tietze zum Schluss ein, dass es allerdings noch viel zu erforschen gebe, etwa die Rolle der Väter. Diese seien nämlich auf den ersten Blick genauso perfektionistisch und obsessiv wie die Mütter oder, wie sie es formulierte, «as sick as their wives».[212]

Tietzes Forschung wurde breit rezipiert, und der Historiker Richard Noll argumentiert, dass Tietze und nicht Fromm-Reichmann für die Verbreitung des Konzepts der «schizophrenogenen Mutter» verantwortlich gewesen sei, obwohl Fromm-Reichmann den entsprechenden Begriff erfunden habe.[213] Diese These ist durchaus plausibel, da Tietze als Erste die Figur der «schizophrenogenen Mutter» in dieser Ausführlichkeit beschrieb. Tatsächlich bezogen sich sehr viele Forschende in der folgenden Dekade auf ihren Aufsatz.[214] Insbesondere ihre Nuance

208 Tietze: A Study of Mothers, 1949, S. 61.

209 Vgl. ebd., S. 63.

210 Ebd., S. 64–65.

211 Ebd., S. 65.

212 Ebd., S. 64.

213 Vgl. Noll, Richard: The Encyclopedia of Schizophrenia and Other Psychotic Disorders, New York, NY 2009, S. 342.

214 Vgl. etwa Reichard, Suzanne; Tillman, Carl: Patterns of Parent-Child Relationships in Schizophrenia, in: Psychiatry 13, 1950, S. 247–257; Gerard; Siegel: Family Background, 1950;

der «subtil dominierenden Mutter», die nicht «bei sich» – also authentisch und intuitiv – sei, ist charakteristisch für spätere Beschreibungen von Schizophrenie verursachenden Müttern.

«Permissive childrearing» und die «libidinal mother»

Tietzes Forschung stiess auch über Fachkreise hinaus auf Interesse und schien einen Nerv zu treffen. Dies zeigt sich etwa daran, dass in Tageszeitungen über ihre Forschungsresultate berichtet wurde. Ein in zahlreichen amerikanischen Lokalzeitungen zwischen Mai und Juli 1949 abgedruckter Artikel berichtete etwa unter dem Titel *What Type of Mother is Apt to Do the Most Damage to the Minds and Personalities of Children?*[215] über ihre Studie. Und im Juni 1949 erschien in vielen Tageszeitungen eine Kolumne der renommierten Journalistin Ruth Millett mit dem Titel *Subtly Dominating Mother Thinks She is Good to Child,*[216] in der sie Mütter dazu aufforderte, ihr eigenes Verhalten gut zu beobachten, um festzustellen, ob sie wirklich gut zu ihren Kindern seien: «You'll have to watch yourself over a period of time to find out for sure whether you are really good to your

Mark, Joseph C.: The Attitudes of the Mothers of Male Schizophrenics Toward Child Behavior, in: The Journal of Abnormal and Social Psychology 48 (2), 1953, S. 185–189; Plank, Robert: The Family Constellation of a Group of Schizophrenic Patients, in: American Journal of Orthopsychiatry 23 (4), 1953, S. 817–825; Hotchkiss, Georgina D.; Carmen, Lida; Ogilby, Anne u. a.: Mothers of Young Male Single Schizophrenic Patients as Visitors in a Mental Hospital, in: The Journal of Nervous and Mental Disease 121 (5), 1955, S. 452–462; Ross, Alan O.: A Schizophrenic Child and His Mother, in: The Journal of Abnormal and Social Psychology 51 (1), 1955, S. 133–139; Dworin, Jack; Wyant, Oakley: Authoritarian Patterns in the Mothers of Schizophrenics, in: Journal of Clinical Psychology 13 (4), 1957, S. 332–338.

215 Eine Suche auf newspapers.com zeigt, dass der Artikel in mindestens 46 der dort archivierten Zeitungen erschien. Titelvarianten waren z. B.: *Worst Type of Mother is «Subtly Dominating» Says Woman Expert; «Subtly Dominating Mother» Said to Harm Child Most; «Subtly Dominating» Mother Called Worst.*

216 Millet, Ruth: «Subtly Dominating» Mother Thinks She Is Good to Child, in: Pittsburgh Press, 28.05.1949. Ruth Millett schrieb zwei Kolumnen, *Mind your Manners* und *We the Women*, für den Nachrichtendienst Newspaper Enterprise Association (NEA). Laut ihren Hinterbliebenen erschien Milletts Kolumne in 400 bis 450 Zeitungen. Vgl. We the Women: We, The Women, 17.07.2009. Online: <http://ruthmillett.blogspot.com/2009/07/this-woman-feeding-her-twins-is-our.html>, Stand: 19.11.2020. Millett gehörte zu den vier Kolumnistinnen, die 1940 vom New York Newspaper Women's Club geehrt wurden und von Eleanor Roosevelt ein Preisgeld überreicht bekamen. Vgl. Saffell, Mary: Ruth Millett Papers Available for Research, Special Collections at TCU, 27.04.2015. Online: <http://blogs.lib.tcu.edu/specialcollections/2015/04/27/ruth-millett-papers-available-for-research/>, Stand: 19.11.2020.

children or more concerned with your own comfort and convenience than with their happiness.»[217]

Tatsächlich liessen sich Tietzes Forschungsresultate sehr gut in die laufende Debatte um Kindererziehung und um die Rolle der Mutter integrieren, welche die Nachkriegszeit in den USA prägte. Kritisierte sie doch genau jene Erziehungsmassnahmen, die im Pamphlet *Infant Care* und von den Befürworterinnen und Befürwortern des Ideals der «scientific mother» vorangetrieben wurden (striktes Einhalten von Zeitplänen, frühes Toilettentraining etc.). Tietzes Kritik stand für eine neue Perspektive auf Kindererziehung, die sich ab den 1920er Jahren und verstärkt nach dem Zweiten Weltkrieg in den amerikanischen Erziehungsratgebern durchzusetzen begann und stark von der Psychoanalyse geprägt war. Der propagierte Erziehungsstil wird in der Forschung «permissive childrearing» genannt. Dessen Grundsatz fasst die Historikerin Rebecca Jo Plant wie folgt zusammen: «Postwar psychological experts invested their hopes for the future in a view of the infant as a nascent individual who would naturally develop into a reasonable, democratic citizen, provided that his or her earliest needs were lovingly met.»[218] Das «permissive childrearing» zeichnete die Ansicht aus, dass die Aufgabe der Eltern nicht die Formung des Kindes sei, sondern die Begleitung und Unterstützung seiner natürlichen Entwicklung.[219] In der von diesem liberalen Erziehungsstil geprägten Ratgeberliteratur wurde die «scientific mother» stark kritisiert und ihr Erziehungsstil mit einem autoritären, sadistischen Erziehungsstil gleichgesetzt. Unter dem Titel *When Discipline is Overdone* schrieb die Kolumnistin Catherine Mackenzie 1941 in der *New York Times:*

> If you bring up baby with an iron hand, regiment his feeding, train him early, deny him such infant pleasures as sucking his thumb or playing in dirt, and keep on with more of the same, he may turn out all right. It's wonderful what children can stand. Psychologists, however, don't think much of these rigid tactics.[220]

Sie zitierte weiter den Psychiater Dr. Baruch, der sagte: «‹In a society where such early frustrations are current […] it is no wonder that the number of admissions to psychopathic hospitals each year exceeds the number of graduations from college›».[221] Mackenzie stellte also einen Zusammenhang zwischen der rigiden Kindererziehung der «scientific mother» und psychischer Krankheit her. In ihrer Kolumne *Parent and Child* setzte sie sich in den 1940er Jahren häufig mit den psychischen Folgen autoritärer Erziehung auseinander oder stellte alternative Er-

217 Millet: «Subtly Dominating» Mother Thinks She Is Good to Child, 1949.

218 Vgl. Plant: Mom, 2010, S. 128.

219 Vgl. ebd.

220 Mackenzie, Catherine: When Discipline is Overdone, in: The New York Times, 25.05. 1941.

221 Ebd.

ziehungsformen vor. 1947 wurde sie für ihren Beitrag zur psychischen Gesundheit von der Lasker Foundation ausgezeichnet, einer Organisation, die sich für medizinische Forschung und ihre Verbreitung einsetzte.[222] Einer der Experten, den Mackenzie in ihrer Kolumne immer wieder zitierte, war der Kinderarzt Benjamin Spock.[223] 1946 erschien sein Elternratgeber *The Common Sense Book of Baby and Child Care.*[224] Spock plädierte dafür, rigide Vorstellungen von Kindererziehung über den Haufen zu werfen und – wie es der Titel nahelegt – zu einer intuitiveren Form von Erziehung zu finden. Sehr häufig zitiert werden die ersten zwei Sätze aus seinem Buch: «Trust yourself. You know more than you think you do.»[225] Spocks Plädoyer für eine entspanntere Kindererziehung wurde ein Riesenerfolg, und sein Name steht heute stellvertretend für die liberale Kindererziehung.[226] Das Mutterschaftsideal des «permissive childrearing» nennen Ehrenreich und English «libidinal mother».[227] Es existierte in der Nachkriegszeit parallel zu jenem der «scientific mother», wie die Erziehungswissenschaftlerin Celia B. Stendler 1950 festhielt. In ihrem Artikel für die *New York Times: Changing Styles, Unchanged Youngsters*, fasst Stendler die Ergebnisse ihrer Studie über die Praxis der Kindererziehung in den USA in den letzten sechs Jahrzehnten zusammen und kommt zu dem Schluss, dass aktuell eine grosse Verunsicherung herrsche:

222 Den Preis erhielt sie für «outstanding contribution to mental health through popular adult education, particularly in parent-child relationships». Ihre Kolumne und ihre Artikel, so die Lasker Foundation, würden insgesamt weit mehr gelesen als andere Arbeiten zu psychischer Gesundheit. Ausserdem würden ihre Kolumnen häufig für den Unterricht an Universitäten verwendet und vielerorts aufgehängt. Vgl. Lasker Foundation: 1947 – Catherine Mackenzie, Historical Awards. Online: <http://www.laskerfoundation.org/awards/show/historical-awards/>, Stand: 19.11.2020.

223 Catherine Mackenzie: Child and Parent, in: The New York Times, 24.03.1940; Catherine Mackenzie: Child and Parent, in: The New York Times, 24.11.1940; Catherine Mackenzie: Home and School, in: The New York Times, 02.02.1941; Catherine Mackenzie: The second baby vs. the first, in: The New York Times, 02.03.1941; Catherine Mackenzie: The Right to Play War, in: The New York Times, 01.02.1942; Catherine Mackenzie: Common Concerns, in: The New York Times, 04.11.1945; Catherine Mackenzie: Common ‹Behavior Problems› of Children are Avoidable, Booklet for Parents Says, in: The New York Times, 31.12.1945; Catherine Mackenzie: First Aid to Parents, in: The New York Times, 14.07.1946; Catherine Mackenzie: Mothers-to-Be and Fathers, in: The New York Times, 22.09.1946; Catherine Mackenzie: Catching Up on the Years's News, in: The New York Times, 28.12.1947; Catherine Mackenzie: Determined Baby, Uncertain Mother, in: The New York Times, 18.09.1949.

224 Spock, Benjamin: The Common Sense Book of Baby and Child Care, New York 1946.

225 Ebd.

226 Bis zu seinem Tod 1998 wurde das Buch weltweit über 50 Millionen Mal verkauft und in 42 Sprachen übersetzt. Pace, Eric: Benjamin Spock, World's Pediatrician, Dies at 94, in: The New York Times, 17.03.1998.

227 Ehrenreich; English: For Her Own Good, 2005, S. 241.

> The American mother finds herself in a transition period with regard to child training methods, a period of confusion so far as many a young mother is concerned. On the one hand are the advocates – usually neighbors or relatives – of no spoiling and strict schedules. On the other are doctors, lecturers and article writers who tell her to feed baby when he's hungry, delay toilet training until he's ready for it, see that he gets a reasonable amount of cuddling and mothering and not to let him cry it out.[228]

Der Übergang verlief also nicht nahtlos. Auch hatten die Erziehungsstile trotz aller Unterschiede gewisse Gemeinsamkeiten. Sowohl die Vertreterinnen und Vertreter des wissenschaftlichen Mutterschafsideals als auch die Anhängerinnen und Anhänger der «permissive motherhood» kritisierten eine Überbehütung, wie auch Tietzes Artikel zeigt. Schliesslich galt es entsprechend der «permissive motherhood», dem Kind zwar Liebe und Sicherheit zu vermitteln und seine Bedürfnisse zu befriedigen. Gleichzeitig wurden Mütter aber davor gewarnt, ihre eigene Erfüllung im Kind zu suchen. Für die Kinder da zu sein – als Aufgabe der modernen Mutter – wurde im Vergleich zum viktorianischen Ideal nicht mehr als Aufopferung oder (edle) Bürde gesehen. Opfere die Mutter sich auf und gebe sich dem Kind hin, sei dies in Wahrheit nicht selbstlos, sondern der Versuch, ihre emotionalen Bedürfnisse durch das Kind zu stillen.[229] In einer Kolumne beschreibt die Journalistin Dorothy Barclay die Gemeinsamkeiten von Familien «gesunder», gut angepasster («well-adjusted») Jugendlicher wie folgt:

> Freedom of speech, opinion and action in varying degrees was present from family to family. The parents, it appeared, were individuals in their own right with thoughtfulness and consideration for their children but no subservience to them. Life in these families was unselfconscious, unaffected, unposed. Responsibilities were plentiful; interests were many and varied. Adults and children both enjoyed themselves.[230]

Barclay beschreibt die Atmosphäre in den Familien als demokratisches Ideal, als eine Ansammlung von eigenständigen Individuen mit unterschiedlichen Bedürfnissen und als Verwirklichung der Möglichkeit, sich einzubringen. Sie bezeichnet ausserdem das Leben der Familien als selbstbewusst und authentisch.

Die hauptsächliche Kritik aus Sicht des «permissive childrearing» galt aber weniger der überbehütenden Mutter als der zurückweisenden Mutter. Die Stichwörter waren «rejection» und «deprivation». Die Sorge über zurückgewiesene Kinder und das Ideal der «libidinal mother» gewannen weiter an Auftrieb, als nach dem Zweiten Weltkrieg eine Reihe von Studien publiziert wurde, in denen

228 Stendler, Celia B.: Changing Styles, Unchanged Youngsters, in: The New York Times, 23.07.1950.

229 Vgl. Plant: Mom, 2010, S. 129.

230 Barclay, Dorothy: Home Discipline, in: The New York Times, 25.05.1952. Barclay berichtet in ihrer Kolumne über das Buch *Better Home Discipline* von N. E. Cutts und N. Moseley, eine Studie mit über 6000 Familien, die 1952 erschienen war.

Kinder in Heimen untersucht worden waren und die negativen Folgen des Aufwachsens ohne liebevolle Bezugspersonen, insbesondere Mütter, aufzeigten. Die bekannteste und einflussreichste Studie wurde von John Bowlby im Auftrag der *World Health Organization* (WHO) ab 1948 durchgeführt und erschien 1951.[231]

Tietzes Studie und ihre Schlüsse daraus sind stark mit diesen Debatten verwoben. So lässt sich, wie erwähnt, ihre Kritik an den perfektionistischen Müttern als Kritik am Ideal der «scientific mother» lesen. Tietzes Beschreibung der schizophrenogenen Mütter als frigide («frigid»), übermässig besorgt («overanxious»), zwanghaft («obsessive»), tyrannisch («domineering»), perfektionistisch («perfectionistic»), abweisend («rejecting») und überfürsorglich («oversolicitous») bedient sich der gleichen Sprache wie die Ratgeberliteratur. Dies ist einerseits nicht erstaunlich, da sowohl die Ratgeber wie auch sie durch die Psychoanalyse beeinflusst waren. Wiederum scheint gerade ihr Rückgriff auf «stock characters» ihre Forschung so anschlussfähig und populär gemacht zu haben: Ihre Studie und deren Resultate passten in das vorhandene Deutungsschema.

1.6 Frieda Fromm-Reichmann und der autoritäre Charakter

Die vorangegangenen Unterkapitel haben gezeigt, in welchem diskursiven Feld sich das Konzept der «schizophrenogenen Mutter» in den USA herausbildete. Fromm-Reichmann hatte durch ihren europäischen Hintergrund jedoch selbst noch weitere Anknüpfungspunkte. Aufschluss darüber, auf welches Mutter- und Familienbild sich Fromm-Reichmann bezog, bietet ein Artikel aus dem Jahr 1940. *Notes on the Mother Rôle in the Family Group* hatte Frieda Fromm-Reichmann als Referat für das *Mental Hygiene and Social Worker's Meeting* in Washington konzipiert.[232] Weil sie sich damit nicht an ein streng wissenschaftliches Publikum richtete, ist der Text nicht mit psychoanalytischem Jargon gefüllt und vom Ton her locker gehalten. Sie widmete sich darin den Fragen, welche psychologische Funktion der Mutter in der Familie zukomme, ob es Mutterinstinkte

231 Vgl. Bowlby, John: Maternal Care and Mental Health, in: Bulletin of the World Health Organization 3, 1951, S. 355–533. Bowlby war von Melanie Klein beeinflusst worden, allerdings fast stärker noch von der britischen «Child-Guidance»-Bewegung, da er die psychischen Konflikte der Kinder für real hielt und nicht wie Klein für Phantasien. Vgl. Bretherton, Inge: The Origins of Attachment Theory: John Bowlby and Mary Ainsworth, in: Developmental Psychology 28 (5), 1992, S. 759–775. Da Bowlby die Trennung von Mutter und Kind desaströs fand, war er auch entschieden gegen die Erwerbstätigkeit von Müttern. Vgl. Vicedo: Nature and Nurture, 2013, S. 72.

232 Vgl. Fromm-Reichmann, Frieda: Notes on the Mother Rôle in the Family Group, in: Bulletin of the Menninger Clinic 4 (5), 1940, S. 132–148.

oder -triebe gebe, und nicht zuletzt, wie die ideale Mutterrolle aus psychologischer Perspektive aussehen müsse.

Fromm-Reichmann ging von der Prämisse aus, dass Kinder auf die bedingungslose Liebe ihrer primären Bezugspersonen angewiesen seien, um ihr volles Potenzial zu entfalten. Mangelnde Liebeserfahrung führe dazu, dass das Kind lebenslang nach Bestätigung von aussen suchen müsse und Skepsis gegenüber seinen Mitmenschen entwickle. Sei ein Elternteil tyrannisch («domineering»),[233] gebieterisch («authoritative» oder «over-authoritative»)[234] oder übermässig streng («over-severe»),[235] dann lerne das Kind lediglich, sich den Wünschen des gebieterischen Elternteils unterzuordnen, und entwickle unterschwellig einen Hass, der seine Entwicklung hemme. Im schlimmsten Fall komme es zu psychischen Störungen.[236]

Während in Westeuropa autoritäre Väter das Problem seien, so seien es in den USA die tyrannischen Mütter, behauptete Fromm-Reichmann. Westeuropa sei patriarchal organisiert mit dem Vater als Familienoberhaupt, dem Frau und Kinder untergeordnet seien. Als Quelle für diese Behauptung dienten ihr die vier Jahre zuvor erschienenen *Studien über Autorität und Familie* von Horkheimer, Fromm et al.[237] In den USA hingegen seien Mütter die Autoritätsfiguren, und die Furcht der Kinder vor den tyrannischen Müttern sei das grösste Problem in Familien:

> If it holds true that in Europe the authoritative father is the main psychological problem in the family, due to the European social and family structure, it holds that the corresponding family problem of this country is the child's fear of his domineering mother.[238]

Mit Bezug auf David M. Levy bemerkt sie, dass Überfürsorglichkeit ebenfalls nicht wünschenswert sei, da es sich dabei oft um eine versteckte Form von Dominanz («domination») handle.[239]

Diese Gegenüberstellung von den USA und Westeuropa, die Fromm-Reichmann vornahm, ist äusserst interessant, denn sie verbindet damit zwei unterschiedliche psychoanalytische Diskurse und damit Diskursfiguren oder «stock characters» aus zwei verschiedenen Traditionen: zum einen die Figur des autoritären Vaters aus dem deutschen, politisch linken psychoanalytischen Diskurs

233 Fromm-Reichmann: Notes on the Mother Rôle, 1940, S. 134, 140.

234 Ebd. (beide Begriffe).

235 Ebd., S. 135.

236 Vgl. S. 141.

237 Goethe-Universität Frankfurt am Main, Institut für Sozialforschung: Studien über Autorität und Familie: Forschungsberichte aus dem Institut für Sozialforschung, Bd. 5, Paris 1936.

238 Fromm-Reichmann 1940, S. 134.

239 Vgl. Fromm-Reichmann: Notes on the Mother Rôle, 1940, S. 141. Zu Levy vgl. Kapitel 1.2.

und zum anderen die Figur der tyrannischen Mutter («domineering mother») aus dem amerikanischen psychoanalytischen oder dem breiteren «Momism»-Diskurs.[240] Beide Diskurse ähneln sich, da beide die Autorität eines Elternteils kritisieren und in Verbindung mit späteren psychischen Problemen des Kindes bringen. Allerdings unterscheiden sie sich auch, da sie aus unterschiedlichen Kontexten heraus entstanden. Das Interesse für Autoritarismus in Deutschland war einerseits marxistisch und antibürgerlich geprägt und andererseits auch eine Reaktion auf den Nationalsozialismus. Wie ich in den vorangegangenen beiden Unterkapiteln gezeigt habe, war die Kritik an der tyrannischen Mutter hingegen in Abgrenzung zum viktorianischen Mutterschaftsideal entstanden und ging zudem ab den 1930er Jahren häufig mit einer Kritik am progressiven Ideal der «scientific mother» einher. Der amerikanische Diskurs lässt sich nicht eindeutig im politischen Spektrum einordnen, grundsätzlich propagierte er aber eher ein traditionell-bürgerliches Familienideal, wenn auch mit der steten Warnung an die Mütter, sich nicht in ihrer Mutterrolle zu verwirklichen.[241]

Kritik am Patriarchat

Für ihr Argument, dass amerikanische Frauen dominant seien, bezog sich Fromm-Reichmann allerdings nicht auf amerikanische psychoanalytische Texte, sondern auf einen Artikel aus der *Zeitschrift für Sozialforschung* der Anthropologin Margaret Mead, der eine etwas andere Argumentationslinie aufweist. Mead geht zwar in ihrem Artikel von der Hypothese der Persönlichkeitsentwicklungsforschung aus, dass dominante Mütter einen negativen Einfluss auf die Entwicklung ihrer Kinder hätten, hinterfragt jedoch das gängige Narrativ.[242] Sie argu-

---

240 Vgl. zur Figur des autoritären Vaters: Fromm, Erich: Die psychoanalytische Charakterologie und ihre Bedeutung für die Sozialpsychologie, in: Zeitschrift für Sozialforschung 1 (3), 1932, S. 253–277; Reich, Wilhelm: Massenpsychologie des Faschismus. Zur Sexualökonomie der politischen Reaktion und zur proletarischen Sexualpolitik, Kopenhagen 1934; Goethe-Universität Frankfurt am Main, Institut für Sozialforschung: Studien über Autorität und Familie, 1936.

241 Vgl. Jones: Troublesome Child, 2002, S. 185. Dies in klarer Abkehr vom viktorianischen Mutterschaftsideal. Vgl. dazu auch Grant: A «Real Boy» and Not a Sissy: Gender, Childhood, and Masculinity, 1890–1940, 2004. Ausserdem wurden sowohl indifferente als auch autoritäre Väter von der «Child Guidance» in die Mangel genommen. Vgl. ebd.

242 Mead bezieht sich dabei in erster Linie auf die Forschung an Jugendlichen, welche seit 1934 unter der Leitung der Psychologin Caroline Beaumont Zachry im Auftrag der Comission on Secondary School Curriculum (auch Thayer Commission genannt) der Progressive Education Association (PEA) stattfand. Die Forschung war Teil der *Eight Year Study*, einer Studie, welche eine grundlegende Reform der Sekundarschulstufe zum Ziel hatte. Zachrys Forschungsergebnisse erschienen 1940 im Band *Emotion and Conduct in Adolescence*. Zachry hatte im An-

mentiert einerseits, dass Kinder keineswegs aus biologischen Gründen auf Mutterliebe angewiesen seien, schliesslich könnten alle biologischen Aspekte davon durch kulturelle ersetzt werden (die Mutterbrust beispielsweise durch eine Flasche). Sie bestreitet ebenfalls, dass sich dominantes Verhalten der Mutter per se negativ auswirke und führt für dieses Argument ein Beispiel aus ihrer Feldforschung an: Bei den Manus gewährleiste aggressives Verhalten der Mütter die optimale Anpassung des Kindes an die gesellschaftlichen Anforderungen. Diese beiden Punkte führen Mead zu der Folgerung, dass das eigentliche Problem der amerikanischen Gesellschaft nicht der Charakter der Mütter sei, sondern die sozialen Strukturen:

> In modern America, we preserve the patriarchal institutional form. It is still the father who is responsible for his wife's debts and for his children's misdemeanors. The forms remain, almost empty, now that, owing to a series of complex and separate sequence of events, – the pioneer situation, the reduction of the productive role of women within the home, the absorption of men into distant and time-consuming activities, the disorganization of immigrant family forms, and many others – the actual domination has passed to women.[243]

Diese Diskrepanz verunmögliche es den Müttern, Anerkennung für ihr Verhalten zu bekommen, und führe daher zu einem Missverhältnis in der Kindererziehung. Das Problem, so schliesst Mead, sei also das soziale System, das zu Problemen beim Individuum führe.[244] Anders als andere Forschende, die also in der Dominanz der Mütter das eigentliche gesellschaftliche Problem sahen, legt Fromm-Reichmanns Bezug auf Mead nahe, dass sie die Dominanz der Mütter eher als negative Auswirkung der sozialen Strukturen betrachtete. Bzw. war für Fromm-Reichmann vielleicht gar nicht die mütterliche Dominanz das eigentliche Problem, sondern, dass die sozialen Strukturen nicht daran angepasst waren. Ihr Bezug auf diesen Artikel Meads suggeriert also, dass sie das Problem der dominanten Mutter nicht als individuelles, sondern als strukturelles Problem begriff, das durch Anpassungen im sozialen Bereich gelöst werden könne.

Fromm-Reichmanns Übertragung von Konzepten aus dem Umfeld der Frankfurter Schule und der Sozialpsychologie auf den amerikanischen Kontext zeigt sich ebenfalls in ihrer Beantwortung der Frage nach der idealen Mutterrolle.

---

schluss an die Studie und bis zu ihrem Tod die Direktion des New Yorker Bureau of Child Guidance inne, wo David Levy angestellt war, und leitete das neu gegründete Institute for the Study of Personality Development. Mead war mit Zachry persönlich bekannt. Vgl. Kridel, Craig Alan; Bullough, Robert V.; Bullough Jr., Robert V. u. a.: Stories of the Eight-Year Study: Reexamining Secondary Education in America, Albany, NY 2007, S. 135–141.

243 Mead, Margaret: On the Institutionalized Rôle of Women and Character Formation, in: Zeitschrift für Sozialforschung 5 (1), 1936, S. 69–75, hier S. 73.

244 Vgl. ebd., S. 74.

Mit der Begründung, dass aus psychoanalytischer Sicht die Frage, ob es einen Mutterinstinkt gebe respektive ob mütterliches Verhalten («maternal attitude») biologisch determiniert sei, nicht zu beantworten sei,[245] verwendet Fromm-Reichmann den Hauptteil von *Notes on the Mother Rôle in the Family Group* darauf, die Frage nach einem Mutterschaftsideal zu beantworten. Dazu bezieht sie sich vorwiegend auf Johann Jakob Bachofen und Henry Lewis Morgan sowie deren Mutterrechtstheorie. Die wichtigste Eigenschaft einer Mutter sei die bedingungslose Liebe, denn solange ein Kind sich sicher und geliebt fühle, seien Erziehungsmethoden sekundär. Ebenso wichtig sei es aber, dass die Mutter das Kind zum richtigen Zeitpunkt unabhängig sein lasse. Diese Ansicht deckt sich stark mit jener des «permissive childrearing». Im Unterschied zu den amerikanischen Theorien zeigt sich Fromm-Reichmann aber sehr nachsichtig gegenüber den Müttern, die eine falsche mütterliche Haltung aufweisen, indem sie die Rolle ihrer sozialen Umwelt viel stärker gewichtet.

Damit ein Kind möglichst gewaltfrei aufwachsen könne, so Fromm-Reichmann, müsse die Mutter versuchen, sich dem gesellschaftlichen Druck zu entziehen, denn das Konkurrenzdenken in der Gesellschaft führe zu Aggressionen, welche sich wiederum in einem autoritären Verhalten niederschlagen würden. Fromm-Reichmann sah ein, dass es für eine Mutter schwer sei, diese Bedingung zu erfüllen:

> We realize that it is rather difficult (if not impossible) for any mother to constantly follow our concept of the ideal and desirable mother, for three reasons: first, because of the counteracting influences of her own authoritative, if not hostile, environment, as above mentioned; second, because maternal love, like all human love, is influenced by waves of ambivalence; no mother will constantly succeed in exclusively loving and enjoying her child. Third, because there will be actual conscious reasons for her ambivalence, for instance, jealousy of her child who represents to her youth and the future while she is getting older, or resentment of the child who makes his own contacts and enjoys them independently of her. However, the more a mother will dare to admit her ambivalence to herself without feeling guilty for it even though it is so different from conventional ideas about mother love, the more she will be able to reduce to a minimum this interference with an ideal maternal attitude.[246]

Ein offener Umgang mit den Ambivalenzen der Mutterliebe und eine Abkehr von konventionellen Vorstellungen würden der idealen mütterlichen Haltung («maternal attitude») zugute kommen, findet Fromm-Reichmann. Damit aner-

245 Gestützt auf Melanie Klein und Karen Horney lehnt sie die Penisneidtheorie Freuds ab, da diese aus einem patriarchalen Kontext komme. Dennoch vertritt sie wie Georg Groddeck die Annahme, dass es spezifisch weibliche psychosexuelle Charakteristiken gebe. Vgl. Fromm-Reichmann: Notes on the Mother Rôle, 1940, S. 148.

246 Ebd., S. 143.

kennt sie die widersprüchlichen Anrufungen, denen Mütter unterworfen waren, und schliesst an das gesellschaftskritische Moment Bachofens und Morgans an.

Den Kern ihres Referats hebt sich Fromm-Reichmann allerdings für den Schluss auf: Letztlich solle nicht eine ideale Rolle für die Mutter beschrieben werden, sondern ein mütterliches Prinzip, eine wünschenswerte Haltung, für jede Bezugsperson im kindlichen Umfeld, argumentiert sie:

> This maternal principle ought to replace any kind of parental domination and grant the children the security of love which is the fundamental psychological requisite for their normal growth and their development to later freedom and independence. This should be the ideal parental attitude, no matter whether it is father or mother who is more representative within culture.[247]

Indem sie das Mütterliche als Prinzip von der Mutterfigur löst, plädiert Fromm-Reichmann für eine liebevollere Kindererziehung, die ein utopisches Moment hat und über das Individuelle hinausweist. Ihr Referat über die Mutterrolle mündet in einer grundsätzlichen Kritik am Autoritarismus. Dieser Punkt scheint allerdings von ihren Kolleginnen und Kollegen nicht gewürdigt worden zu sein. In der an das Referat anschliessenden Diskussion, die ebenfalls in der publizierten Fassung abgedruckt wurde, richtet sich der Fokus auf die Unterschiede zwischen Müttern und Vätern, und auch Fromm-Reichmanns Kritik am Penisneid wird grosse Aufmerksamkeit geschenkt.[248] Fromm-Reichmanns Trennung von Mütterlichkeit und Mutterfigur bewegte sich ausserhalb des existierenden Deutungsschemas und konnte von den Zuhörenden nicht eingeordnet werden.

Zusammenfassend lässt sich festhalten, dass sich Fromm-Reichmanns Vorstellung einer das Kind krankmachenden Mutter, auf der ihr Konzept der schizophrenogenen Mutter basierte, aus unterschiedlichen Diskursen speiste. Einerseits nahm sie Elemente der amerikanischen Kritik an «tyrannischen Müttern» auf, andererseits stand sie auch dem Patriarchat kritisch gegenüber und positionierte sich grundsätzlich gegen eine autoritäre Erziehung. Durch ihre stärkere Gewichtung der Umwelt, in der eine Mutter agierte, und die Loslösung der Mutterrolle vom Geschlecht unterschied sich ihr Denken vom gängigen Diskurs. Fromm-Reichmanns Verflechtung dieser unterschiedlichen Figuren und Diskurse erklärt vielleicht auch, weshalb das Konzept der «schizophrenogenen Mutter» für so unterschiedliche Theorien und Studien anschlussfähig war.

247 Fromm-Reichmann: Notes on the Mother Rôle, 1940, S. 145.

248 Vgl. ebd., S. 145–148.

1.7 Fazit

Bei der von Frieda Fromm-Reichmann 1948 evozierten Figur der «schizophrenogenen Mutter» handelt es sich um einen «stock character» im Sinne Jacks, um eine rhetorische Figur also, die es vermag, Wissen und Diskurse aus unterschiedlichen Bereichen zu verknüpfen, und die in kondensierter Form ganze Debatten evozieren kann. Die Figur der «schizophrenogenen Mutter» entstand an der Schnittstelle von Diskursen aus der Pädagogik, aus verschiedenen Ausrichtungen der Psychoanalyse und Psychiatrie, aus Erziehungs- und Sozialwissenschaften sowie auch aus der Populärkultur, die sich mit der Rolle der Mutter und dem Mutterschaftsideal befassten. Die Nachkriegszeit in den USA war aufgrund struktureller Veränderungen stark geprägt von der Neuaushandlung von Geschlechterrollen und Familienvorstellungen, was sich insbesondere in der Frage äusserte, wie eine gute Mutter zu sein hatte. Die Mutter und die Kindererziehung wurden dabei zur Zielscheibe verschiedener Diskurse.

Die «Child Guiders» sahen insbesondere überbehütende, aber auch abweisende Mütter als problematisch für die Entwicklung des Kindes. In der Autismusforschung galten Eltern autistischer Kinder als kalt und zwanghaft, in der Öffentlichkeit setzte sich der Begriff der «Kühlschrankmutter» durch. Diese hatte, wie auch die «schizophrenogene Mutter», eine gewisse Nähe zum Stereotyp der «jüdischen Mutter», das in einer Umkehrung der klassischen, bürgerlichen Rollenbilder ein weibliches tyrannisches Familienoberhaupt beschreibt. Auch in den verschiedenen Ausprägungen der psychoanalytischen Theorien zur Mutter-Kind-Beziehung wurde eine abweisende, kalte, sadistische Mutter kritisiert, die physisch und psychisch zu wenig «nährend» für ihr Kind sei. In der Pädagogik löste ab den 1920er und verstärkt ab den 1940er Jahren der Erziehungsstil des «permissive childrearing» den Erziehungsstil der «scientific mother» ab. Somit trat das Ideal der intuitiven und authentischen «libidinal mother» an die Stelle der viktorianischen «moral mother». Die «libidinal mother» unterstütze die Kinder in ihrer Entwicklung und biete ihnen Sicherheit, um sie im richtigen Moment unabhängig sein zu lassen. Die «scientific mother», die ihre Kinder emotionslos nach einem rigiden Regime grossziehe, und die «moral mother», die ihre Kinder zu ihrer eigenen Selbstverwirklichung missbrauche und matriarchalisch an sich knechte, wurden zu den Feindbildern der neuen, liberalen Erziehungsliteratur. Auch in Europa lassen sich Spuren der Figur der «schizophrenogenen Mutter» finden. In ihrem Artikel *Notes on the Mother Rôle in the Family Group* transferierte Fromm-Reichmann Ideen aus dem Umfeld der deutschen Sozialpsychologie, wie die Figur des autoritären, sadistischen Vaters, in den amerikanischen Kontext und entwickelte eine Vorstellung der tyrannischen, sadistischen Mutter. Allerdings ging es ihr letztlich darum, in der Kindererziehung ein «mütterliches Prinzip» durchzusetzen, das nicht an die Mutterfigur gebunden war und das für eine nichtautoritäre, freiheitliche und liebevolle Erziehung stand.

2. Unausgewogene Mütterlichkeit: Die «schizophrenogene Mutter» in psychowissenschaftlichen Fachpublikationen, 1948–1958

Im Jahr 1955 untersuchten die Sozialarbeiterinnen Georgina Hotchkiss, Lida Carmen, Anne Obilgy und Shiley Wiesenfeld Interaktionen zwischen 22 männlichen jugendlichen Schizophrenen und ihren Müttern in einer Bostoner Klinik. Die Untersuchung beruhte auf Beobachtungen der vier Sozialarbeiterinnen sowie des Klinikpersonals.[249] Die häufigste Annahme in der Forschung sei, erklärten die Autorinnen, dass die Mutter eines Schizophrenen überfürsorglich, übermässig behütend, übermässig ängstlich und tyrannisch sei. Wie sie feststellten, sei diese Annahme auch vom Personal vertreten worden:

> Personnel are apt to attribute a specific kind of smothering, over-solicitous visit behavior to her and refer to it as «typical». In the hospital setting she is deemed to be persistently interfering, aggressive and demanding with personnel, domineering and possessive with her son.[250]

In ihrer Untersuchung kamen die Sozialarbeiterinnen zu dem Ergebnis, dass es solche vermeintlich «typischen» Mütter zwar gebe, dass sie aber in der Unterzahl seien. Die Krankenpflegerinnen erklärten ihre Fehleinschätzung damit, dass es diese tyrannischen Mütter seien, die sie am meisten in Anspruch nähmen.[251] Meiner Meinung nach kann die Tatsache, dass das Klinikpersonal den Müttern Schizophrener vor der Untersuchung die gleichen Eigenschaften zuschrieb wie die Forschung – obwohl diese Eigenschaften im Praxistest selten vorkamen –, auf die Diskursfigur der «schizophrenogenen Mutter» zurückgeführt werden.

---

249 Vgl. Hotchkiss u. a.: Visitors in a Mental Hospital, 1955, S. 452. Die Beobachtungen wurden durch Gruppengespräche mit den Müttern ergänzt, welche von einem Psychiater durchgeführt wurden.

250 Ebd., S. 453.

251 Vgl. ebd., S. 456.

Diese war so bekannt, dass sie die Alltagswahrnehmung des Klinikpersonals prägte.[252]

Fromm-Reichmann hatte dieser Diskursfigur 1948 ihren Namen gegeben und damit verschiedene mutterbezogene Diskurse mit der Schizophrenieforschung verknüpft. Die darauffolgende Dekade kann als Hochphase der Forschung zur «schizophrenogenen Mutter» bezeichnet werden. Während in den Jahren zuvor, wie ich in Kapitel 1 gezeigt habe, durchaus vereinzelt eine Verbindung zwischen Schizophrenie und familiären Beziehungen hergestellt worden war, bildete sich in den 1950er Jahren ein eigener Forschungsstrang heraus, der die Entstehung der Schizophrenie auf die Mutter-Kind-Beziehung zurückführte und diesen Zusammenhang entweder psychoanalytisch oder sozialpsychologisch untersuchte. Die Forschenden bezogen sich dabei nicht immer direkt auf das Konzept der «schizophrenogenen Mutter» und auch eher selten direkt auf Fromm-Reichmann. Manche Forschende bezogen auch Väter oder weitere enge Bezugspersonen in ihre Auslegeordnung ein. Trotzdem verhielten sich alle, die die Mutter-Kind-Beziehung mit der Schizophrenie verknüpften, in irgendeiner Weise zur Diskursfigur der «schizophrenogenen Mutter». In diesem Kapitel werde ich diese Hochphase der Auseinandersetzung mit der Diskursfigur der «schizophrenogenen Mutter» näher beleuchten. In einem ersten Schritt werde ich diesen Forschungsstrang näher umreissen und danach fragen, wie und in welchen Kontexten von 1948 bis 1958 das Verhältnis zwischen Schizophrenie und der Mutter-Kind-Beziehung erforscht wurde. Darauf aufbauend werde ich analysieren, welche Themen anhand der Diskursfigur der «schizophrenogenen Mutter» verhandelt wurden. Im Zentrum stehen dabei die in den Texten diskutierten Familienbilder und Geschlechterrollen. Ausserdem möchte ich wissen, wie sich diese Diskursfigur auf die Konstruktion des Schizophreniekonzepts auswirkte.

Zur Beantwortung dieser Fragen verwende ich 33 Artikel, die zwischen 1948 und 1958 in psychowissenschaftlichen Fachzeitschriften erschienen und die der Mutter-Kind-Beziehung eine Rolle bei der Entstehung oder Entwicklung der Schizophrenie zuschrieben.[253] Den Endpunkt der Untersuchung mit dem Jahr

---

252 Auch Untersuchungen wie jene von William Dunn oder Jesse Harris zeigen, dass die Theorie der «schizophrenogenen Mutter» Mitte der 1950er Jahre bereits sehr bekannt war und teilweise als wissenschaftlich erwiesen galt. Beiden diente die Theorie in ihrer Forschung als Grundannahme. Vgl. Dunn, William L.: Visual Discrimination of Schizophrenic Subjects as a Function of Stimulus Meaning, in: Journal of Personality 23 (1), 1954, S. 48–64; Harris, Jesse G.: Size Estimation of Pictures as a Function of Thematic Content for Schizophrenic and Normal Subjects 1, in: Journal of Personality 25 (6), 1957, S. 651–671. Dunn untersuchte die Wirkung von Stimuli auf Schizophrene und deren Fähigkeit, eine Aufgabe zu lösen. Harris wollte anhand von Schizophrenen beweisen, dass Grössenschätzungen aus dem Gedächtnis durch die symbolische Bedeutung der Bilder beeinflusst würden.

253 Meine Recherche ging von den Artikeln aus, die Hartwell in ihrer Studie erwähnt. Insofern baue ich hier auf ihrer Arbeit auf. Vgl. Hartwell: Schizophrenogenic Mother Concept,

1958 habe ich gewählt, weil sich dann neue Tendenzen in dieser Forschungsrichtung zeigten, die ich anhand der Forschungsgruppen um Theodore Lidz, Gregory Bateson und Ronald Laing in den Kapiteln 3 bis 5 behandeln werde. Symbolisch markiert ausserdem Fromm-Reichmanns Tod im Jahre 1957 das Ende dieser Dekade. In einem posthum veröffentlichten Text wies sie, wie ich zeigen werde, bereits auf die Notwendigkeit hin, neue Methoden und Perspektiven anzuwenden, um sich mit der nächsten Umgebung der Schizophrenen und deren Einfluss auf die psychische Störung zu beschäftigen.

2.1 Die Erforschung der «schizophrenogenen Mutter»

Die Fülle an Publikationen, die zwischen 1948 und 1958 das Verhältnis zwischen der Mutter-Kind-Beziehung und der Schizophrenie untersuchten, lässt sich grob in zwei Gruppen einteilen. Die eine umfasst eher psychoanalytisch ausgerichtete Forschung nach den Ursprüngen der Schizophrenie, die andere besteht aus eher sozialpsychologischen Studien, welche sich mit dem Charakter der «schizophrenogenen Mutter» beschäftigen.

In den Publikationen der ersten Gruppe bilden die Praxiserfahrungen der Psychoanalytikerinnen und -analytiker beziehungsweise ihre Beobachtungen die empirische Basis der Untersuchung, oder aber es handelt sich um rein theoretische Abhandlungen.[254] In diesen Texten (12 von 33) wird nach der Ätiologie oder dem Krankheitsverlauf der Schizophrenie gefragt und beschrieben, welche Rolle darin der frühkindlichen Beziehung zur Mutter und/oder zu weiteren Bezugspersonen zukommt. Während Alden Ellison und Donald Hamilton oder Richard L. Jenkins den Fokus eher auf den Verlauf der Schizophrenie legen und die Ätiologie dabei mitberücksichtigen,[255] geht es bei Alberta Szalita-Pemow und Helen Frazee hauptsächlich um die Ätiologie.[256] Manche, wie auch Frazee, berücksichtigen verschiedene Umwelteinflüsse, andere fokussieren ihre Untersuchung auf die Mütter oder primäre Bezugspersonen.[257] Einen wiederum leicht anderen,

---

1996. Aufgrund des Aufbaus der vorliegenden Arbeit verzichte ich darauf, in diesem Kapitel auf die Texte der Forschungsgruppen um Theodore Lidz oder Gregory Bateson, die in diesem Zeitraum erschienen, einzugehen. Diesen Forschungsgruppen sind die Kapitel 3 und 4 gewidmet.

254 Vgl. Tabelle 1.

255 Vgl. Ellison, E. Alden; Hamilton, Donald M.: The Hospital Treatment of Dementia Præcox: Part II, in: American Journal of Psychiatry 106 (6), 1949, S. 454–461; Jenkins, Richard L.: The Schizophrenic Sequence: Withdrawal, Disorganization, Psychotic Reorganization, in: American Journal of Orthopsychiatry 22 (4), 1952, S. 738–748.

256 Vgl. Szalita-Pemow, Alberta B.: Further Remarks on the Pathogenesis and Treatment of Schizophrenia, in: Psychiatry 15 (2), 1952, S. 143–150; Frazee, Helen Elizabeth: Children Who Later Became Schizophrenic, in: Smith College Studies in Social Work 23, 1953, S. 125–149.

257 Vgl. Frazee: Children, 1953, S. 125.

spezifischen Fokus haben etwa Margaret Mahler und Davide Limentani. Mahler möchte beweisen, dass kindliche Schizophrenie nicht durch einen homosexuellen Konflikt ausgelöst wird. Limentani untersucht symbiotische Mutter-Kind-Beziehungen, bei denen ein Bruch zu Schizophrenie beim Kind führen kann.[258]

In diesen psychoanalytisch-ätiologisch ausgerichteten Artikeln wird die Entstehung von Schizophrenie meist mit einem frühkindlichen Trauma oder mit frühkindlicher Deprivation erklärt, die zu einer Störung in der Ich- und/oder der Über-Ich-Entwicklung führten.[259] Dies veranlasste den Analytiker John Rosen bereits 1947 zu der Behauptung, dass, wenn erst einmal die Konzepte des Ichs, des Über-Ichs und des Es und deren Zusammenspiel richtig erforscht seien, auch das Geheimnis um die Ätiologie der Schizophrenie gelöst sein werde.[260] Die folgende Tabelle 1 gibt eine Übersicht über die ausgewerteten Publikationen, welche diesen psychoanalytisch-ätiologisch Ansatz verfolgen.

Autor/Autorin	Titel	Zeitschrift	Jahr	Ansatz
Beckett, P. et al.	Studies in Schizophrenia at the Mayo Clinic I. The Significance of Exogenous Traumata in the Genesis of Schizophrenia	Psychiatry	1956	Gruppentherapie
Clardy, E. R.	A Study of the Development and Course of Schizophrenia in Children	Psychiatric Quarterly	1951	Fallakten
Ellison, A.; Hamilton, D.	The Hospital Treatment of Dementia Præcox	American Journal of Psychiatry	1949	Fallakten
Frazee, H.	Children Who Later Became Schizophrenic	Smith College Studies in Social Work	1953	Fallakten
Jenkins, R.	The Schizophrenic Sequence: Withdrawal, Disorganization, Psychotic Reorganization	American Journal of Orthopsychiatry	1952	Fallakten, Literatur
Mahler, M.	On Child Psychosis and Schizophrenia. Autistic and Symbiotic Infantile Psychoses	Psychoanalytic Study of the Child	1952	Literatur
Oltman, J. et al.	Parental Deprivation and the «Broken Home» in Dementia Præcox and other Mental Disorders	American Journal of Psychiatry	1952	Statistik basierend auf Fallakten

258 Vgl. Mahler, Margaret: On Child Psychosis and Schizophrenia. Autistic and Symbiotic Infantile Psychoses, in: The Psychoanalytic Study of the Child 7 (1), 1952, S. 286–305; Limentani, Davide: Symbiotic Identification in Schizophrenia, in: Psychiatry 19 (3), 1956, S. 231–236.

259 Vgl. als Vorläuferin Hajdu-Gimes: Etiology of Schizophrenia, 1940. Für mehr zu Hajdu-Gimes vgl. Kapitel 1.4. Vgl. ausserdem Szalita-Pemow: Pathogenesis and Treatment, 1952; Pious: Pathogenic Process, 1949. Mahler ist hier vorsichtiger und räumt auch der Genetik eine gewisse Rolle ein. Vgl. Mahler: Child Psychosis, 1952.

260 Rosen, John Nathaniel: The Treatment of Schizophrenic Psychosis by Direct Analytic Therapy, in: Psychiatric Quarterly 21 (1), 1947, S. 5–6.

Autor/Autorin	Titel	Zeitschrift	Jahr	Ansatz
Pious, W.	The Pathogenic Process in Schizophrenia	Bulletin of the Menninger Clinic	1949	Fallstudien
Plank, R.	The Family Constellation of a Group of Schizophrenic Patients	American Journal of Orthopsychiatry	1953	Fallakten
Ross, A.	A Schizophrenic Child and his Mother	The Journal of Abnormal and Social Psychology	1955	Fallstudien
Szalita-Pemow, A.	Further Remarks on the Pathogenesis and Treatment of Schizophrenia	Psychiatry	1952	Fallstudien, Literatur

Tabelle 1: Psychoanalytisch-ätiologische Publikationen

Die zweite Gruppe von Publikationen (21 von 33) untersucht mittels psychologischer Tests, Fragebögen oder der (statistischen) Auswertung von Fallakten den Charakter beziehungsweise die Gesinnungen («attitudes») von Müttern Schizophrener und/oder die Beziehungsdynamiken zwischen Mutter und (schizophrenem) Kind.[261] Insbesondere die Gesinnungsstudien schlossen dabei an ein Forschungsfeld der zeitgenössischen Sozialpsychologie an, das individuelle Gesinnungen und Persönlichkeiten untersuchte. Das bekannteste Beispiel dafür ist *The Authoritarian Personality* von Adorno et al.[262] Die Forschenden massen anhand von verschiedenen Skalen Haltungen von Menschen, um herauszufinden, welche Haltungen zu Faschismus führten. Die Haltungen wurden mittels einer Kombination von Fragebögen, klinischen Interviews und psychologischen Tests abgefragt und anschliessend auf einer «Gesinnungsskala» gewichtet.[263] Tatsächlich nutzte auch eine der Gesinnungsstudien von Müttern Schizophrener die F-Skala (Faschismusskala) von Adorno et al., um die Aussagen der Mütter zu klassifizieren.[264] Auch weitere solcher psychologischer Gesinnungstests aus anderen Forschungskontexten fanden Eingang in die Schizophrenieforschung: Aus dem Feld der «Child Guidance» stammte zum Beispiel die Shoben-Parental-Atti-

261 Vgl. Tabelle 2.

262 Adorno, Theodor W.; Frenkel-Brunswik, Else; Levinson, Daniel u. a.: The Authoritarian Personality, New York, NY 1950.

263 Adorno et al. stellten eine starke Korrelation zwischen der Eurozentrismusskala (E-Skala), der Faschismusskala (F-Skala) und der Antisemitismusskala (AS-Skala) fest. Sie folgerten daraus, dass alle, die auf den Skalen hoch gepunktet hatten, grosse Ähnlichkeiten aufwiesen und einem «autoritären Typus» angehörten, während jene, die niedrig gepunktet hatten, divers seien. Cohen-Cole sieht dies als sozialwissenschaftliches Argument für die Verknüpfung von Individualismus und Demokratie einerseits und als Beweis der undemokratischen Natur sozialer Homogenität andererseits. Vgl. Cohen-Cole: The Open Mind, 2013, S. 209.

264 Vgl. Dworin; Wyant: Authoritarian Patterns, 1957. Sie gehen dabei nicht auf die ursprüngliche Verwendung der F-Skala ein.

tude-Skala; aus der psychiatrischen Diagnostik das Interpersonal-Diagnostic-System.[265]

Die Untersuchung der mütterlichen Gesinnungen und Beziehungsdynamiken geschah meist explizit mit dem Ziel zu beweisen, dass diese zur Entstehung von Schizophrenie führten respektive führen konnten.[266] Manche Forschende formulierten ihre Hypothese allerdings vorsichtiger und sprachen bei diesen Umwelteinflüssen von einem unter mehreren möglichen Faktoren in der Ätiologie der Schizophrenie.[267] In einer selbstreferenziell anmutenden Auslegeordnung legitimierten viele dieser Studien ihr Forschungsdesign wie folgt: 1. Sie erklärten mit Verweis auf andere, ähnliche Forschung, dass ein Zusammenhang zwischen den Müttern Schizophrener und der Entstehung der Schizophrenie vermutet werde beziehungsweise dass man annehme, dass Mütter Schizophrener bestimmte gemeinsame Charakteristika aufwiesen. 2. Sie erklärten, dass dieser Zusammenhang leider noch zu wenig erforscht sei oder bisher unter den falschen Prämissen erforscht worden sei (zum Beispiel, dass bei der Untersuchung von Müttern Schizophrener keine Kontrollgruppen verwendet worden seien)[268]. 3. Sie erklärten ihre Forschung als Beitrag zur Klärung dieses Verhältnisses. Nicht selten führten sie das Fazit dann zurück zum Anfang, nämlich zu der Feststellung, dass es noch zu wenig Forschung zum Thema gebe und daher keine gewichtigen Aussagen getroffen werden könnten.

In einigen Studien gaben die Forschenden allerdings an, sich nicht mit der Ätiologie der Schizophrenie zu befassen, sondern sich nur für die Gesinnungen

265 Weitere Tests, die verwendet wurden, um Mütter Schizophrener zu untersuchen, waren der TAT-Test (Persönlichkeitstest), der Rorschachtest (Psychodiagnostik), das Parental Attitude Research Instrument (PARI) von Schaefer und Bell sowie eigens entwickelte Fragebögen.

266 Vgl. z. B. Wahl, C. W.: Some Antecedent Factors in the Family Histories of 392 Schizophrenics, in: The American Journal of Psychiatry 110, 1954, S. 668–676; Freeman, Richard V.; Grayson, Harry M.: Maternal Attitudes in Schizophrenia, in: The Journal of Abnormal and Social Psychology 50 (1), 1955, S. 45–52; Beckett, Peter G. S.; Robinson, D. B.; Frazier, S. H. u. a.: Studies in Schizophrenia at the Mayo Clinic. I. The Significance of Exogenous Traumata in the Genesis of Schizophrenia, in: Psychiatry 19 (2), Mai 1956, S. 137–142; Dworin; Wyant: Authoritarian Patterns, 1957; Karon, Bertram P.; Rosberg, Jack: Study of the Mother-Child Relationship in a Case of Paranoid Schizophrenia, in: American Journal of Psychotherapy 12 (3), Juli 1958, S. 522–533.

267 Vgl. z. B. Lidz, Theodore; Cornelison, Alice R.; Fleck, Stephen u. a.: The Intrafamilial Environment of Schizophrenic Patients II. Marital Schism and Marital Skew, in: American Journal of Psychiatry 114 (3), 1957, S. 241–248; Kohn, Melvin L.; Clausen, John A.: Parental Authority Behavior and Schizophrenia, in: American Journal of Orthopsychiatry 26 (2), 1956, S. 297–313; Wynne, Lyman C.; Ryckoff, Irving M.; Day, Juliana u. a.: Pseudo-Mutuality in the Family Relations of Schizophrenics, in: Psychiatry 21 (2), 1958, S. 205–220.

268 Vgl. z. B. Zuckerman, Marvin; Oltean, Mary; Monashkin, Irwin: The Parental Attitudes of Mothers of Schizophrenics, in: Journal of Consulting Psychology 22 (4), 1958, S. 307–310. Sie sind allerdings bei weitem nicht die einzigen, die eine Kontrollgruppe verwendeten.

von Müttern Schizophrener zu interessieren. So erklärte der Psychologe Joseph C. Mark etwa, dass er in seiner Studie die ätiologische Frage danach, ob der Einfluss der Familie auf die schizophrene Person nun genetisch oder psychogen zu erklären sei, ausklammere: «[...] it is the purpose to ascertain in some measure whether or not a characteristic set of attitudes concerning the rearing of children can be attributed to the mothers of schizophrenics.»[269]

Beinahe identisch argumentierte auch Herbert Perr.[270] Dieser Fokus auf die Gesinnungen von Müttern als Bestandesaufnahme statt als Argument war vielleicht wissenschaftlicher Vorsicht geschuldet, da es schwer war, einen Zusammenhang zwischen mütterlichen Haltungen und der Entstehung von Schizophrenie zu beweisen. Ein weiterer Grund war, dass die Forschenden den Einfluss weiterer (zum Beispiel hereditärer) Faktoren nicht gänzlich ausschliessen wollten.

Die folgende Tabelle 2 gibt eine Übersicht über die ausgewerteten Publikationen mit sozialpsychologischer Ausrichtung, welche sich mit der Gesinnung von Müttern (und/oder den primären Bezugspersonen) Schizophrener und/oder den Beziehungsdynamiken zwischen Mutter bzw. primärer Bezugsperson und (schizophrenem) Kind beschäftigen.

Autor/Autorin	Titel	Zeitschrift	Jahr	Ansatz
Bateson et al.	Toward A Theory of Schizophrenia	Behavioral Science	1956	Interviews; Beobachtung
Dworin, J.; Wyant, O.	Authoritarian Patterns in the Mothers of Schizophrenics	Journal of Clinical Psychology	1957	Fragebogen; Interviews
Freeman, R.; Greyson, H.	Maternal Attitudes in Schizophrenia	Journal of Abnormal and Social Psychology	1955	Fragebogen
Galvin, J.	Mothers of Schizophrenics	Journal of Nervous and Mental Disease	1956	Fallstudien

269 Mark: Attitudes, 1953, S. 186.

270 Vgl. Perr, Herbert M.: Criteria Distinguishing Parents of Schizophrenic and Normal Children: An Initial Study with the Interpersonal Diagnostic System, in: A.M.A. Archives of Neurology & Psychiatry 79 (2), 1958, S. 217. Marvin Zuckerman et al. nehmen zwar Bezug auf die herrschende Hypothese eines Einflusses «schizophrenogener Mütter», geben aber nicht an, diese Hypothese prüfen zu wollen. Vgl. Zuckerman; Oltean; Monashkin: The Parental Attitudes of Mothers of Schizophrenics, 1958. Theodore Lidz et al. schreiben, sie würden die ätiologische Frage nur implizit behandeln. Vgl. Lidz, Theodore; Parker, Buelah; Cornelison, Alice: The Role of the Father in the Family Environment of the Schizophrenic Patient, in: The American Journal of Psychiatry 113, 1956, S. 241–242.

Autor/Autorin	Titel	Zeitschrift	Jahr	Ansatz
Gerard, D.; Siegel, J.	The Family Background of Schizophrenia	Psychiatric Quarterly	1950	Interviews
Hotchkiss, G. et al.	Mothers of Young Male Single Schizophrenic Patients as Visitors in a Mental Hospital	Journal of Nervous and Mental Disease	1955	Ethnologische Beobachtung
Karon, B.; Rosberg, J.	Study of the Mother-Child Relationship in a Case of Paranoid Schizophrenia	American Journal of Psychotherapy	1958	Therapie
Kohn, M.; Clausen, J.	Parental Authority Behavior and Schizophrenia	American Journal of Orthopsychiatry	1956	Interviews
Lidz et al.	The Role of the Father in the Family Environment of the Schizophrenic Patient	American Journal of Psychiatry	1956	Interviews
Lidz, R.; Lidz, T.	The Family Environment of Schizophrenic Patients	American Journal of Psychiatry	1949	Fallakten
Lidz, T. et al.	The Intrafamilial Environment of Schizophrenic Patients. II. Marital Schism and Marital Skew	American Journal of Psychiatry	1957	Interviews
Mark, J.	The Attitudes of the Mothers of Male Schizophrenics Toward Child Behavior	Journal of Abnormal and Social Psychology	1953	Interviews
Perr, H.	Criteria Distinguishing Parents of Schizophrenic and Normal Children: An Initial Study with the Interpersonal Diagnostic System	A.M.A. Archives of Neurology & Psychiatry	1958	Test
Prout, C.; White, M.	A Controlled Study of Personality Relationships in Mothers of Schizophrenic Male Patients	American Journal of Psychiatry	1950	Test; Interviews
Reichard, S.; Tillman, C.	Patterns of Parent-Child Relationships in Schizophrenia	Psychiatry	1950	Fallakten
Searles, H.	Positive Feelings in the Relationship Between the Schizophrenic and his Mother	International Journal of Psycho-Analysis	1958	Interviews; Beobachtung; Fallstudien
Tietze, T.	A Study of Mothers of Schizophrenic Patients	Psychiatry	1949	Interviews
Wahl, C.	Some Antecedent Factors in the Family Histories of 392 Schizophrenics	American Journal of Psychiatry	1954	Fallakten
Winder, C.; Kantor, R.	Rorschach Maturity Scores of the Mothers of Schizophrenics	Journal of Consulting Psychology	1958	Test
Wynne, L.	Pseudo-Mutuality in the Family Relations of Schizophrenics	Psychiatry	1958	Gruppentherapie; Fallstudien
Zuckerman, M. et al.	The Parental Attitudes of Mothers of Schizophrenics	Journal of Consulting Psychology	1958	Fragebogen

Tabelle 2: Publikationen mit sozialpsychologischer Ausrichtung

Auch wenn sich das Forschungsdesign und das Forschungsinteresse beider Publikationsgruppen teilweise recht stark unterschieden, bezogen sie sich häufig aufeinander und stimmten mit einer Ausnahme[271] darin überein, dass das Verhalten der Eltern oder die Familienumgebung mehr oder weniger wichtige Faktoren bei der Entstehung oder dem Ausbruch der Schizophrenie seien. In den meisten Publikationen stand dabei die Mutter-Kind-Beziehung im Zentrum.[272]

Der rückwärtsgewandte Blick

Im Zentrum der Untersuchungen stand selten die Beziehung zwischen einer Mutter und ihrem adoleszenten oder erwachsenen, bereits als schizophren diagnostiziertem Kind, sondern meistens die frühkindliche Mutter-Kind-Beziehung. Dies hing sehr wahrscheinlich mit der zu diesem Zeitpunkt in den USA häufig vertretenen psychoanalytischen Annahme zusammen, dass die frühkindliche Phase im Leben des Kindes besonders prägend sei.[273]

Dieses Interesse hatte zur Folge, dass die meisten Studien einen retrospektiven Blick auf die Kindheit oder die Mutter-Kind-Beziehung warfen, um Aufschluss über die Gegenwart zu erhalten. Der Kinderpsychiater Alan Ross wies auf dieses Problem hin, um seine eigene Forschung, bei der er ein schizophrenes Kind im Umgang mit seiner Mutter beobachtet hatte, zu legitimieren:

---

271 Jane Oltman et al. kritisieren insbesondere die Studien von Ruth Lidz und Theodore Lidz (vgl. Lidz, Ruth Wilmanns; Lidz, Theodore: The Family Environment of Schizophrenic Patients, in: The American Journal of Psychiatry 106, 1949, S. 332–345) sowie von Curtis Prout und Mary Alice White (vgl. Prout, Curtis T.; White, Mary Alice: A Controlled Study of Personality Relationships in Mothers of Schizophrenic Male Patients, in: The American Journal of Psychiatry 107, 1950, S. 251–256) und kommen zu dem Schluss: «We regard the data presented here as additional evidence in support of the theory we have entertained for some time, namely that dementia praecox is a biological deficiency disease based on heredo-constitutional factors. This is very similar to the concept expressed by Hoskins [The Biology of Schizophrenia 1946], who stated that ‹… the schizophrenic psychosis represents an end result of a generalized failure of adaptation that arises from defective evolution of the maturing processes›». Auslassung im Original. Oltman, Jane E.; Mcgarry, John J.; Friedman, Samuel: Parental Deprivation and the «Broken Home» in Dementia Præcox and Other Mental Disorders, in: American Journal of Psychiatry 108 (9), 1952, S. 692. Sie machen geltend, dass die Beweislage der Genetiker von den zeitgenössischen Psychiatern ignoriert werde, und plädieren für stärkere interdisziplinäre Zusammenarbeit (vgl. ebd., S. 693). Manche Forschende nahmen keinen Bezug auf diese Frage.

272 Einige Forschende anerkannten, dass Beziehungen zu anderen primären Bezugspersonen ebenfalls von grosser Bedeutung seien, und rechtfertigten die Entscheidung zur Analyse der Mütter mit der Forschungspragmatik.

273 Vgl. dazu Kapitel 1.4.

> Several studies have dealt with the childhood experiences of adult schizophrenics, with particular emphasis on the mother-child relationship. All of these studies share the weakness, which is probably unavoidable, that they represent attempts to reconstruct the feeling tone of a relationship from interviews and questionnaires after 15 to 20 years have passed.[274]

Auch die Sozialarbeiterin Helen Elizabeth Frazee war sich dieser Problematik bewusst und kehrte das Problem um, indem sie alte Akten einer «Child-Guidance»-Klinik untersuchte und so einen Einblick in das Leben der Kinder erhielt, bevor sie Symptome zeigten und eine Schizophreniediagnose erhielten. Sie umging so zwar das Problem des Zurückschauens, musste aber bei ihrer Datenanalyse stets in die Zukunft schauen, da sie sich für die Kinder aus den Akten aufgrund ihrer bevorstehenden Schizophreniediagnose interessierte. Eine Gemeinsamkeit dieser Studien war es also, dass ihr eigentliches Interesse nicht dem gegenwärtigen Ist-Zustand, sondern dem Gewordensein des Zustands galt. In den Untersuchungen standen letztlich nie die schizophrenen Personen im Vordergrund, sondern immer ihre frühkindliche Entwicklung vor der Schizophreniediagnose.

Familienbeziehungen vs. Genetik

Die Humanwissenschaften waren im 20. Jahrhundert geprägt von der Debatte «nature vs. nurture», der Frage also, wie sehr Menschen durch ihre Gene determiniert seien und wie sehr sie durch Umwelteinflüsse beeinflusst würden.[275] Die Wissenschaftsphilosophin Evelyn Fox Keller weist zu Recht darauf hin, dass der tatsächliche Inhalt der Debatte immer wieder neu definiert worden sei, da die Kategorien «nature» und «nurture» keine in sich abgeschlossenen und voneinander getrennten Entitäten seien, sondern es sich vielmehr um eine historisch entstandene und kontingente Unterscheidung handle.[276] In der amerikanischen Psychiatrie wurde die Debatte nach dem Zweiten Weltkrieg besonders heiss geführt. Die meisten für dieses Kapitel untersuchten Studien zielten darauf ab, die Bedeutung von Umwelteinflüssen – gemeint waren damit meist zwischenmenschliche Beziehungen – für die Entstehung und den Ausbruch von Schizophrenie zu belegen und dabei die Deutungshoheit von genetischen Theorien in Frage zu stellen oder komplett zu widerlegen. Dabei ging es einerseits um eine ideologische Abgrenzung zur Eugenik, die seit den Zweiten Weltkrieg in Verruf

274 Ross: Schizophrenic Child, 1955, S. 133.

275 Vgl. Gillette, Aaron: Introduction, in: Gillette, Aaron (Hg.): Eugenics and the Nature-Nurture Debate in the Twentieth Century, New York, NY 2007, S. 1–18. Online: <https://doi.org/10.1057/9780230608900_1>, Stand: 18.06.2022.

276 Keller, Evelyn Fox: The Mirage of a Space between Nature and Nurture, 2010, S. 6 ff. Online: <https://doi.org/10.2307/j.ctv1134ff0>, Stand: 18.06.2022.

geraten war. Andererseits ging es auch darum, einen Einflussbereich für psychotherapeutische Eingriffe zu eröffnen.[277]

Die Positionierung dieser Forschungsrichtung innerhalb der Debatte um «nature vs. nurture» wird etwa bei Donald Gerard und Joseph Siegel sichtbar. In ihrer Einleitung kritisierten sie die populäre Studie Franz Josef Kallmanns *The Genetics of Schizophrenia. A Study of Heredity and Reproduction of the Families of 1,087 Schizophrenics* aus dem Jahr 1938, in welcher dieser anhand von über tausend Krankenakten die Vererbbarkeit von Schizophrenie beweisen wollte.[278] Gerard und Siegel pochten darauf, dass das gehäufte Vorkommen von Schizophrenie in Verwandtschaftsverhältnissen nicht bedeuten müsse, dass Schizophrenie vererbt werde. Die gleichen Daten könnten vielmehr auch beweisen, dass Schizophrenie aufgrund von ungünstigen Umwelteinflüssen entstehe:

> [F]amilial incidence figures are equally adequate to prove that schizophrenia is environmental. For example, criminality and alcoholism are conditions with a strong familial tendency. It is not without significance that these conditions, which now are considered to be essentially the result of environmental phenomena, were, until relatively recently, believed to be hereditary. There is, however, a basic experimental criticism of all genetic theories of schizophrenia. Without actually studying the family background with reference to the interfamilial relationships, it is entirely impossible to state whether the acknowledged high familial incidence of hospitalized schizophrenia is a hereditary phenomenon.[279]

Die Absicht von Studien wie jener von Gerard und Siegel war es, durch die Untersuchung der familiären Beziehungen zu beweisen, dass das gehäufte Vorkommen von Schizophrenie in Verwandtschaftsverhältnissen auch erklärt werden konnte, ohne Schizophrenie als (rein) biologische Entität anzuerkennen. Wenn auch die meisten Forschenden genetische Erklärungen der Schizophrenie nicht komplett zurückwiesen, ging es ihnen doch darum, die Bedeutung von Umwelteinflüssen hervorzuheben.

Dieser Umstand zeigt sich auch daran, wie die Forschenden ihren Untersuchungsgegenstand definierten. So ging es zwar um die nächsten Bezugspersonen und meist explizit um die Mütter Schizophrener, diese wurden jedoch nicht biologisch definiert. Georgina Hotchkiss und ihre Mitarbeiterinnen führten zwei Argumente für ihren Fokus auf die Mütter an: Erstens würden Mütter ihre Kinder wesentlich häufiger in der Klinik besuchen als andere Bezugspersonen. Zweitens wollten sie die Behauptung aus der Forschungsliteratur überprüfen, Müttern komme eine besondere Rolle bei der Entstehung der Schizophrenie zu.[280] Die

277 Vgl. Hartwell: Schizophrenogenic Mother Concept, 1996, S. 274.

278 Vgl. Kallmann, Franz Josef: The Genetics of Schizophrenia. A Study of Heredity and Reproduction in the Families of 1087 Schizophrenics, New York, NY 1938.

279 Gerard; Siegel: Family Background, 1950, S. 49.

280 Hier bezogen sie sich direkt auf Fromm-Reichmann und John Rosen. Vgl. Hotchkiss u. a.: Visitors in a Mental Hospital, 1955, S. 11.

Wahl der Mutter als Gegenstand hatte also nichts mit ihrer biologischen Funktion, sondern mit ihrer konkreten sozialen Rolle zu tun.

Donald Gerard und Joseph Siegel prüften sogar erst bei allen Patientinnen und Patienten, welche Person für das Grossziehen des Kindes am bedeutendsten war, und führten die Interviews dann mit dieser Person respektive diesen Personen. Dies waren von total 71 Fällen in 23 Fällen Mutter und Vater, in 24 Fällen die Mutter und in 3 Fällen der Vater. In den restlichen Fällen war es eine Kombination aus Mutter und Geschwistern, Vater und Geschwistern oder weiteren Familienmitgliedern.[281]

Häufig sprachen die Forschenden auch von der Mutter oder dem «Mutterersatz». Es ging ihnen also eher um eine mütterliche Rolle beziehungsweise die bedeutendsten Umwelteinflüsse auf das Kind.

Bemerkungen zu den Samples

Insgesamt gaben nur wenige Forschende detaillierte Informationen zur Zusammensetzung ihres Samples. Soweit nachvollziehbar, scheint es sich bei den untersuchten Schizophrenen mehrheitlich um männliche, *weisse*, gebildete, protestantische Patienten aus der Mittelschicht gehandelt zu haben, die sich zum Zeitpunkt der Untersuchung in einer Klinik befanden.

Einige Studien berücksichtigten zwar sowohl Männer als Frauen,[282] aber viele Forschende untersuchten ausschliesslich oder mehrheitlich Männer.[283] Dies könnte zumindest teilweise durch das leicht höhere Vorkommen von Schizophrenie bei Männern erklärt werden.[284] In keinem (!) der Artikel begründen die Forschenden die Auswahl der Patientinnen und Patienten in Bezug auf das Geschlecht. Die Historikerin Carol Hartwell stellt diesen Bias ebenfalls fest und erklärt ihn damit, dass die Forschenden wohl ein grösseres Interesse an dem

281 Vgl. Gerard; Siegel: Family Background, 1950, S. 50.

282 Vgl. Beckett u. a.: Exogenous Traumata, 1956; Wynne u. a.: Pseudo-Mutuality in the Family Relations of Schizophrenics, 1958; Zuckerman; Oltean; Monashkin: The Parental Attitudes of Mothers of Schizophrenics, 1958; Kohn; Clausen: Authority Behavior, 1956; Lidz; Lidz: Family Environment, 1949; Lidz; Parker; Cornelison: Role of the Father, 1956; Lidz u. a.: Intrafamilial Environment, 1957; Wahl: Antecedent Factors, 1954; Mahler: Child Psychosis, 1952.

283 Vgl. Frazee: Children, 1953; Plank: The Family Constellation of a Group of Schizophrenic Patients, 1953; Karon; Rosberg: Mother-Child Relationship, 1958; Gerard; Siegel: Family Background, 1950; Hotchkiss u. a.: Visitors in a Mental Hospital, 1955; Dworin; Wyant: Authoritarian Patterns, 1957; Mark: Attitudes, 1953; Freeman; Grayson: Maternal Attitudes, 1955. Bei Davide Limentani beträgt das Verhältnis von Männern zu Frauen 6:1 (vgl. Limentani: Symbiotic Identification, 1956), bei E. R. Clardy beträgt das Verhältnis von Männern zu Frauen 24:6 (vgl. Clardy, E. R.: A Study of the Development and Course of Schizophrenia in Children, in: The Psychiatric Quarterly 25 (1), 1951, S. 81–90).

284 Dies gilt für die USA in diesem Zeitraum.

Schicksal junger Männer gehabt hätten.[285] Dieses vermutete Interesse erklärt Hartwell allerdings nicht weiter.

Meines Erachtens könnte es einerseits darin begründet sein, dass die Mutter-Sohn-Beziehung durch die zentrale Bedeutung des Ödipuskomplexes für die Freud'sche Psychoanalyse stärker symbolisch aufgeladen war als die Mutter-Tochter-Beziehung. Dadurch stand das gestörte Mutter-Sohn-Verhältnis gleichsam automatisch im Zentrum der psychoanalytischen Aufmerksamkeit. Zudem wirkte es sich in einer psychoanalytischen Lesart auch gravierender auf die psychosexuelle Entwicklung des Kindes aus als ein gestörtes Mutter-Tochter-Verhältnis. Insofern versprach die Untersuchung der Mutter-Sohn-Beziehung möglicherweise aussagekräftigere Forschungsresultate.

Andererseits galt in der Wissenschaft das Prinzip des «male-as-norm». Das heisst, sofern nicht anders präzisiert oder explizit eine Abweichung der Norm untersucht wurde, wurden alle Subjekte männlich imaginiert. Aufgrund dieses Prinzips brauchten die Forschenden ihre mehrheitlich männlichen Samples auch nicht weiter zu begründen. Ein männliches Sample bedeutete die Untersuchung des Normalfalls und nur die Verwendung eines weiblichen Samples hätte als Sonderfall weiterer Erklärungen bedurft.

Die Mutter-Sohn-Beziehung kann weiter als Matrix für die Reproduktion der demokratischen Gesellschaft gedeutet werden, da den Müttern darin die gesellschaftliche Funktion zukam, mündige, liberale Bürger zu produzieren.[286] Wie ich in Kapitel 1 gezeigt habe, gehörte die Kritik am «Momism» zu den Diskursen, an deren Schnittstelle die Diskursfigur der «schizophrenogenen Mutter» entstand. In ihrer Kritik an überbehütenden «Moms» sahen Experten wie Edward Strecker oder Philip Wylie die Demokratie in Gefahr durch Mütter, die ihre Söhne «verweichlichten». Es ist plausibel, dass diese Konnotationen die Auswahl des Samples in der Forschung bewusst oder unbewusst prägten.

C. W. Wahls grosse Studie kann, obwohl sein Sample zu den ausgewogeneren zählt (rund 59 Prozent Männer und 31 Prozent Frauen), als Beispiel einer solchen Prägung gesehen werden. Er stellt in seiner Studie mit einem Sample von Krankenakten 231 schizophrener Männer und 161 schizophrener Frauen fest, dass das häufigere Vorkommen von Schizophrenie bei Männern nicht etwa durch die Konstitution erklärt werden könne, sondern dadurch, dass sie in ihrer Kindheit weitaus häufiger Zurückweisung oder Überbehütung erführen.[287] In seinem Sample waren tatsächlich mehr Männer (55 %) als Frauen (31 %) von Zurückweisung oder Überbehütung betroffen. Insgesamt waren fast die Hälfte der 392 Schizophrenen (von denen überproportional viele Männer waren) davon betroffen, was den Faktor «Zurückweisung oder Überbehütung» in seiner Studie

285 Vgl. Hartwell: Schizophrenogenic Mother Concept, 1996, S. 282.

286 Vgl. dazu auch die Ausführungen im Unterkapitel 2.2.

287 Vgl. Wahl: Antecedent Factors, 1954, S. 671.

zum bedeutsamsten Faktor für die Entstehung von Schizophrenie machte.[288] Es gibt grundsätzlich zwei mögliche, sich gegenseitig nicht ausschliessende Interpretationen dieses Befunds: Entweder kamen Überbehütung oder Zurückweisung tatsächlich häufiger in der männlichen Bevölkerung vor. Das würde legitimieren, dass der Mutter-Sohn-Beziehung in der Forschung eine grössere Bedeutung zukam. Oder aufgrund der Vorstellung der «schizophrenogenen Mutter» als pathogenem Einfluss auf die Ausbildung von Männlichkeit wurde bei der Anamnese der männlichen Patienten verstärkt auf diese Faktoren geachtet.

In mindestens drei Studien bestand das Sample ausschliesslich aus Kriegsveteranen. Angesichts des Untersuchungszeitraums dürfte in den anderen Samples ein bestimmter Anteil der männlichen Patienten ebenfalls Kriegserfahrung gehabt haben. Dieser Tatsache wurde in den hier untersuchten Artikeln allerdings nicht Rechnung getragen. Es ist in diesem Zusammenhang bemerkenswert, wie viel höher die frühen Kindheitserfahrungen der Betroffenen gewichtet wurden als ihre späteren Erlebnisse. Dies hängt allerdings auch mit der Forschungsfrage zusammen.

Auf eine sozioökonomische und/oder ethnische und religiöse Durchmischung des Samples achteten nur die wenigsten der Forschenden.[289] Eine Forschungsgruppe erklärte explizit, sie seien daran nicht interessiert: «The study is not concerned with a crosssection of families of schizophrenic patients.»[290] Die überwiegende Mehrheit der Forschenden äusserte sich gar nicht zum Sample,[291] und viele äusserten sich nicht zur ethnischen Zusammensetzung.[292] Dies ist insofern bemerkenswert, als dass Segregation in den 1950er Jahren in den USA noch zum Alltag gehörte.

---

288 Vgl. Wahl: Antecedent Factors, 1954, S. 670.

289 Frazee und Mark erklärten ihr Sample für ökonomisch durchmischt. Vgl. Frazee: Children, 1953; Mark: Attitudes, 1953. Bei Clardy, Gerard und Siegel sowie Plank kommen verschiedene ethnische Gruppen vor, allerdings nicht in repräsentativem Ausmass. Vgl. Clardy: Development and Course, 1951; Gerard; Siegel: Family Background, 1950; Plank: The Family Constellation of a Group of Schizophrenic Patients, 1953. Bei Plank und Mark sind die Gruppen religiös divers. Dworin und Wyant verwendeten ein ausschliesslich jüdisches Sample. Vgl. Dworin; Wyant: Authoritarian Patterns, 1957.

290 Lidz; Parker; Cornelison: Role of the Father, 1956, S. 126.

291 Vgl. Beckett u. a.: Exogenous Traumata, 1956; Pious: Pathogenic Process, 1949; Searles, H. F.: Positive Feelings in the Relationship Between the Schizophrenic and his Mother, in: The International Journal of Psycho-Analysis 39 (6), 1958, S. 569–586; Wynne u. a.: Pseudo-Mutuality in the Family Relations of Schizophrenics, 1958; Ross: Schizophrenic Child, 1955; Karon; Rosberg: Mother-Child Relationship, 1958; Galvin, James: Mothers of Schizophrenics, in: The Journal of Nervous and Mental Disease 123 (6), 1956, S. 568–572; Reichard; Tillman: Patterns, 1950; Lidz; Lidz: Family Environment, 1949 – mit Ausnahme von Geschlecht.

292 Vgl. z. B. Ellison; Hamilton: Hospital Treatment, 1949; Beckett u. a.: Exogenous Traumata, 1956; Frazee: Children, 1953; Pious: Pathogenic Process, 1949; Wahl: Antecedent Factors, 1954.

Wie Hartwell in ihrer Geschichte zum Konzept der «schizophrenogenen Mutter» schreibt, könne dieser Bias zugunsten von Patienten aus der *weissen*, gebildeten, protestantischen Mittelschicht dazu geführt haben, dass Eigenschaften von gebildeten, wohlhabenden Frauen zu Eigenschaften von Schizophrenie verursachenden Müttern gemacht worden seien.[293] Fest steht, dass die Schizophrenie verursachende Mutter und damit auch die Mutter-Kind-Beziehung, welche so viel Unbehagen verursachte, ein Phänomen der *weissen* Mittelklasse war.[294]

Das Spezifische an der Schizophrenie

Schizophrenie war nicht das einzige Problem, bei dem im Untersuchungszeitraum der Einfluss der nächsten Umgebung untersucht wurde. So argumentiert etwa die Historikerin Kathleen Jones, dass so ziemlich jede Auffälligkeit bei Kindern auf den mütterlichen Einfluss zurückgeführt worden sei.[295] Beispiele seien etwa die Jugendkriminalität oder Alkoholismus.[296] Inwiefern unterschieden sich also die Untersuchungsmethoden und die Ergebnisse der Studien zum Einfluss des familiären Umfelds auf die Schizophrenie von Studien zu anderen Befunden? In vielen Fällen gar nicht. Die Psychiatrieprofessorin Adelaide Johnson und ihre Mitarbeitenden an der Mayo Clinic legitimierten zum Beispiel ihre Untersuchungen mit ähnlicher Forschung auf anderen Gebieten. Dass man bei anderen Patiententypen mit der gleichen Methode auf interessante Ergebnisse gestossen sei, war für sie der Grund, die Schizophrenie ebenfalls zu untersuchen.[297]

In zwei Artikeln wurde die Frage gestellt, was das Spezifische an den Umweltfaktoren sei, die Schizophrenie auslösten. Wahl war der Meinung, dass andere «disturbed groups» ähnliche Probleme hätten, wie sie bei Schizophrenie beobachtet würden. Ob der Unterschied in der Auswirkung durch andere Umweltfaktoren erklärbar oder durch die Disposition gegeben sei, wisse man in-

293 Vgl. Hartwell: Schizophrenogenic Mother Concept, 1996, S. 284.

294 Arme Mütter gaben auch Grund zur Sorge, allerdings funktionierte dieser Diskurs anders. Hier ging man von einer armutsbedingten Verwahrlosung der Kinder aus, die zu Jugendkriminalität führe. Vgl. Jones: Troublesome Child, 2002, S. 179. Schwarze Mütter wurden ebenfalls kritisiert und galten häufig als dominante Matriarchinnen. Vgl. Ladd-Taylor: Mother-Worship/Mother-Blame, 2004, S. 11. Zum Verhältnis von Schwarzer und *weisser* Mutterschaft und dem Sprechen darüber vgl. Feldstein: Motherhood in black and white, 2000.

295 Vgl. Jones: Troublesome Child, 2002, S. 175.

296 Vgl. zum Einfluss der primären Bezugspersonen auf die Entstehung von Alkoholismus und/oder Jugendkriminalität: Armstrong, John D.: The Search for the Alcoholic Personality, in: The Annals of the American Academy of Political and Social Science 315 (1), 1958, S. 40–47; Healy, William; Bronner, Augusta F.: Delinquents And Criminals, New York, NY 1926; Glueck, Sheldon; Glueck, Eleanor Touroff: Unraveling Juvenile Delinquency, Cambridge, MA 1950.

297 Vgl. Beckett u. a.: Exogenous Traumata, 1956.

des nicht. Ähnlich sahen es Tillman und Reichard. Sie stellten fest, dass die Beziehungstypen, die sie bei Eltern von Schizophrenen und ihren Kindern vorfanden, ähnlich waren wie jene von Eltern von Neurotikerinnen oder Neurotikern und deren Kindern. Das Besondere an den schizophrenogenen Beziehungen sei folglich nicht die Art der Beziehungsmuster, sondern der Schweregrad. Es sei wichtig, bei Fallanalysen nicht nur die Abwesenheit, Ablehnung und Überfürsorglichkeit durch die Eltern zu untersuchen, sondern auch ihren Schweregrad zu berücksichtigen.

Es lässt sich also festhalten, dass es den Forschenden tatsächlich nicht darum ging, das Spezifische an der Schizophrenie herauszuarbeiten. Vielmehr wollten sie zeigen, dass *auch* und *sogar* bei der Schizophrenie die gleichen ätiologischen Faktoren eine Rolle spielten wie bei anderen psychischen Störungen. In der Entstehung der Schizophrenie seien sie lediglich ausgeprägter. Damit waren ihre Forschungsergebnisse auch nicht beschränkt auf die Schizophrenie, sondern sagten Allgemeines über krankmachende Beziehungen aus. Schizophrenie wurde also weniger als spezifische Störung gesehen, sondern stand, so ist hier gut ersichtlich, gleichsam für die psychische Krankheit an sich.

2.2 Schizophrenogene Eigenschaften und Verhaltensmuster

Melvin Kohn und John Clausen stellten 1956 in ihrer Zusammenfassung der bisherigen Ergebnisse aus der Forschung zu Schizophrenie verursachenden Müttern fest:

> These diverse interpretations are not as inconsistent as might at first appear. Confusion reflects imprecision of concepts used in interpretation far more than it does actual differences in research findings.[298]

Diese Charakterisierung ist treffend: Auch wenn die Terminologie der einzelnen Forschenden voneinander abwich und die Begriffe teilweise unterschiedlich definiert wurden, so gab es doch sehr grosse Gemeinsamkeiten zwischen ihren Theorien und insbesondere ihren Charakterisierungen «schizophrenogener Mütter».

Die meisten Forschenden beschrieben die Mütter Schizophrener gemäss dem in Kapitel 1 erläuterten Schema der überbehütenden, tyrannischen respektive dominanten und/oder zurückweisenden Mutter. Dabei gab es unterschiedliche Schattierungen. Für manche Forschende waren Überbehütung und Ablehnung ein und dasselbe. Für Alan Ross beispielsweise war die überbehütende Mutter lediglich eine retrospektive Konstruktion einer in Wirklichkeit ablehnenden

298 Kohn; Clausen: Authority Behavior, 1956, S. 298.

Mutter.[299] Ellison und Hamilton sahen Überbehütung als Kompensation für Ablehnung und/oder eigene Unzulänglichkeiten.[300] Auch Reichard und Tillman beschrieben eine «covertly rejecting mother», welche zwar überbehütend sei, deren Liebe aber egozentrisch und falsch sei.[301] Bertram Karon und Jack Rosberg verwendeten zwar andere Begriffe, sie beschrieben die von ihnen untersuchte Mutter aber auch als zurückweisend und überbehütend zugleich.[302]

Andere unterschieden zwischen zurückweisenden[303] und überbehütenden[304] Müttern, oder sie legten verschiedene Kategorien von Müttern fest, von denen die einen überbehütend seien und die anderen zurückweisend. Gerard und Siegel etwa fanden deutlich mehr Fälle von Überbehütung (gesteigerte Mutter-Sohn-Beziehung 91.4 Prozent, Überbehütung 84.5 Prozent), kombiniert mit einer Dominanz der Mutter (66.2 Prozent).[305] E. R. Clardy fand hingegen mehr Fälle von Überbehütung[306] und für Wahl war wiederum Ablehnung das grössere Problem.[307] Hotchkiss et al. unterschieden gar fünf Muttertypen, von denen die «sweet indulgent mother» am häufigsten und die zurückweisende Mutter am zweithäufigsten vorkam:

1) «‹the oversolicitous, hovering, domineering› mothers (3)»;
2) «the ‹sweet indulgent› mothers (8)»;
3) «the ‹seductive› mother (1)»;
4) «the ‹intent controlled, quietly purposeful› mothers (3)»;
5) «the ‹removed, non-participating› mothers (7)».[308]

Reichard und Tillman unterschieden die «overtly rejecting mother» von der «covertly rejecting mother», wobei der zweite Typus weitaus häufiger vorkomme (63 vs. 13 Prozent).[309]

---

299 Vgl. Ross: Schizophrenic Child, 1955.

300 Vgl. Ellison; Hamilton: Hospital Treatment, 1949.

301 Vgl. Reichard; Tillman: Patterns, 1950.

302 Vgl. Karon; Rosberg: Mother-Child Relationship, 1958. Frazee findet, über 50 Prozent der Mütter seien überbehütend gewesen und fast 70 Prozent ablehnend, was eine gewisse Schnittmenge suggeriert. Vgl. Frazee: Children, 1953, S. 143.

303 Vgl. Zuckerman; Oltean; Monashkin: The Parental Attitudes of Mothers of Schizophrenics, 1958. Wobei sie auch von «controlling» sprechen, was als überbehütend gewertet werden kann.

304 Vgl. z. B. Mark: Attitudes, 1953; Dworin; Wyant: Authoritarian Patterns, 1957.

305 Vgl. Gerard; Siegel: Family Background, 1950.

306 Vgl. Clardy: Development and Course, 1951.

307 Vgl. Wahl: Antecedent Factors, 1954.

308 Hotchkiss u. a.: Visitors in a Mental Hospital, 1955, S. 461. Die Zahl in den Klammern beziffert die Häufigkeit des Vorkommens im Sample.

309 Vgl. Reichard; Tillman: Patterns, 1950.

Zusammenfassend kann man sagen, dass die Mütter mehrheitlich als überbehütend beschrieben wurden, wobei die Überbehütung teilweise von einer unterschwelligen Ablehnung ablenken sollte. Die Überbehütung an sich wurde als überschwängliche, erdrückende und meist unehrliche Form der Mutterliebe («smother love»)[310] beschrieben, welche dem Kind keinen Raum zur individuellen Entfaltung gewähre.

Die beschriebenen Charakterzüge wurden an bestimmten Haltungen und Verhaltensweisen der Mütter festgemacht. Zu frühes und rigoroses Toilettentraining,[311] eine übermässige Sorge um die kindliche Sexualität,[312] ein übertrieben grosser Stellenwert von Folgsamkeit und Disziplin[313] und die Restriktion sozialer Kontakte zu Gleichaltrigen[314] waren Aspekte, die mehrfach erwähnt wurden. Dabei vermischten sich die Eigenschaften überbehütender Mütter mit denen ablehnender Mütter. Grund dafür war in erster Linie die unscharfe und unterschiedliche Definition von Überbehütung. Während sich Überbehütung durch übermässige Nähe und Pflege bemerkbar machen konnte, deuteten die Forschenden auch Strenge als Merkmal sowohl einer überbehütenden als auch einer zurückweisenden Mutter. Oder wie Reichard und Tillman erklärten: «[...] some overprotective mothers tend toward unbridled indulgence of the child, whereas others emphasize rigid conformity to various obsessive routines of child care.»[315] Sowohl übermässige Nachgiebigkeit wie auch übertriebene Strenge konnten also Ausdruck von Überbehütung sein.

Diese Beschreibungen der Mütter Schizophrener deuten alle auf eine fehlende Balance in der Mutter-Kind-Beziehung hin. Mit der Zurückweisung und Überbehütung wurden stets ein Überschuss und/oder ein Mangel beschrieben. Gerard und Siegel sprachen sogar explizit von der überschwänglichen Mütterlichkeit («excessive ‹maternality›»)[316] der Mütter Schizophrener. Diese Unausgewogenheit zeigt sich auch in der Art und Weise, wie die Forschenden die Mutter-Kind-Beziehung beschrieben. Die idyllische Mutter-Kind-Dyade, die Margaret Mahler als homöostatisches Gleichgewicht verstand,[317] war in diesen pathologischen und pathogenen Beziehungen aus dem Lot geraten.

310 Reichard; Tillman: Patterns, 1950, S. 251.

311 Vgl. z. B. Ross: Schizophrenic Child, 1955; Karon; Rosberg: Mother-Child Relationship, 1958; Gerard; Siegel: Family Background, 1950.

312 Vgl. z. B. Freeman; Grayson: Maternal Attitudes, 1955, S. 51; Mark: Attitudes, 1953, S. 188.

313 Vgl. z. B. Gerard; Siegel: Family Background, 1950; Dworin; Wyant: Authoritarian Patterns, 1957; Mark: Attitudes, 1953.

314 Vgl. z. B. Gerard; Siegel: Family Background, 1950; Mark: Attitudes, 1953, S. 188.

315 Reichard; Tillman: Patterns, 1950, S. 253.

316 Gerard; Siegel: Family Background, 1950, S. 62.

317 Vgl. Mahler: Child Psychosis, 1952, S. 287. Zur Homöostase vgl. Kapitel 4.1.

Autonomie und Abhängigkeit

Ein typisches Problem, das die Forschenden beschrieben, war, dass dem Kind zu wenig Autonomie gewährt werde und es dadurch keine eigene Persönlichkeit entwickeln könne. Richard Jenkins, der sich auf die Beschreibungen von Müttern schizophrener Söhne in der Dissertation von Joseph C. Mark *Attitudes of Mothers of Male Schizophrenics Toward Child Behavior*[318] bezog, schrieb beispielsweise:

> Does not the composite picture suggest a mother who is relatively lacking in warmth, in affection for the child, and most of all in a readiness to respect the individuality and feelings of the child? She is willing to allow the child no privacy, even in his thoughts.[319]

Den Müttern Schizophrener fehlten gemäss Jenkins Wärme und Zuneigung für das Kind, aber wichtiger noch: Sie gewährten dem Kind keine Privatsphäre, kein Recht auf Individualität, keine Gedankenfreiheit. Reichard und Tillman beschrieben das gleiche Problem. Ein Kind müsse wahre Liebe («genuine love») erhalten. Diese habe bis zu einem gewissen Grad altruistisch zu sein. Die Eltern müssten in erster Linie am Wachstum, an der Reifung, am Wohl und am Glück des Kindes interessiert sein. Diese Liebe müsse sich aber auch sich ändernden Begebenheiten anpassen:

> At these later stages love must include a profound respect for the individuality of the person and his right to autonomy. Much that masquerades as love is really *pseudo-love* in which apparent affection and concern serve to mask the basically selfish demands made upon the love-object, or as bribes to compel conformity to these demands.[320]

Die wahre Liebe zeichnete sich für Reichard und Tillman im Gegensatz zu einer selbstbezogenen Pseudoliebe also dadurch aus, dass sie die Individualität des Kindes und sein Recht auf Autonomie achtete. Jack Dworin und Oakley Wyant gingen noch einen Schritt weiter und beschrieben einen Abhängigkeits-Unabhängigkeits-Konflikt, welcher bei den Kindern zu einem regelrechten Dilemma führe: Das Kind werde überbehütet und entwickle deshalb ein geringes Selbstbewusstsein. Dies mache es ängstlich und abhängig und verhindere gute schulische und sportliche Leistung. Die schlechten Leistungen wiederum brächten die Mutter dazu, das Kind abzulehnen, da sie paradoxerweise Eigenschaften wie Kraft, Autonomie und Willensstärke schätze, für welche laut Dworin und Wyant Unabhängigkeit die Basis sei. Die Ablehnung durch die Mutter verstärke wiederum die

---

318 Vgl. Mark, Joseph C.: Attitudes of Mothers of Male Schizophrenics Toward Child Behavior, Ph.D. Dissertation, New York University, 1951.

319 Jenkins: The Schizophrenic Sequence, 1952, S. 740.

320 Reichard; Tillman: Patterns, 1950, S. 256. Hervorhebung im Original.

unterdrückte Feindseligkeit des Kindes ihr gegenüber.[321] Dieser ungelöste Konflikt und der Teufelskreis aus Überbehütung und Ablehnung waren für Dworin und Wyant wichtige Auslöser für die Flucht des Kindes in die Schizophrenie.

Für den Kinderpsychiater Ross, der als Einziger eine rein ablehnende Mutter beschrieb, waren es nicht die Überbehütung und der Kontrollzwang der Mutter, die den Weg zur Autonomie versperrten. Vielmehr war es das Unvermögen des Kindes, eine Beziehung sowohl zur Mutter als auch zum Vater einzugehen, das verhinderte, dass es sich zu einer eigenständigen Person entwickeln konnte.[322]

Nur die richtige Balance zwischen (selbstloser) Zuneigung einerseits und dem Zulassen individueller Freiheiten andererseits konnte, so lässt sich die Expertise zwischen 1948 und 1958 zusammenfassen, die richtige Umgebung dafür schaffen, dass sich ein Kind optimal entfalten konnte. Eine gelungene, nichtschizophrenogene Erziehung, darin waren sich alle Forschenden einig, mündete in einem unabhängigen, freien, aber sozialkompetenten Individuum. Der Historiker Jamie Cohen-Cole untersucht in *The Open Mind*, wie sich ein solches Idealbild des demokratischen Bürgers ex negativo aus den Persönlichkeitsstudien der 1950er Jahre in den USA herausgebildet habe.[323] Die liberalen Sozialwissenschaftlerinnen und -wissenschaftler wollten während des Kalten Krieges durch die Analyse des individuellen Charakters herausfinden, welcher Persönlichkeitstypus die amerikanische Freiheit bedrohe. Zum Feindbild geriet die engstirnige Persönlichkeit, die sich durch Konformismus, Intoleranz und Vorurteile sowie die Unfähigkeit zu eigenen, kritischen Gedanken auszeichne.[324] Als positives Gegenüber, welches immun gegen die Gefahren der Massengesellschaft und des Totalitarismus sei, wurde die aufgeschlossene Persönlichkeit postuliert. Zu deren Eigenschaften zählten Kreativität, Autonomie, Rationalität und Toleranz.[325] Die Eigenschaften dieses Persönlichkeitstypus können auch auf die Schizophrenieforschung übertragen werden. Das Persönlichkeitsideal, das sich in der Schizophrenieforschung zwischen den Zeilen herauslesen lässt, ist ein antitotalitäres, liberales Ideal. Umgekehrt könnte die Forschung so gedeutet werden, dass die falsche Erziehung dann Schizophrenie verursachte, wenn das Individuum sich lieber in die Psychose flüchtete, als eine konformistische, potenziell totalitäre Persönlichkeit zu entwickeln. Diese Folgerung nimmt damit bereits die Argumentation der

321 Vgl. Dworin; Wyant: Authoritarian Patterns, 1957, S. 455.

322 Ross: Schizophrenic Child, 1955, S. 139.

323 Vgl. Cohen-Cole: The Open Mind, 2013, S. 35.

324 Vgl. ebd., S. 4.

325 Vgl. Cohen-Cole, Jamie: The Creative American: Cold War Salons, Social Science, and the Cure for Modern Society, in: Isis 100 (2), 2009, S. 219.

Antipsychiatrie in den 1960er Jahren vorweg.[326] Hier zeigt sich der weiter oben behauptete Zusammenhang zwischen «richtiger» Erziehung, Mutter-Kind-Beziehung und Reproduktion der Demokratie.[327]

Das pathologische und pathogene Potenzial der Mutterschaft

Der wegen seiner kontroversen Therapiemethoden umstrittene Psychoanalytiker John Rosen erklärte im Referat *The Perverse Mother,* das er 1947/1948 an fünf verschiedenen Anlässen vor Fachpublikum hielt:[328] «A Schizophrenic is always one who is reared by a woman who suffers from a perversion of the maternal instinct.»[329] Rosen postulierte damit, dass die Mutter eines Schizophrenen selbst gestört sei: Sie «leide» an einer Pervertierung, einer Verfälschung ihres mütterlichen Triebs.[330]

Die Mutter-Kind-Beziehung, so stellten viele Forschenden fest, konnte nicht nur das Kind krankmachen, vielmehr war eine gestörte Mutter-Kind-Beziehung teilweise auch Ausdruck der Pathologie der Mutter.[331] Mehrere Forschende thematisierten etwa, dass die «schizophrenogene Mutter» ihre eigenen Bedürfnisse nicht befriedigen könne. So war Frazee beispielsweise der Meinung, dass die Eltern Schizophrener deshalb nicht auf die Bedürfnisse ihrer Kinder eingehen könnten, weil sie selbst unerfüllte Bedürfnisse hätten.[332] Für Bertram Karon und Jack Rosberg stand wiederum fest, dass sich die von ihnen untersuchte Mutter

326 Für Ronald D. Laing war Schizophrenie eine Flucht aus der entfremdeten, konformistischen Gesellschaft. Vgl. dazu Kapitel 6.

327 Vgl. die Ausführungen im Unterkapitel 2.1 im Abschnitt «Bemerkungen zu den Samples».

328 Rosen hielt den Vortrag 1947 für die Washington Psychoanalytic Group, 1947 für die Schilder Society, 1947 für The Baltimore City Medical Society, 1948 für The Winter and Menninger Professional Personnel und 1948 für die Massachusetts Psychiatric Society. Das Referat wurde in überarbeiteter Form 1953 als Kapitel in *Direct Analysis* publiziert. Ich beziehe mich hier und im Folgenden auf die publizierte Fassung. Rosen, John N.: Direct Analysis: Selected Papers, New York, NY 1953.

329 Ebd., S. 97.

330 Das Leid der Mutter ist dabei relativ, da Rosen auch festhält, dass die Mutter aus der Perversion dieses Triebs sowohl Genuss ziehe als auch darunter leide, vgl. ebd., S. 101.

331 Winder und Kantor sprechen davon, dass die Mütter pathologisch seien. Vgl. Winder, C. L.; Kantor, Robert E.: Rorschach Maturity Scores of the Mothers of Schizophrenics, in: Journal of Consulting Psychology 22 (6), 1958, S. 440; Wahl spricht von «pathological attitudes». Vgl. Wahl: Antecedent Factors, 1954, S. 670; Mahler untersucht nicht die mütterlichen Haltungen, meint aber, dass nur eine kranke Mutter keine Liebe für ihr Kind aufbringen könne (und dass die Mehrheit der Schizophrenen nicht geliebt worden sei). Vgl. Mahler: Child Psychosis, 1952, S. 289.

332 Vgl. Frazee: Children, 1953, S. 139.

durch ihren Sohn selbst verwirkliche.[333] Allerdings – hier beschrieben sie ein ähnliches Dilemma wie Dworin und Wyant – durfte das Kind dennoch nicht so erfolgreich sein, dass es dadurch von der Mutter unabhängig würde: «[...] she makes two demands on her son: to produce great things for her but not to be too successful at it.»[334] Die Mutter, so Karon und Rosberg weiter, habe eine negative Selbsteinschätzung, welche sie auf ihr Kind projiziere. Die guten Eigenschaften ihres Kindes betrachte sie hingegen als ihre eigenen: «This exchange of her own bad traits for the child's good possessions seems to be the mechanism whereby the mother staves off a psychotic breakdown of her own personality.»[335] Die Mutter benutze das Kind also nicht nur zu ihrer Selbstverwirklichung, sondern auch zur Erhaltung ihrer eigenen psychischen Gesundheit.[336] Dadurch werde die Mutter-Kind-Beziehung zu einem gegenseitigen Abhängigkeitsverhältnis.

Curtis Prout und Mary Alice White stellten ebenfalls fest, dass die Mütter Schizophrener dazu tendierten, die Persönlichkeit ihrer Söhne zu usurpieren, um eigene Bedürfnisse zu befriedigen. Dasselbe konnten sie bei den Müttern der Kontrollgruppe nicht feststellen: «Since being a full and complete person is, we believe, part of a healthy adjustment, the obvious follows that the well-adjusted mother can afford to let her son be himself, which makes a well-adjusted son.»[337] Sie folgerten also, dass nur eine Mutter, welche sich selbst verwirklichen könne, auch eine gute Mutter sein könne, die ihre Kinder zu eigenständigen Persönlichkeiten heranwachsen lasse. Auch Dworin und Wyant waren dieser Meinung, da sie glaubten, ein Grossteil des mütterlichen Fehlverhaltens entspringe dem übertrieben starken Willen, eine gute Mutter sein zu wollen, und einer Haltung, die sie «smothering ‹do-everything-for-their-children› attitude»[338] nannten. Freeman und Grayson sprachen ihrerseits negativ von einem «self-sacrificing martyrdom»[339] der Mütter von Schizophrenen. Den Wunsch der Mütter, perfekte Mütter sein zu wollen und sich dafür selbst aufzugeben, beurteilten sie als obsessiv und ungesund.

Allerdings gab es seitens anderer Forschenden auch die Position, dass das Problem der Mütter Schizophrener keine unerfüllten Ambitionen oder übermässiges Aufopfern für das (vermeintliche) Wohl der Kinder seien, sondern dass genau diese Ambitionen das eigentliche Problem seien. So kritisierte James Galvin

333 Vgl. Karon; Rosberg: Mother-Child Relationship, 1958, S. 523.

334 Ebd.

335 Ebd., S. 532–533.

336 Auch Limentani beschreibt eine ungute Symbiose zwischen Mutter und Kind, bei der die Mutter das Kind einerseits zurückweise, dieses aber zugleich als Teil von sich brauche. Die Auflösung dieser Symbiose führe dann zur Schizophrenie. Vgl. Limentani: Symbiotic Identification, 1956.

337 Prout; White: Personality Relationships, 1950, S. 255.

338 Dworin; Wyant: Authoritarian Patterns, 1957, S. 255.

339 Freeman; Grayson: Maternal Attitudes, 1955, S. 51.

1956, die Mütter Schizophrener würden keinen Genuss aus ihrer Frauenrolle ziehen, im Gegenteil: «The usual feminine functions, biological and social, are carried out with little interest, little satisfaction, or else avoided.»[340] Als Beispiele nannte er zwei Frauen, die seiner Meinung nach nicht in ihrer Mutterrolle aufgingen. Dabei nannte er einerseits eine Frau, welche ihren ganzen Alltag mit Bridge spielen zubrachte, und andererseits eine Frau, die nur sonntags Zeit für ihr Kind hatte, weil sie sechs Tage die Woche als Juristin arbeitete. Es ist bemerkenswert, dass er keinen Unterschied zwischen beiden Beschäftigungen zu machen schien. Das Bridgespiel war für ihn, wie offenbar auch die Arbeit als Juristin, einfach ein Zeitvertrieb und eine Flucht vor den Mutterpflichten. Die Anzeichen dafür, dass die «schizophrenogenen Mütter» nicht genügend mütterlich seien, sah Galvin bereits in ihrer Wahrnehmung der Schwangerschaft. So las er sowohl ihre Angst vor dem Verlust ihrer sexuellen Attraktivität durch die körperlichen Veränderungen in der Schwangerschaft und Stillzeit wie auch ihre Angst vor dem Tod bei der Geburt als unbegründete Ängste und als Weg, die Schuld für die eigene Frigidität und/oder das sexuelle Desinteresse des Ehemannes auf das Kind zu schieben.[341] Das heisst umgekehrt, dass Galvin die Verantwortung einer Frau darin sah, das sexuelle Interesse ihres Mannes aufrechtzuerhalten und für die Kinder da zu sein. Auch Ellison und Hamilton beschrieben berufstätige Mütter als Frauen, die ihre Kinder und ihre Mutterrolle ablehnten: «Seven of the aggressive mothers had rejected their children outright, turning them over to governesses or placing them with relatives while they pursued a career untrammeled by the burden of motherhood.»[342] Damit setzten sie die Drittbetreuung von Kindern mit deren Ablehnung gleich. Auch Reichards und Tillmans «overtly rejecting mother» beschrieb ihr Kind als Last und wurde von ihnen deswegen als «ambulatory schizophrenic» bezeichnet. Diese negative Wahrnehmung von Frauen, die in in den Augen der Forschenden die Berufstätigkeit ihrer Mutterrolle vorziehen würden, hatte, wie Hartwell zeigt, eine Entsprechung in der Gesamtgesellschaft: Die meisten Männer lehnten es Umfragen zufolge ab, dass Frauen für Lohn arbeiteten, sofern es dem Ehemann möglich sei, selbst einer Erwerbsarbeit nachzugehen. Die Umfragen zeigte allerdings auch, wie viele Hausfrauen gerne einer Lohnarbeit nachgegangen wären.[343]

Während sowohl Karon und Rosberg wie auch Prout und White der Ansicht waren, dass eine Mutter, welche ihre eigenen Ambitionen erfüllte, eine bes-

340 Galvin: Mothers of Schizophrenics, 1956, S. 568.

341 Vgl. ebd., S. 569. In den 1950er Jahren starb immerhin eine von tausend Frauen bei der Geburt ihres Kindes. Vgl. Womersley, Kate: Why Giving Birth Is Safer in Britain Than in the U.S., ProPublica, 31.08.2017. Online: <https://propublica.org/article/why-giving-birth-is-safer-in-britain-than-in-the-u-s?token=2Afda3_4a5kZwuyUcu2dePYQjk2YB3DX>, Stand: 24.11.2020.

342 Vgl. Ellison; Hamilton: Hospital Treatment, 1949, S. 455.

343 Hartwell: Schizophrenogenic Mother Concept, 1996, S. 280.

sere Mutter sein könne, sahen Galvin und Ellison sowie Hamilton gerade diese Ambitionen als Teil des Problems. Ihrer Meinung nach liessen sich diese Frauen nicht auf ihre Rolle als Frau und Mutter ein.

Die widersprüchlichen Anforderungen an Mütter in den 1950er Jahren, die sich in diesen Studien zeigen, spiegeln sich auch in den ambivalenten Haltungen der Mütter Schizophrener, die Mark an seinem Sample feststellte:

> These mothers as a group thought that «a devoted mother has no time for social life», but that «children should not annoy their parents with their unimportant problems». They thought that «a mother should shower her child with praise at all times», but that it was not desirable to play too much with a child as it would spoil him. They felt that «it's sad to see children grow up because they need you more when they're babies» and that «quiet children are much nicer than little chatterboxes». The presence of such opposing attitudes as devotion and detachment may be pointing up the ambivalence of feeling toward their own children.[344]

Die ambivalenten Gefühle der Frauen ihrer Mutterrolle und ihren Kindern gegenüber können als Ausdruck der unterschiedlichen gesellschaftlichen Erwartungen gelesen werden, denen sie als Mutter und als Familie entsprechen wollten. Dass die Anforderungen an Mütter kaum miteinander vereinbar waren, beschreibt auch die Historikerin Kathleen Jones im Zusammenhang mit zeitgenössischen Erziehungsratgebern.[345] Mütter sollten Jones zufolge beaufsichtigen, ohne zu herrschen, leiten, ohne die Unabhängigkeit und den individuellen Ausdruck zu unterbinden, und die emotionalen Bedürfnisse des Kindes befriedigen, die eigenen aber anderswo erfüllen.[346] Die «schizophrenogenen Mütter» waren den hier beschriebenen Studien zufolge Mütter, die an diesen Anforderungen scheiterten.

(Fehlende) Authentizität

Neben dem Abhängigkeitsverhältnis zwischen Mutter und Kind und der fehlenden Autonomie des Kindes war die fehlende Authentizität der Mutter ein weiteres Problem, welches von den Forschenden wiederholt angesprochen wurde. In dem weiter oben zitierten Ausschnitt aus Reichards und Tillmans Artikel kritisierten diese die Liebe der Mütter von Schizophrenen als «Pseudoliebe», da es sich nicht um eine selbstlose, sondern um eine eigennützige Liebe handle.[347] Galvin sprach davon, dass die Mütter ihre Kontrolle über das Kind durch Manipulation von Mitleid, Scham und Schuldbewusstsein erreichen würden. Somit wür-

344 Mark: Attitudes, 1953, S. 188.

345 Gemeint sind nicht (nur) Ratgeber, sondern die «Child Guider». Siehe dazu Kapitel 1.2.

346 Vgl. Jones: Troublesome Child, 2002, S. 186.

347 Vgl. Reichard; Tillman: Patterns, 1950, S. 256.

den sie eine «geheime» Kontrolle ausüben.[348] Gerard und Siegel sowie Ellison und Hamilton schrieben in ihren jeweiligen Studien, die Mütter würden ihre eigenen Unzulänglichkeiten hinter einer Fassade verbergen. Perr meinte, die Schizophrenen würden die «falsche Fassade» ihrer Eltern spiegeln.[349] Diese Unehrlichkeit in der Familie Schizophrener ist, wie ich in der Einleitung dargelegt habe, ein wiederkehrendes Thema im gesamten Untersuchungszeitraum.[350] Wie Cohen-Cole zeigt, führten das politische und das kulturelle Klima des Antikommunismus in der McCarthy-Ära sowie die Erfahrungen in der Zeit des Nationalsozialismus zu einem Unbehagen gegenüber übermässiger Konformität. Konformität unterdrücke im Gegensatz zu Diversität die Individualität und Freiheit des Individuums.[351] Der Vorwurf der mangelnden Authentizität der «schizophrenogenen Mütter» könnte in diesem Zusammenhang zu deuten sein: Diese Mütter unterdrückten ihre Individualität und passten sich durch den Wunsch nach Perfektion übermässig an und waren dadurch nicht authentisch. Dies wiederum führte beim Kind bestenfalls zu Verwirrung und machte es schlimmstenfalls krank.

2.3 Das Kind – ein Abbild seiner Eltern?

Zu einer Beziehung gehören immer mindestens zwei. Bisher wurde, der Fragestellung der Forschenden folgend, nur auf die Rolle der Mütter eingegangen. Aber welche Rolle wurde dem Kind in der Mutter-Kind-Beziehung zugeschrieben?

Einerseits wurde das Kind, wie weiter oben beschrieben, als Teil eines fragilen Gleichgewichts, der Mutter-Kind-Dyade, verstanden. Bei dieser wurden beide Individuen eher als Teil desselben Organismus denn als eigenständige Lebewesen gesehen. Dies wird beispielsweise in der Sichtweise des Kindes als Symptom der Mutter deutlich. Wie erwähnt, wurden Mütter Schizophrener teilweise nicht nur als pathogen, sondern auch als pathologisch beschrieben. Aus dieser Perspektive folgte, dass das schizophrene Kind das Symptom der Krankheit der Mutter war. Peter Beckett et al. zum Beispiel beschrieben das Kind als Sündenbock, das «parentally fostered symptom[s]» zeige.[352] Karon und Rosberg schrieben: «[T]he patient, who had been crippled emotionally by the mother, was crippled in such a way as to fulfill her pathologic needs.»[353] Wie weiter oben zitiert, glaubten sie, dass die Mutter selbst einer Psychose entkommen könne, indem sie das Kind

348 Vgl. Galvin: Mothers of Schizophrenics, 1956, S. 570.

349 Vgl. Perr: Distinguishing Parents, 1958, S. 217.

350 Vgl. Kapitel 1, 3.4., 4.4 und 5.3.

351 Vgl. Cohen-Cole: The Open Mind, 2013, S. 36.

352 Beckett u. a.: Exogenous Traumata, 1956, S. 138.

353 Vgl. Karon; Rosberg: Mother-Child Relationship, 1958, S. 523.

derart missbrauche. Dieser Meinung scheinen auch Beckett et al. gewesen zu sein, da sie feststellten, dass sich die Genesung des Kindes negativ auf die Gesundheit der Eltern auswirke:

> In several instances, a healthier adjustment of the child ushered in a psychotic episode in the parent. This led to speculation that in some cases parental expression of hostility through a child might both determine psychosis in the child and protect the parent from psychosis.[354]

In dieser heiklen, leicht aus der Balance zu bringenden Mutter-Kind-Beziehung hatte das Verhalten des einen beziehungsweise der einen also immer sofortige Auswirkungen auf den anderen beziehungsweise die andere. Diese Wahrnehmung hatte wiederum zur Folge, dass viele Forschenden glaubten, die Genesung eines oder einer Schizophrenen könne nur gelingen, wenn auch die Mütter oder die Familien mitbehandelt würden.[355]

Der Ausbruch respektive die Entstehung der Schizophrenie wurde häufig als (passive) Reaktion auf ein Trauma beschrieben, bei der das Kind kaum ein eigenständiger Akteur war.[356] Vielmehr war das Kind eine Art Resonanzraum für das Verhalten der Eltern. Frazee etwa war der Meinung, dass Kinder, die später schizophren würden, in so vielen Lebensbereichen traumatisiert worden seien, dass ihr normaler Erhaltungstrieb verfälscht worden sei. Ihre Studie zeigte ängstliche, zurückgezogene, asthenische Kinder mit gelegentlichen schwerwiegenden Ausbrüchen von Aggression als Produkt einer langen Serie von traumatischen Erlebnissen in Zusammenhang mit einer instabilen und abweisenden, wenn nicht brutalen Umgebung zu Hause.[357]

Bei Beckett et al. reagierte das Kind zwar gewissermassen aktiv auf die Aggressionen der Eltern, aber seine Reaktion war lediglich eine Spiegelung ihres Verhaltens:

> The patient deals with the assaults by introjecting both the details of the assault, and also the mechanisms used by the parent – thus there is an introjection of the hostile aggressor.

354 Beckett u. a.: Exogenous Traumata, 1956, S. 138.

355 Vgl. z. B. Mahler: Child Psychosis, 1952, S. 303; Beckett u. a.: Exogenous Traumata, 1956, S 138. Diese Ansicht teilte insbesondere auch Don Jackson und war, wie ich in Kapitel 4.1 zeige, die Basis seiner Homöostasetheorie.

356 Explizit von einem «Trauma» sprechen z. B. Ellison; Hamilton: Hospital Treatment, 1949, S. 455; Plank: The Family Constellation of a Group of Schizophrenic Patients, 1953, S. 826. Dworin und Wyant sprechen nicht explizit von einem Trauma, aber das Kind wird dennoch nicht als Akteurin oder Akteur beschrieben, vgl. Dworin; Wyant: Authoritarian Patterns, 1957, S. 334.

357 Vgl. Frazee: Children, 1953, S. 148–149.

> Hence the first schizophrenic delusion may reflect in a striking, specific manner the essence of a parental assault.[358]

Das Kind wird bei Beckett et al. also gar zu einer Verkörperung der elterlichen Aggression.

Teilweise beschrieben die Forschenden die Schizophrenie auch als Flucht, wobei dem Kind so eine aktivere Rolle zugeschrieben wurde. So zum Beispiel Wahl, der die Schizophrenie als Schutz gegen starke Gefühle von Hilflosigkeit und Wertlosigkeit beschreibt, oder Limentani, für den Schizophrenie der Versuch ist, mit der Angst und der Feindseligkeit umzugehen, welche durch die Loslösung aus der symbiotischen Beziehung zur Mutter entstanden seien.[359]

Reziprozität

Das Kind, so scheint es, konnte nur auf die Mutter respektive seine primären Bezugspersonen reagieren. Inwiefern Letztere auch auf das Kind reagierten, also die Reziprozität dieser Beziehungen, thematisierten nur wenige Forschende in ihren Artikeln explizit. Jenkins stellte die Frage, ob die Haltungen und Handlungen der Mütter durch die Schizophrenie ihrer Söhne hätten ausgelöst werden können, und verneinte sie sogleich: «In my own judgment, I cannot regard them primarily as a result, although possibly some of them have been intensified by the care of a schizoid child.»[360] Zumindest räumte er aber, anders als seine Kollegen, die Möglichkeit ein, dass das Kind und seine Krankheit auch ein Faktor der Mutter-Kind-Beziehung seien. Dass umgekehrt die Mutter das Kind beeinflusste, stand für ihn ausser Frage: «What refuge from the dominance of such a mother can a child find other than retreat into autism?»[361] Die Krankheit des Kindes beziehungsweise nach Jenkins die Anpassungsstörung oder der Zusammenbruch seien eine Reaktion auf das mütterliche Verhalten. Die umgekehrte Interpretation, dass die mütterliche Überbehütung eine Reaktion auf die kranke Konstitution des Kindes sei, war offenbar eher bei Anhängerinnen und Anhängern biologischer Erklärungen für die Schizophrenie beliebt. So erklärte es zumindest Mark, auf dessen Dissertation Jenkins' Überlegungen zurückgingen. Allerdings, fügte

358 Beckett u. a.: Exogenous Traumata, 1956, S. 142. Sie beschreiben hier die Resultate aus einer anderen Studie mit anderen Patientinnen und Patienten, deren Ergebnisse sie aber bei den Schizophrenen wiederholt sehen.

359 Vgl. Wahl: Antecedent Factors, 1954, S. 675; Limentani: Symbiotic Identification, 1956, S. 223. Jenkins beschreibt Schizophrenie beziehungsweise Autismus als Rückzug und Schutz vor einer dominanten Mutter. Vgl. Jenkins: The Schizophrenic Sequence, 1952.

360 Jenkins: The Schizophrenic Sequence, 1952, S. 740.

361 Ebd. Autismus galt teilweise (z. B. für Eugen Bleuler) als Symptom von Schizophrenie. Vgl. McNally: A Critical History of Schizophrenia, 2016, S. 4. Ausserdem wurde Autismus in diesem Zeitraum häufig als kindliche Schizophrenie gefasst, vgl. dazu Kapitel 1.3.

Mark hinzu, könne man auch umgekehrt sagen, dass die Haltungen der Mütter auf das Kind projiziert würden. Dies wiederum begünstige eine psychogene Erklärung für die Schizophrenie.[362]

Kohn und Clausen versuchten 1956 die bisher von der Forschung ebenfalls vernachlässigte Frage nach dem Einfluss der sozioökonomischen Schicht[363] zu beantworten sowie die Patienten- und Patientinnenperspektive mittels Interviews einzubeziehen. Letzteres hatte zur Folge, dass sich der Untersuchungszeitraum nicht wie bei vielen anderen Forschungsprojekten auf die frühesten und frühen Kindheitserfahrungen beschränkte, sondern auf das Alter von 13 bis 14 Jahren.[364] Aufgrund ihrer Resultate stellten sie ernüchtert fest:

> One fact we feel is abundantly clear: comparisons of parent-child relationships of schizophrenics and normals cannot ignore the factor of social class, as has so often been done in the past. Those studies which compared schizophrenics, largely from lower social-status levels, with normal middleclass students or with groups of professionals, have quite possibly documented a social class difference in maternal dominance rather than a disease specific difference.[365]

Kohn und Clausen widerstanden trotz dieser Feststellung der Verlockung, das häufigere Vorkommen der Schizophrenie in tieferen sozialen Schichten damit zu erklären, dass Mütter in tieferen sozialen Schichten häufiger dominant seien.[366] Stattdessen stellten sie die Aussagekraft ihrer und ähnlicher Forschungen generell in Frage. Sie seien gezwungen zu beachten, dass die Muster von Eltern-Kind-Beziehungen bei Schizophrenen ebenfalls bei mehreren anderen Störungen beschrieben worden seien, wie beispielsweise bei der manisch-depressiven Psychose, bei Geschwüren und Magersucht oder auch bei jugendlicher Delinquenz und Drogensucht. Dies warf für sie die Frage auf, ob solche Beziehungsmuster wirklich entscheidende Faktoren in all diesen Fällen seien oder bis zu welchem Grad es sich dabei um gewöhnliche Reaktionen von Eltern auf ihre schon in frühen Jahren als «seltsam» oder «krank» wahrgenommenen Kinder handelte.

Ähnlich lautete die scharfe Kritik von William F. Orr am Forschungsprojekt von Theodore Lidz:

---

362 Vgl. Mark: Attitudes, 1953, S. 186.

363 Kohn und Clausen verwenden die englischen Begriffe «status» und/oder «background». Ergänzend sprechen sie von «upper», «middle» und «lower class». Die Einteilung nehmen sie anhand der Berufe der Familienväter vor.

364 Vgl. Kohn; Clausen: Authority Behavior, 1956, S. 300.

365 Ebd.

366 Zuckerman et al. glaubten, dass möglicherweise der Bildungsstand den Unterschied ausmache. Vgl. Zuckerman; Oltean; Monashkin: The Parental Attitudes of Mothers of Schizophrenics, 1958.

> What comprises data in a study such as this when there is no clear thesis being tested, when most of the significant events occurred in the order of two decades prior to the study, and when the epitome of it, the illness of the child, has in itself created changes in the reaction of the parents to each other and to any interviewer in a setting involving the child's illness?[367]

Diese drei Reflexionen über den Einfluss der Krankheit des Kindes auf das Verhalten der Mütter respektive der primären Bezugspersonen haben eines gemeinsam: Die Anerkennung dieser Möglichkeit ist mit dem Scheitern der Forschungsfrage verknüpft. Während Jenkins seine Forschungsfrage entschärft, sehen sich Kohn und Clausen sowie Orr gezwungen nach Alternativen zu suchen.[368] Dies erklärt vielleicht, warum die Mutter-Kind-Beziehung von der Forschung weitgehend einseitig beschrieben wurde.

Anders klang es 1958 bei dem Psychiater und Therapeuten Harold F. Searles:

> [T]he child is trapped in such a relationship by, more than anything else, his own ambivalence, in which there are powerful ingredients of genuine solicitude, devotion, and loyalty, toward his tragically enmeshed mother, who is in reality fully as much a ‹victim› of the double bind as is the child himself.[369]

Searles zeichnete die Mutter-Kind-Beziehung als tragische Dynamik mit zwei Opfern. Das Kind war hier aktiv an seinem Unglück beteiligt. Searles, dessen Artikel zum Ende der hier untersuchten Dekade erschien, steht für eine neue Art der Konzeption der Familienbeziehungen und der Schizophrenie, wie sie ab der Mitte der 1950er Jahre vermehrt vorkam.

Wie ich in den nächsten Kapiteln zeigen werde, wollten Forschungsgruppen wie jene von Theodore Lidz oder Gregory Bateson das Aktions-Reaktions-Schema der früheren Theorien durch eine dynamischere Vorstellung von Beziehungen ersetzen.

Die Frage nach dem Kind in der schizophrenogenen Beziehung zeigt, dass sich die Hypothese der Entstehung der Schizophrenie durch eine «schizophrenogene Mutter» nur so lange aufrechterhalten liess, wie das Kind als ein passiv auf die Mutter reagierendes Wesen gedacht wurde. Als die Forschenden der Reziprozität der Mutter-Kind-Beziehung Beachtung schenkten, führte sie dies schliesslich zu einer Abkehr oder zumindest einer Abwandlung der Hypothese.

---

367 Orr in: Lidz; Parker; Cornelison: Role of the Father, 1956, S. 132.

368 Orr schlägt vor, Therapiegespräche statt Interviews zu führen.

369 Searles: Positive Feelings, 1958, S. 570.

2.4 Die Väter Schizophrener und die Paarbeziehung der Eltern

Wie erwähnt, konzentrierten sich die meisten Forschenden auf die Untersuchung der Mutter-Kind-Beziehung, auch wenn sie nicht abstritten, dass auch Väter und andere nahe Bezugspersonen negativen (oder positiven) Einfluss auf die Kinder ausüben könnten. Einige Forschende hoben sogar die Rolle der Väter hervor. Obwohl die Mutter die nächste Bezugsperson sei, so Frazee, seien auch die Beziehung der Eltern zueinander und die Rolle des Vaters wichtig. Ausserdem sei der Vater für Knaben eine Identifikationsfigur: «A little boy needs his father, not only for the same reasons that he needs his mother, but as an object of identification.»[370]

Sowohl Wahl wie auch Gerad und Siegel teilten diese Ansicht und folgerten daraus, dass die Rolle des Vaters bei der Entstehung der Schizophrenie respektive allgemein bei der Kindererziehung bisher zu wenig Berücksichtigung gefunden habe.[371] Besonders wichtig schien Gerard und Siegel, dass es ein Gleichgewicht zwischen dem Mütterlichen und dem Väterlichen brauche, eine «balance of maternal and paternal functions».[372] Wie schon bei der Mutter-Kind-Beziehung wurde auch in Bezug auf die Mutter-Vater-Kind-Beziehung von einer Balance gesprochen. In seinem Kommentar zur Forschung von Lidz et al. schrieb Orr:

> It seems probable, a priori, that it is not the mother alone who is the villain in the piece but the unity-or better, «disunity»-of parental figures, paternal as well as maternal, and the environment which together they create that is basic.[373]

Mutter und Vater wurden also wiederum als Einheit verstanden, deren «Uneinigkeit» eine schlechte Umgebung für das Kind schaffe. Orr fuhr fort, dass es Lidz et al. gelungen sei zu zeigen, wie die Persönlichkeit des Vaters sich negativ auf die Realitätswahrnehmung des Kindes auswirke und bestimmt auch die Mutter-Kind-Beziehung tiefgreifend störe.[374] Orrs Aussage vermittelt wiederum das Bild des Vaters als sekundäre Einwirkung auf das Kind. Die Mutter-Kind-Beziehung wäre in dieser Perspektive die erste Umwelt des Kindes und die Mutter-Vater-Beziehung die zweite. War die Balance der Mutter-Vater-Beziehung gestört, so wirkte sich dies auf die Balance der Mutter-Kind-Beziehung aus.

370 Frazee: Children, 1953, S. 139. Frazee schreibt vom Baby, das beide Eltern brauche. Im hier zitierten Ausschnitt offenbart sich dann, dass sie an ein männliches Baby denkt. Zur Frage, ob auch ein kleines Mädchen einen Vater brauche, schweigt sie.

371 Vgl. Wahl: Antecedent Factors, 1954, S. 670, 673; Gerard; Siegel: Family Background, 1950, S. 72.

372 Gerard; Siegel: Family Background, 1950, S. 72.

373 Orr, in: Lidz; Parker; Cornelison: Role of the Father, 1956, S. 132.

374 Vgl. ebd.

Im Gegensatz zu den tyrannischen, überbehütenden, teils zurückweisenden Müttern wurden Väter meist als passiv und schwach beschrieben. In ihrer Zusammenfassung der zeitgenössischen Forschung beschreiben Kohn und Clausen die Rolle der Väter Schizophrener als «emotional nonparticipant.»[375] Dies deckt sich mit Gerards und Siegels Schilderung des typischen Vaters als «weak, immature, quiet, passive, retiring individual, not necessarily inadequate with respect to work or friendship, but definitely inadequate with respect to his familial adjustment».[376] Der Vater wurde als Gegenstück zur dominanten Mutter beschrieben: schwach, passiv und unzureichend im familiären Kontext. Gerard und Siegel waren nicht die Einzigen, die herausstrichen, dass dies nicht zu bedeuten habe, dass sich der Vater ausserhalb der Familie ebenso verhalten würde. Wieder ging es also um ein (gestörtes) Gleichgewicht innerhalb der Paar- und Kernfamilienbeziehung und wieder wurde ein Beziehungsteil als passiv beschrieben.

Der tyrannische Vater

Allerdings waren sich auch in diesem Punkt nicht alle Forschenden einig. Frazee etwa schrieb, dass sich ihre Forschungsergebnisse in Bezug auf die Mütter von Schizophrenen mit der wissenschaftlichen Literatur decken würden, nicht aber in Bezug auf die Väter. In ihrer Untersuchung seien ihr sehr viele grausame und ablehnende Väter aufgefallen, und dies decke sich nicht mit der Annahme, dass Väter Schizophrener passiv und für das Familienleben unbedeutend seien.[377] Ellison und Hamilton beschrieben zwei Typen von Vätern. Die einen seien aufgrund ihrer extremen Passivität, ihrer emotionalen Labilität und ihrer unbekümmerten Indifferenz unzulänglich. Die anderen seien tyrannisch, grausam, sadistisch und aggressiv.[378] Auch bei Reichard und Tillman kam dieser Typus von Vater vor. Sie nannten ihn «schizophrenogener Vater» und beschrieben ihn als «Spiegelbild» der offen ablehnenden Mutter. Solche Väter seien selten, aber sie ordneten 2 von 79 untersuchten Fällen diesem Typus zu:

> Like the mother, he is overtly rejecting of the patient. Although his role in the home is that of a sadistic tyrant, his domination and sadism appear to be a cover-up for basic weakness, since in most cases he is actually ineffectual, unsuccessful, and more or less of a failure in life. He is also quite dependent on the mother, despite his ill-treatment of her, and is extremely demanding of her time and attention.[379]

---

375 Kohn; Clausen: Authority Behavior, 1956, S. 298.

376 Gerard; Siegel: Family Background, 1950, S. 62.

377 Vgl. Frazee: Children, 1953, S. 143.

378 Vgl. Ellison; Hamilton: Hospital Treatment, 1949, S. 454.

379 Reichard; Tillman: Patterns, 1950, S. 253.

Wie häufig bei der Beschreibung von tyrannischen Müttern, deuteten Reichard und Tillman hier auch die Tyrannei des schizophrenogenen Vaters als Fassade, hinter der sich Schwäche oder gar ein Versagen verbargen. Die Mütter klammerten sich in solchen Beziehungen – ebenso wie die Männer von tyrannischen Frauen – in passiver, abhängiger und masochistischer Weise an ihre Männer, schrieben Reichard und Tillman.[380]

Die tyrannische Vaterfigur aus der Schizophrenieforschung erinnert stark an den autoritären Vater, wie er von der Frankfurter Schule beschrieben wurde. Wie in Kapitel 1.6 dargelegt, sagte Fromm-Reichmann in ihrem Referat zur Rolle der Mutter in den USA, dass die tyrannische Mutter das amerikanische Gegenstück zum autoritären Vater in Europa sei. Während tatsächlich viele Forschende ebenfalls diese Umkehrung beschrieben, bestanden manche, wie Frazee oder Reichard und Tillman, darauf, dass es zumindest auch einen Anteil an autoritären Vätern unter den amerikanischen Vätern von Schizophrenen gebe.

Die Komplementarität der Geschlechter in der Paarbeziehung

Unabhängig davon, ob die Mutter oder der Vater als tyrannisch galten, wurden die Rollen der Mutter und des Vaters als komplementär zueinander beschrieben. Was bei dem einen zu viel war, fehlte bei der anderen und umgekehrt. Wiederum entsteht das Bild einer aus dem Lot geratenen Einheit. Während der sadistische, ablehnende Vater und die schwache, passive Mutter noch als eine etwas aus den Fugen geratene Form des Auslebens gängiger Geschlechternormen durchgehen konnte, entspricht der zweite, weitaus häufiger beschriebene Fall der tyrannischen Mutter und des schwachen Vaters einer Umkehrung derselben. War es diese Umkehrung, die eine schizophrenogene Umgebung schuf? Wie ich in Kapitel 4.3 zeigen werde, waren Lidz et al. durchaus dieser Meinung.

Auch in anderen Quellen gibt es Hinweise darauf, dass die «Verwirrung» rund um die Geschlechterrollen eine entscheidende Rolle für die Entstehung von Schizophrenie spielte. Diese Verwirrung wurde nicht selten auch mit der Ausbildung einer instabilen sexuellen Identität oder von Homosexualität in Verbindung gebracht. Karon und Rosberg etwa beschrieben, dass die Mutter, welche sie untersucht hatten, durch ihre Dominanz oder beispielsweise ihr Einfordern von Beteiligung an der Hausarbeit die Männer entmanne.[381] Sie selbst könne sich nicht als Frau akzeptieren,[382] und ihr Sohn erfahre aufgrund dessen eine «Geschlechterverwirrung»: Er habe sich teilweise für eine Frau gehalten und leide ausserdem unter einer grossen Kastrationsangst.[383] Vorsichtiger formulierten es Kohn und

380 Vgl. Reichard; Tillman: Patterns, 1950.

381 Vgl. Karon; Rosberg: Mother-Child Relationship, 1958, S. 528.

382 Zum Nichterfüllen der Geschlechterrolle vgl. Kapitel 2.2.

383 Vgl. Karon; Rosberg: Mother-Child Relationship, 1958, S. 529–530.

Clausen: Schizophrene Söhne, deren Mutter dominant («dominating») sei, würden die Mutter dem Vater vorziehen. Bei schizophrenen Töchtern sei das Gegenteil der Fall, sie würden den Vater mit der schwachen Autorität bevorzugen. Sei hingegen der Vater dominant, würden sich die Söhne dem Vater näher fühlen und die Töchter der Mutter.[384] Damit postulierten Kohn und Clausen, dass (schizophrene) Söhne immer den dominanten, Töchter immer den schwächeren Elternteil bevorzugten. Wenn das männliche als das starke und das weibliche als das schwache Geschlecht gesehen wird und die Kinder sich dem Elternteil ihres Geschlechts näher fühlten, dann führte eine Umkehrung der Geschlechterverhältnisse bei den Eltern zu einer «falschen» Identifikation bei den Kindern. Kohn und Clausen zogen keine weiteren Schlüsse daraus. Gerard und Siegel beschrieben ein ähnliches Problem.[385] Sie zählten krankhafte Persönlichkeitszüge auf, die durch die Familienkonstellationen in den Familien Schizophrener begünstigt würden, darunter: «Confusion of One's Sexual Identification or Role». Eine Beziehung zu einem schwachen, desinteressierten oder abwesenden Vater führe zu einer unzureichenden männlichen Identifikation, schreiben Gerard und Siegel. Dadurch komme es zu sexueller Apathie und zu «homosexuellen Konflikten», welche typisch für die Schizophrenie seien.[386] Schon in älteren psychoanalytischen Texten, wie zum Beispiel bei Sullivan,[387] wurde Homosexualität beziehungsweise das Versagen bei der «heterosexuellen Anpassung» als Faktor bei der Entstehung der Schizophrenie beschrieben. Von einem solchen «Versagen» schrieben auch Ellison und Hamilton: 29 von 43 Patientinnen und Patienten seien unfähig gewesen, den «heterosexual issues of courtship, engagement, marriage, or pregnancy»[388] zu entsprechen. Die Mehrheit dieser 29 Personen habe eine Ablehnung durch das andere Geschlecht nicht ertragen. Die restlichen 14 Patienten hätten ihre offenkundige Homosexualität nicht akzeptieren können und aus diesem Grund eine Psychose entwickelt.[389] Auch Ellison und Hamilton führten die «feminine Identifikation» eines Schizophrenen auf das Verhalten der Eltern zurück, allerdings nicht auf die Umkehrung der traditionellen Geschlechterrollen, sondern auf die Aggressivität der Vaters und die Überfürsorglichkeit der Mutter. Dies könnte man allerdings ebenfalls als Scheitern am Ausüben der traditionellen Geschlechterrollen interpretieren, ein Scheitern, das richtige Mass an Autorität und Fürsorge zu treffen. Interessanterweise sahen sie noch einen erschwerenden Faktor in den gesellschaftlichen Rollenvorstellungen:

---

384 Vgl. Kohn; Clausen: Authority Behavior, 1956.

385 Vgl. Gerard; Siegel: Family Background, 1950.

386 Vgl. ebd., S. 67.

387 Vgl. Sullivan, Harry Stack: The Onset of Schizophrenia, in: American Journal of Psychiatry 84 (1), 1927, S. 105–134.

388 Ellison; Hamilton: Hospital Treatment, 1949, S. 456–457.

389 Vgl. ebd., S. 457.

> The increased emphasis on the qualities of virility and aggressiveness in times of war imposes a severe strain on the man with essentially feminine identification. The constitutionally ill-prepared personality, conditioned to passivity by an aggressive father and an oversolicitous mother, labors at an inordinate disadvantage under war stress.[390]

Das Männlichkeitsideal der Kriegszeit bereite den femininen Männern besonders viel Stress, konstatierten Ellison und Hamilton. Sie blieben jedoch die Einzigen, welche die Geschlechterrollen in einen direkten Zusammenhang mit gesellschaftlichen Erwartungen stellten. Ausserdem führte diese Erkenntnis auch Ellison und Hamilton nicht zu einer grundsätzlichen Kritik an diesen Normen. Insgesamt entsprachen die Vorstellungen von Mutter- und Vaterschaft sowie von den Geschlechterrollen und Paarbeziehungen, welche die Forschenden implizit artikulierten, in den meisten Fällen dem in den 1950er Jahren propagierten bürgerlichen Häuslichkeitsideal, bei dem die männlichen und weiblichen Sphären und Aufgaben klar getrennt waren.

2.5 Wandel

Lässt sich zwischen 1948 und 1958 ein Wandel bei den Forschungsfragen und Untersuchungsmethoden der Studien feststellen? Der Untersuchungszeitraum ist zu kurz, um eine klare Antwort geben zu können. Eine Tendenz lässt sich aber beobachten. Ab Mitte der 1950er Jahre entfernten sich viele Forschende von der Vorstellung, man könne ausschliesslich die «schizophrenogene Mutter» untersuchen. Die Forschungsgruppe um Theodore Lidz begann bereits 1949, nach der gesamten Kernfamilie zu fragen. Wahl kritisierte 1954, dass Väter von der Forschung zu wenig berücksichtigt worden seien. Beckett et al. führten 1956 Interviews mit Müttern, Vätern und Kinder in unterschiedlichen Konstellationen. Dworin und Wyant untersuchten 1957 unter anderem gruppentherapeutische Gespräche. Ausserdem waren sie der festen Überzeugung, dass die Eltern mitbehandelt werden müssten, wenn die Kinder geheilt werden sollten, da ansonsten deren Umwelt gleich bleibe. Immer häufiger wurde gegen Ende des Zeitraums die Forschungsmethode der Beobachtung angewandt: Bei Hotchkiss 1955, bei Bateson et al. 1956 und bei Karon und Rosberg 1958. Auch führten Gesinnungsstudien zunehmend nicht zum erwarteten Resultat, wie bei Zuckerman et al. 1958, oder zu Zweifeln an der Fragestellung, wie bei Kohn und Clausen 1956.

Kurz nach ihrem Tod 1958 erschien ein Aufsatz von Fromm-Reichmann mit dem Titel *Basic Problems in the Psychotherapy of Schizophrenia,* in dem sie beschrieb, in welche Richtung sich ihrer Ansicht nach die Schizophrenieforschung weiterentwickeln solle:

390 Vgl. Ellison; Hamilton: Hospital Treatment, 1949, S. 456.

> In addition to continued psychiatric investigation, further sociological studies of significant environmental factors are needed. Analyses of recorded interviews and sound movies with the help of linguists and kineticists are desirable and are already under way at some places. Semantics and communication theory may also have something to offer. Growing clinical experience with the psychotherapy of psychotic people holds promise for the attainment of further progress in understanding of human behavior, and of that aspect of it known as schizophrenia.[391]

Sie beschrieb damit genau die Neuerungen im Feld ab Mitte der 1950er Jahre. Es gab häufiger interdisziplinäre Zusammenarbeiten unter starkem Einfluss insbesondere der Ethnologie und Soziologie. Audio- und Filmaufnahmen wurden eingesetzt, um Dynamiken besser analysieren zu können. Schliesslich trat die Kommunikation als Forschungsgegenstand nicht zuletzt aufgrund des Forschungsprojekts um Bateson et al. ab 1956 in den Vordergrund.[392]

Trotz dieser Veränderungstendenzen blieb insbesondere ein Aspekt in der Forschung bestehen. Auch 1958 beschrieb Fromm-Reichmann, wie schon 1948, noch den «severe early warp», den Schizophrene hatten erdulden müssen. Diese Verzerrung wurde der Patientin oder dem Patienten Fromm-Reichmann zufolge in der frühen Kindheit durch wichtige und nahestehende Personen zugefügt; und zwar, wie sie hinzufügte: «in this culture, primarily by the mothering one». Obschon sie der mütterlichen Figur wie schon 1940 kein Geschlecht zuteilte, blieb die mütterliche Figur dennoch im Fokus.[393] Auch wenn vermehrt Familiendynamiken ins Zentrum der sozialpsychologischen Schizophrenieforschung rückten, behielt die Mutter(figur) noch über längere Zeit implizit die Hauptrolle in dieser Dynamik. Auf diesen Aspekt werde ich in den Kapiteln 3.1 und 4.3 weiter eingehen.

2.6 Fazit

Die Figur der «schizophrenogenen Mutter», wie sie in der Forschung in der Dekade nach Fromm-Reichmanns folgenschwerer Formulierung beschrieben wurde, war sehr heterogen. Trotzdem lassen sich einige Gemeinsamkeiten umreissen, die in den meisten Studien zu finden sind. So stelle die «schizophrenogene Mutter» widersprüchliche Anforderungen an ihre Kinder, es mangle ihr an Authentizität und sie könne das richtige Mass an Nähe und Distanz zu ihren Kindern nicht einhalten. Ausserdem suche sie ihre Erfüllung entweder zu sehr in ihrer Mutterrolle oder sie lehne ihre Mutterrolle ab. Wie aus diesen widersprüchlichen

---

391 Fromm-Reichmann, Frieda: Basic Problems in the Psychotherapy of Schizophrenia, in: Psychiatry 21 (1), 1958, S. 6.

392 Vgl. Bateson, Gregory; Jackson, Don D.; Haley, Jay u. a.: Toward a Theory of Schizophrenia, in: Behavioral Science 1 (4), 1956, S. 251–264. Mehr dazu in Kapitel 4.

393 Vgl. dazu Kapitel 1.6.

Charakterisierungen ersichtlich ist, spiegelte die Forschung zur «schizophrenogenen Mutter» die teils unvereinbaren Anforderungen an zeitgenössische Frauen wider.

Die «schizophrenogene Mutter» wurde häufig nicht nur als pathogen beschrieben, sondern ihr Verhalten wurde von den Forschenden auch als pathologisch gesehen. In dieser Sichtweise wurde das Kind zum Symptom seiner Mutter. Mutter und Kind wurden darüber hinaus als Teile einer Einheit gesehen, wobei die Mutter hauptsächlich der agierende Teil war und das Kind der reagierende. Wurden Väter in die Analyse miteinbezogen, so bildete die Mutter-Vater-Beziehung eine übergeordnete Ebene zur Mutter-Kind-Beziehung, insofern Erstere sich auf Letztere auswirkte und die Beziehung des Kindes zum Vater als eine sekundäre Beziehung zu jener zur Mutter beschrieben wurde. Die Umgebung des oder der Schizophrenen jenseits der primären Bezugspersonen war sehr selten Thema und wurde nur im Sinne des Bildungsstandes der Eltern und der ökonomischen Schichtzugehörigkeit erwähnt.

Auf mehreren Ebenen wurde anhand der «schizophrenogenen Mutter» ein Ungleichgewicht beschrieben. Erstens bei der Charakterisierung ihrer Persönlichkeit: Geschildert wurde stets ein Überschuss oder ein Mangel zum Beispiel an Aufopferungsbereitschaft oder Autorität. Zweitens sei auch die Paarbeziehung der Eltern nicht im Lot: entweder weil die Geschlechterrollen vertauscht waren oder weil sie wiederum das richtige Mass an Weiblichkeit und Männlichkeit beziehungsweise Mütterlichkeit und Väterlichkeit nicht einhalten könnten. Ein wichtiger Faktor der Schizophrenogenität, so hat die Analyse ergeben, war das Versagen, eine «gesunde» Balance zu finden. Auch die Schizophrenie selbst wurde gewissermassen als Störung des Gleichgewichts (in diesem Fall der kindlichen Psyche) beschrieben. Die Vorstellung von (psychischer) Gesundheit und Normalität (im Sinne optimaler Anpassung) als Gleichgewicht geht nicht von klaren Grenzen zwischen Gesundheit und Krankheit, Normalität und Anormalität[394] aus.

Ab der Mitte der 1950er Jahre begannen Schizophrenieforschende, die an einen soziogenen Ursprung der Schizophrenie glaubten, sich immer mehr für Familiendynamiken zu interessieren. Dabei tauschten sie häufig den psychoanalytischen, auf die kindliche Entwicklung gerichteten Blick gegen einen funktionalistischen Blick ein, der auf die verschiedenen Rollen innerhalb der Familie und ihr Zusammenspiel fokussierte. In Teil II dieses Buchs beleuchte ich verschiedene Facetten dieses Interesses anhand von drei Tiefenbohrungen. Im Fokus stehen das Forschungsteam um den Psychiater Theodore Lidz in Harvard, das interdisziplinäre Team um den Anthropologen Gregory Bateson in Palo Alto und

394 Ich habe mich hier und im Folgenden absichtlich für den Begriff «Anormalität» und nicht den negativ konnotierten Begriff «Abnormität» entschieden, um einen möglichst weiten Bereich der Abweichung der Norm zu bezeichnen.

schliesslich die stark von diesen zwei Gruppen inspirierte Forschung des «Antipsychiaters» Ronald D. Laing in Grossbritannien.

Teil II: Familie und Gesellschaft

3. Die prekäre Ordnung der Kernfamilie im atomaren Zeitalter: Schizophrenie als Angriff auf bürgerliche Werte

> Confronted by the benumbing topic «Ethics, Organization and Man in the 1960's», I darkened my office, lay down on my analytic couch, held aloft my crystal ball, and gazed at the image of the coming decade that my harassed mind projected into it.
>
> I saw Man, as always, suspended between Heaven and Hell, but now, more clearly than ever before a Heaven or Hell of his own making. As the decade opens, he is living in fear of an atomic Armageddon that will come unheralded by the blast of Gabriel's trumpet, and perhaps not even by the shrill cacophony of an air raid siren. Yet, even as catastrophe threatens, man approaches a culmination of his struggle for survival with nature and through his science he can create what he needs. Surcease from toil for subsistence no longer depends upon conquest of others but upon cooperative use of men's mental faculties and their cultivation. […] [T]he years that lie just ahead of us appear crucial, for we either gain mastery in the struggle with human nature or we lose the promise of gaining control over the remainder of nature. At this midpoint in the life of our civilization, we wander in a dark and foreboding wood – having lost the true way.[395]

Mit dieser düsteren Vision eröffnete der Psychiater Theodore Lidz am 23. Februar 1961 seine dreiteilige Vorlesungsreihe an der Tulane University in New Orleans.[396] Es handelte sich dabei um die Mona-Bronfman-Sheckman-Vorlesungen in Sozialpsychiatrie, die vor einem interdisziplinären Publikum, bestehend aus

---

395 Lidz, Theodore: Human Adaptation and Ethics, Vortrag, o. D., Theodore and Ruth Lidz Papers, Archives at Yale University, MS 895, Series III, Box 20, Folder 39.

396 Manche Passagen dieses Manuskripts entsprechen exakt den Passagen im ersten Kapitel von *The Family and Human Adaptation*, der publizierten Fassung der Vorlesungen. Ich glaube deshalb, dass es sich dabei um das Referat handelt, welches dann für die Publikation stark überarbeitet und ergänzt wurde. Die hier zitierte Eingangspassage fehlt interessanterweise in der publizierten Fassung. Das könnte mit den politischen Entwicklungen zusammenhängen: Vielleicht wollten die Herausgeber nach der Kubakrise keinen so expliziten Verweis auf die nukleare Bedrohung mehr publizieren. Es ist auch nicht auszuschliessen, dass es sich um einen Entwurf handelt, der in dieser Form nie an die Öffentlichkeit gelangt ist. In der Danksagung zu *The Family and Human Adaptation* erwähnt Lidz, dass Hariette Borusch viele verschiedene Fassungen der Vorlesungen getippt habe. Vgl. Lidz, Theodore: The Family and Human Adaptation: Three Lectures, London 1964, S. 1.

Psychiatern, Anthropologinnen, Psychologen und Soziologinnen gehalten wurden.

In diesem von Lidz skizzierten apokalyptischen Schreckensszenario verdichtet sich das von der Angst vor einer nuklearen Katastrophe und der «roten Gefahr» beherrschte Psychogramm einer Gesellschaft.[397] Im Jahr vor der Kubakrise, die beinahe zu einer solchen Eskalation des Kalten Krieges in einen «heissen» Konflikt geführt hätte, beschrieb der Psychiater also keine Science-Fiction, sondern ein gar nicht so unrealistisches Szenario. Die einzige Hoffnung, dieser Apokalypse zu entgehen, sah Lidz darin, die «Vorherrschaft im Kampf um die menschliche Natur» zu erlangen. Damit bezog er sich auf den ideologischen Kampf des Kalten Krieges und die Gefahr des Totalitarismus, die er unvermeidbar mit dem Kommunismus assoziiert sah. Wie sehr Menschen durch Sozialisation beeinflussbar seien, und wie sehr die menschliche Natur veränderbar sei[398] – dies waren zentrale Fragen, mit denen sich die Humanwissenschaften während der Zeit des Kalten Krieges auseinandersetzten. Die Stärkung des menschlichen Charakters war ihr explizites Ziel, da Charakterschwäche als Schleuse für die Verführung durch den Kommunismus galt.[399] Wie ich in diesem Kapitel anhand der Studien von Lidz und seinen Mitarbeiterinnen und Mitarbeitern zeigen werde, war für ihn die Schizophrenie gleichbedeutend mit einer solchen Charakterschwäche und die Familie war der Ort, wo regulierend eingegriffen werden musste, um Persönlichkeiten zu formen, die für die Aufrechterhaltung der «freien Welt» sorgen würden.

Nicht die Kriegsführung, so erklärte Lidz weiter in seiner Vorlesungseröffnung, sondern der Einsatz von Wissenschaft und kulturellen Techniken sei entscheidend für die Zukunft einer Zivilisation. Dieser wissenschaftliche Optimismus war eine verbreitete Haltung während des Kalten Krieges in den USA: Der Wettkampf der Supermächte sollte nicht zuletzt durch wissenschaftliche, technologische und kulturelle Errungenschaften zu den eigenen Gunsten entschieden werden.[400] Lidz' Ansicht, dass die Menschheit vom richtigen Weg abgekommen sei und nunmehr im Dunkeln tappe, kombiniert mit der Vorstellung, dass sie sich an einem Scheideweg befinde, war Ausdruck typischer zeitgenössischer Un-

397 Diese gesellschaftliche Atmosphäre der konstanten Bedrohung hat etwa Elaine Tyler May untersucht. Vgl. May: Homeward Bound, 2008, S. 25–26.

398 Vgl. Vicedo, Marga: Cold War Emotions: Mother Love and the War over Human Nature, in: Solovey, Mark; Cravens, Hamilton (Hg.): Cold War Social Science, New York, NY 2012, S. 244.

399 Vgl. May: Homeward Bound, 2008, S. 91 ff. Als Zeichen für Schwäche galt im zeitgenössischen Diskurs mitunter Homosexualität, vgl. Johnson, David K.: The Lavender Scare: The Cold War Persecution of Gays and Lesbians in the Federal Government, Chicago, IL 2009.

400 Dies zeigte sich nicht nur im «Wettlauf ins All», sondern, wie May aufzeigt, auch in den «Küchendebatten» zwischen Richard Nixon und Nikita Chruschtschow. Vgl. May: Homeward Bound, 2008, S. 20 ff.

sicherheiten. Nach der Erfahrung des Nationalsozialismus und im Kontext einer Bedrohung der Demokratie und der freien Marktwirtschaft durch den sowjetischen Totalitarismus war man besorgt um die Stabilität der liberalen, amerikanischen Werte. Trotz des zunehmenden Wohlstands fürchteten viele eine erneute Wirtschaftskrise; und gesellschaftliche Entwicklungen, wie etwa bessere Verhütungsmöglichkeiten oder die Tatsache, dass immer mehr Frauen ausser Haus arbeiteten, schürten die Angst, dass der «American Way of Life» – als entscheidender Aspekt für den Sieg im Kalten Krieg – verloren gehen könnte.[401] Zum Ort der Sicherheit vor diesen Bedrohungen wurde die Familie stilisiert.[402] Dabei ging es nicht darum, behaupten zu wollen, dass eine stabile Familie eine nukleare Katastrophe abwenden könne, wie die Historikerin Elaine Tyler May betont. Aber das Heim sei als eine Quelle der Sinnhaftigkeit und der Sicherheit in einer Amok laufenden Welt betrachtet worden.[403] Die Idee, dass die Familie der geeignete Ansatzpunkt war, um sich für den ideologischen Kampf des Kalten Krieges zu rüsten, wurde von vielen Zeitgenossinnen und Zeitgenossen geteilt. Häuslichkeit wurde dabei nicht als Rückzug aus der politischen Sphäre gesehen, sondern als Ausdruck von Staatsbürgerschaft.[404] Diese diskursive Aufwertung der Familie hatte ihre soziale Entsprechung im «Golden Age of Marriage» und im «Babyboom»: Zwischen 1955 und 1965 sank in den USA die tendenziell steigende Scheidungsrate kurz ab, und aufgrund des ebenfalls sinkenden Heiratsalters gab es in dieser Dekade mehr verheiratete Paare als sonst im 20. Jahrhundert.[405] Die durchschnittliche Anzahl der Babys, die ein Paar in dieser Zeit gebar, stieg ebenfalls. Ausserdem folgten Geschwisterkinder dichter aufeinander und generell mehr Paare bekamen Kinder, was sich in einer steigenden Geburtenrate äusserte.[406]

Nicht im Weltraum werde der Kalte Krieg entschieden, sondern im Heim, argumentierte denn auch Lidz in seinem Vortrag:

> As I contemplated my visions [...] I somewhat reluctantly decided to remain at home on ground familiar to both you and me, and take you back to the family. [...] The family [...] intrudes itself because it plays a cardinal role in human adaptation. It forms the nucleus of each of our individual worlds even though we expand our orbits to the moon or to Venus – and I mean to submit that it is here, beside the hearth, in the relationship between family members, that we find the foundations of our ethics – principles that are obligatory to a meaningful and satisfactory way of life.[407]

401 Vgl. May: Homeward Bound, 2008, S. 90.
402 Vgl. ebd., S. 26.
403 Vgl. ebd., S. 18.
404 Vgl. ebd., S. 141 ff.
405 Ebd., S. x–xiii.
406 Vgl. Weiss: To Have and to Hold, 2000, S. 4.
407 Lidz: Human Adaptation and Ethics.

Damit verband Lidz geschickt zwei Dinge: Einerseits leitete er von seinen politischen Überlegungen zurück zu seiner eigentlichen Forschung: der Untersuchung von Familien von Schizophrenen. Andererseits schlug er damit auch die Lösung für die von ihm geschilderten Probleme vor: den Rückzug ins Heim, zur Familie, die Besinnung auf familiäre Werte und auf den «American Way of Life». Die Familie beschrieb er dabei als Kern («nucleus») der Welt jedes Individuums und schloss damit an ein im Kalten Krieg wirkmächtiges semantisches Feld an; dieses spannte sich von der Angst vor individueller Spaltung als psychopathologischem Vorgang über gesellschaftliche Fragmentierung bis hin zur Bedrohung durch eine nukleare Katastrophe.

Theodore Lidz und seine Mitarbeiterinnen und Mitarbeiter untersuchten in ihrer Forschung die Rolle der Familie bei der Entstehung der Schizophrenie. Diese Forschung führte sie aber auch zu der Frage, welche Aufgaben eine Familie zu erfüllen hatte, um Kinder heranzuziehen, welche den Erhalt und die Einheit einer liberalen, demokratischen Gesellschaft sicherstellen würden. In diesem Kapitel werde ich den von Lidz und seinem Team behaupteten Zusammenhang von Schizophrenie, Familie und dem Erhalt amerikanischer Werte während des Kalten Krieges anhand von zwei Fragen untersuchen: Wie sah für Lidz eine funktionierende beziehungsweise eine nicht funktionierende Familie aus? Und welche Rolle spielte Schizophrenie in seiner Argumentation?

Im Folgenden werde ich also zeigen, wie Lidz und sein Team anhand ihrer empirischen Schizophrenieforschung theoretische Fragen zur Sozialisation von Individuen zu beantworten versuchten. Zunächst skizziere ich die Überlegungen, die Lidz und sein Team dazu veranlassten, die Familie ins Zentrum ihrer Schizophrenieforschung zu stellen. Dabei diskutiere ich auch das Verhältnis von Lidz' Theorie der Entstehung von Schizophrenie zu den in Kapitel 2 beschriebenen Theorien, welche die Ursache der Schizophrenie in der Mutter-Kind-Beziehung suchten. Der Schwerpunkt der Kapitel 3.2 und 3.3 liegt anschliessend auf einem Close Reading der eingangs zitierten Vorlesungsreihe *The Family and Human Adaptation*: Darin erörtert Lidz, basierend auf Erkenntnissen aus seiner empirischen Forschung sowie aus der Psychoanalyse und den Sozialwissenschaften, die Rolle der Familie für das Weiterbestehen der Gesellschaft. Die Bedeutung, die er dabei Ordnung und Stabilität zuschreibt, zeigt sich schliesslich auch im Unterkapitel 3.4, in dem ich seine Auseinandersetzung mit Kreativität behandle. Kreativität, ein Ideal der Liberalen während der Zeit des Kalten Krieges, sah er zwar ebenfalls als erstrebenswert an, aber auch gefährlich nahe an der Schizophrenie.

3.1 Lidz' Schizophrenieforschung, 1941–1965

Lidz, geboren 1910, hatte an der Columbia University in seiner Heimatstadt New York Medizin studiert und seine Ausbildung zum Facharzt in Psychiatrie an der Johns Hopkins University in Baltimore absolviert, wo er insbesondere vom renommierten Schweizer Psychiater Adolf Meyer beeinflusst wurde. Meyer hatte bereits 1906 die Hypothese vertreten, dass Schizophrenie beziehungsweise Dementia praecox durch Umweltfaktoren verursacht werde.[408] 1937 lernte Lidz seine zukünftige Frau Ruth Wilmanns kennen, die wenige Jahre zuvor vor dem Nationalsozialismus aus Deutschland geflohen war. Sie heirateten kurz darauf und führten sodann gemeinsame Forschungsprojekte durch. 1941 verglichen sie die Krankenakten von 50 Schizophrenen mit 50 Krankenakten von psychotischen Depressiven und stellten Unterschiede zwischen den Familienverhältnissen beider Patiententypen fest. Lidz zufolge handelt es sich dabei um das erste Forschungsprojekt, welches sich mit dem umfassenden Familiensetting Schizophrener befasste.[409] Die Resultate wurden jedoch aufgrund von kriegsbedingten Verzögerungen erst 1949 publiziert.[410]

Aus dieser ersten Forschung heraus entstand das Interesse des Ehepaars, ein grösseres Projekt durchzuführen, und als Theodore Lidz eine Stelle an der Yale University erhielt, deren kleine Psychiatrie eine Abteilung für Schizophrene unterhielt, beschloss er, diesem Interesse nachzugehen. Zusammen mit der Sozialarbeiterin Alice Cornelison, seinem Kollegen Stephen Fleck und mit Unterstützung seiner Frau erforschte Lidz über zwölf Jahre lang 17 Familien von Schizophrenen, die am Yale Psychiatric Institute hospitalisiert waren.

Die fortlaufend zwischen 1949 und 1965 publizierten Artikel zu Teilaspekten der Umwelt von Schizophrenen wurden 1965 zusammen mit einigen unveröffentlichten Aufsätzen im Buch *Schizophrenia and the Family* herausgegeben. Über diese jahrelange Beschäftigung mit den Familien von Schizophrenen amüsiert sich der Wissenschaftsjournalist Edward Dolnick folgendermassen:

> If Lidz work was science, it was deeply flawed science. In essence, Lidz had peeked at the answer section at the end of the book: he knew from the start that the parents he was interviewing had raised a schizophrenic child. Inevitably, that knowledge biased his judgement. Making matters still murkier, Lidz's picture of his patients' childhoods relied on the recollections of those patients and their parents twenty years after the fact. It was a setup fraught with risk. But Lidz never bothered with controls, the most elementary precaution in science, and he never seemed to understand why anyone would have expected

---

408 Vgl. Meyer, Adolf: Fundamental Conceptions of Dementia Praecox, in: British Medical Journal 2, 1906, S. 757–758.

409 Vgl. Lidz, Theodore; Cornelison, Alice R.; Fleck, Stephen: Schizophrenia and the Family, New York, NY 1965, S. 17.

410 Vgl. ebd.

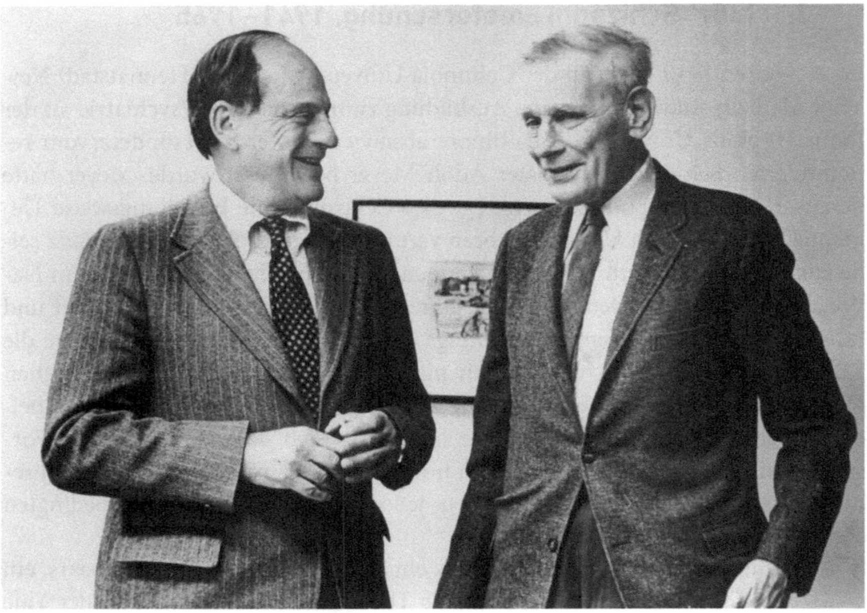

Abb. 2: Theodore Lidz und Stephen Fleck, ca. 1985

> it. «There was no sense in having normal controls because it was obvious that these were such aberrant families», he snapped, when pressed in 1995.[411]

Lidz, Fleck und Cornelison selbst hingegen waren der Ansicht, Grundlagenforschung zu betreiben, und ihre Arbeit wurde von der Wissenschaftsgemeinschaft durchaus geschätzt, so erhielt Lidz zahlreiche Auszeichnungen für seine Forschung.[412] Die Tatsache, dass sie sich auf unbekanntem Terrain bewegten, entschuldigte in ihren Augen die methodologischen Probleme ihrer Forschung beziehungsweise den Umstand, dass sie nicht besonders methodologisch vorgingen, wie sie selbst erklärten:

411 Dolnick, Edward: Madness on the Couch. Blaming the Victim in the Heyday of Psychoanalysis, New York, NY 1998, S. 130. Die Aussage soll Lidz gegenüber Dolnick am 14.11.1995 gemacht haben, vgl. ebd. In *Schizophrenia and the Family* erklärt das Team ebenfalls, weshalb sie auf eine Kontrollgruppe verzichteten. Vgl. Lidz; Cornelison; Fleck: Schizophrenia and the Family, 1965, S. 25.

412 Lidz erhielt den Frieda Fromm-Reichmann Award der American Academy of Psychoanalysis, den Stanley Dean Award des American College of Psychiatrists, den William C. Meninger Award des American College of Physicians und den Van Giesen Award des New York State Psychiatric Institute.

> We decided not to be deterred because we could not conduct a methodologically rigorous investigation, but to carry out the necessary exploratory work. [...] [A]n exploration that seeks to describe and map unknown terrain, for such measures must precede efforts to compare the region with other areas.[413]

Die Familien, die Lidz, Fleck und Cornelison für ihre Forschung ausgewählt hatten, waren sozial angesehen und ökonomisch gut gestellt. In einem Vortrag begründete Lidz dies damit, dass sie es für sinnvoller hielten, die Komplexität, die sich durch den Einbezug eines schlechten sozialen Umfelds oder von ernsthaften wirtschaftlichen Problemen ergeben würde, aussen vor zu lassen.[414] Dies zeigt, dass sich Lidz, Fleck und Cornelison bewusst waren, dass es durchaus schwerwiegende äussere Faktoren gab, die auf das Familienmilieu einwirkten. Sie beschlossen allerdings, diese weitgehend auszublenden, um an die Einheit Familie in möglichst «reiner» Form heranzukommen. Die Familien wurden wöchentlich über Monate und teils auch über Jahre hinweg interviewt. Dabei wurden sowohl mit der Gruppe als auch mit den einzelnen Familienmitgliedern Gespräche geführt. Die Sozialarbeiterin Cornelison war die Einzige, die bei sämtlichen Interviews mit allen Familienmitgliedern anwesend war. Einer der beiden Psychiater – vermutlich Fleck – war zumindest bei einem Interview mit jedem Familienmitglied dabei.[415] Die Interviews waren zeitlich nicht beschränkt und wurden nicht aufgezeichnet.[416] Die Familien wurden auch zu Hause besucht, und ihre Tagebücher sowie Fotoalben wurden für die Untersuchung mitberücksichtigt.[417] Mit der Zeit entstand zudem eine Zusammenarbeit mit der Psychologin Margaret Thaler Singer und dem Psychiater Lyman Wynne, die zeitgleich am National Institute for Mental Health (NIMH) in Washington zu Familien Schizophrener forschten. Im Rahmen dieser Kollaboration führten Lidz und sein Team auch diverse psychologische Tests mit den Familien durch.[418]

Das Bild, das sich die Forschenden von den Familien und ihrer Geschichte machten, wandelte sich gemäss ihren Angaben mit der Zeit erheblich. Hätte man die Interviews nicht über so lange Zeitspannen geführt, davon war das Team überzeugt, wäre man zu falschen Ergebnissen gekommen. Diese Überzeugung führt sie auch dazu, ihre Arbeit als Pionierarbeit über das Feld der Schizophrenie hinaus zu verstehen: «[I]t is highly likely that these studies of these seventeen

413 Lidz; Cornelison; Fleck: Schizophrenia and the Family, 1965, S. 19.

414 Lidz, Theodore: Paper on Research on Schizophrenia, Referat über Schizophrenieforschung, ca. 1963, Theodore and Ruth Lidz Papers, Archives at Yale University, MS 895, Series III, Box 24, Folder 139; vgl. auch Lidz; Cornelison; Fleck: Schizophrenia and the Family, 1965, S. 25.

415 Vgl. Lidz; Cornelison; Fleck: Schizophrenia and the Family, 1965, S. 21.

416 Vgl. ebd., S. 24.

417 Vgl. ebd., S. 22.

418 Vgl. ebd., S. 23.

families contain the most complete, dynamically comprehensive, and personally meaningful material ever gathered about any series of families for any purpose.»[419]

Was war neu an der Erkenntnis, dass die Familienumgebung von Bedeutung für die Entstehung der Schizophrenie sei? Wie ich in Kapitel 2 gezeigt habe, gab es ausgehend von der Vorstellung, dass die frühe Mutter-Kind-Beziehung entscheidend für die weitere Entwicklung des Kindes sei, zahlreiche Studien, die sich mit dem Zusammenhang zwischen Familienverhältnissen und Schizophrenie auseinandersetzten. Wovon wollten sich Lidz, Fleck und Cornelison also genau abgrenzen, und worin sahen sie die Bedeutung ihrer Forschung? Während sie sich zu Beginn ihrer Zusammenarbeit als die Einzigen verstanden, welche die Rolle der Familie als Umwelt von Schizophrenen untersuchten, entstand in den Jahren bis zur Publikation von *Schizophrenia and the Family* 1965 ein kleines Forschungsfeld. «The importance of the family environment to the genesis of schizophrenia is now widely recognized, and in some settings even taken for granted»,[420] berichteten sie in der Einleitung zum Band und erwähnten ihre Kollegen Don Jackson und Gregory Bateson, Lyman Wynne und Murray Bowen in den USA und weitere weltweit. Als sie zu forschen begonnen hätten, habe sich das Interesse für die Familie von Schizophrenen auf genetische Faktoren beziehungsweise auf die Persönlichkeit der Mütter beschränkt, schrieben sie weiter.[421] Bereits in der ersten Publikation, die sich mit den Vätern Schizophrener befasste, stellten die Forschenden fest, dass die Mütter Schizophrener von der Forschung bisher viel stärker beachtet worden seien als die Väter. Deren Bedeutung sei bisher tendenziell übersehen worden.[422] Wie ich in Kapitel 2 gezeigt habe, waren sie allerdings nicht die Einzigen mit dieser Kritik und es gab durchaus Forschende, die auch die Väter von Schizophrenen in ihre Untersuchung miteinbezogen.[423] Dennoch brachten Lidz, Fleck und Cornelison mit ihrem Fokus auf die Familie als Ganzes eine neue Perspektive in die Schizophrenieforschung ein.

Schizophrenie als gescheiterte Sozialisation

Das menschliche Gehirn unterscheide sich darin vom tierischen, schrieben Lidz, Fleck und Cornelison, dass es dem Menschen die Möglichkeit biete, sich an seine Umwelt anzupassen. Diese biologische Unterfütterung einer eigentlich kulturalistischen und kulturrelativistischen Sichtweise ist in Lidz' Schriften zentral. Wie ich im Folgenden zeigen werde, definierte Lidz Schizophrenie als Ausdruck einer

419 Lidz; Cornelison; Fleck: Schizophrenia and the Family, 1965, S. 24.
420 Ebd., S. 15.
421 Vgl. ebd., S. 23.
422 Vgl. Lidz; Parker; Cornelison: Role of the Father, 1956, S. 126–127.
423 Vgl. Kapitel 2.6.

fehlerhaften Anpassung an die Umwelt. Die Anpassung scheitere, wenn die schizophrene Person die symbolische Ordnung und die kulturellen Logiken nicht verinnerlicht habe beziehungsweise sich ihnen entziehe.[424] Grundlage der Schizophrenie bildete laut Lidz also ein Versagen der Familie in ihrer Funktion als Sozialisierungsinstanz. Die Suche nach den Ursachen für dieses Versagen führte ihn schliesslich dazu, seine Fragen auf eine allgemeinere Ebene zu heben und für die Ergebnisse seiner Schizophrenieforschung Relevanz im Hinblick auf die Gesellschaft als Ganzes zu beanspruchen.

Die Grundcharakteristiken der Schizophrenie definierte Lidz wie folgt:

> [T]he critical characteristics that distinguish this category of mental illness concern the disturbed symbolic processes without degradation of intelligence potential. The core problem has been designated in various ways that involve related capacities: disordered concept formation, concretistic thinking, mislabeled metaphor, impaired categorical thinking, intrusions of primary process material, derailment of associations etc.[425]

Bei sämtlichen dieser Charakteristiken handelt es sich um kulturell vermittelte Techniken, wie etwa beim Verstehen und Benutzen von Metaphern, Kategorien und Konzepten. Dies führte Lidz, Fleck und Cornelison zu der Annahme, dass Schizophrenie kein Zustand sei, der unverständlich oder ein Ausdruck gestörter Hirnfunktionen sei. Vielmehr sei Schizophrenie einfach ein mögliches Resultat der menschlichen Entwicklung, mit dem gerechnet werden müsse.[426]

Wenn Schizophrene es nicht gelernt hätten, sich in der Gesellschaft zurechtzufinden, dann lag das in den Augen von Lidz, Fleck und Cornelison an einem Scheitern der Familie. Obwohl sich Lidz auch als Psychoanalytiker verstand, unterschied sich seine Perspektive auf die Familie von derjenigen vieler Berufskolleginnen und -kollegen. Er lehnte eine psychologisch determinierte Erklärung der Kindsentwicklung ab, in der die Familie (und in erster Linie die Mutter) lediglich störend einwirken konnte.[427] Seiner Meinung nach, sei die soziale Rolle der Familie in der bisherigen psychoanalytischen Tradition zu wenig beleuchtet worden. Einerseits sei den Vorgängen in Familien zu wenig Beachtung geschenkt worden: «[...] the family as an entity and the significance of family transactions in personality formation and malformation scarcely enter into psychoanalytic theory.»[428] Andererseits sei auch die Rolle der Familie als Institution beziehungs-

---

424 Vgl. Lidz; Cornelison; Fleck: Schizophrenia and the Family, 1965, S. 77.

425 Lidz: Family and Human Adaptation, 1964, S. 91–92.

426 Vgl. Lidz; Cornelison; Fleck: Schizophrenia and the Family, 1965, S. 77.

427 Vgl. Lidz: Paper on Research on Schizophrenia, 1963.

428 Lidz, Theodore: Psychoanalysis and the Family, o. D., Theodore and Ruth Lidz Papers, Archives at Yale University, MS 895, Series III, Box 22, Folder 86.

weise als Subsystem der Gesellschaft, in die sich das Kind integrieren müsse, weitgehend vernachlässigt worden, monierte Lidz.[429]

Die Bedeutung der Familie, so Lidz, Fleck und Cornelison, könne nicht auf einzelne elterliche Handlungen, Haltungen oder Beziehungsmuster reduziert werden:

> The family's influence upon the child cannot be considered in terms of maternal love or nurturance, nor through transfer of a parent's superego to the child, nor the relationship of one or even both parents to the child, nor any other such single factor, even though it alone may be difficult enough to study.[430]

Familie war für sie nicht nur eine Ansammlung von interagierenden Individuen, sondern eine eigene soziale Einheit, in der eine gewisse «Atmosphäre» herrsche.[431] Häufig sprachen sie vom «Familienmilieu».[432] «The family is a true small group with an organic life and unity of its own, and with a set of imperative functions»,[433] schrieben sie im Kapitel «Schizophrenia and the Family», das ursprünglich als Vortrag für die internationale Schizophrenietagung 1957 am Burghölzli in Zürich verfasst worden war. Und in einem anderen Kapitel führten sie aus: «Within the family, the actions of any member affects all, producing reactions and counteractions, and shifts in the family's equilibrium. Reciprocally interrelating roles must be found, or the personality of one or more members will become distorted.»[434] Lidz', Flecks und Cornelisons Beschreibung der Familie als Milieu und als Organismus, das nach Gleichgewicht strebe, erinnert stark an das physiologische Konzept der Homöostase.[435] Die Vorstellung, dass innerhalb der Familie eine bestimmte Balance eingehalten werden müsse, teilte die Gruppe mit den Forschenden, die ich in Kapitel 2 beschrieben habe.

Lidz und seine Coautoren sahen die Familie aber nicht nur als erste Umwelt des Kindes, sondern auch als Zelle der Gesellschaft. Die Familie sei als Subsystem der Gesamtgesellschaft dafür verantwortlich, die gesellschaftlichen Werte und Techniken zu vermitteln, die das Kind brauche, um in der Gesellschaft zu überleben.[436] Gleichzeitig sichere sie so auch das Überleben der Gesellschaft und sei natürlich entsprechend den gesellschaftlichen Anforderungen geformt.[437] In der

429 Vgl. Lidz; Cornelison; Fleck: Schizophrenia and the Family, 1965, S. 40.

430 Ebd., S. 28.

431 Lidz et al. schrieben, sie hätten in ihren Publikationen versucht, die Atmosphäre in den Familien zu vermitteln, vgl. ebd., S. 21.

432 Vgl. z. B. ebd., S. 174.

433 Ebd., S. 81.

434 Ebd., S. 353.

435 Darauf gehe ich in Kapitel 4 näher ein.

436 Vgl. Lidz; Cornelison; Fleck: Schizophrenia and the Family, 1965, S. 28.

437 Vgl. ebd., S. 353.

Untersuchung der Familie, so schliessen Lidz, Fleck und Cornelison, kämen deshalb Soziologie und Psychologie zusammen:

> The individual incorporates the fundamentals of the social system through his experiences in the family, while the personalities of the individuals who constitute the family markedly influence the structure and nature of the family, and its ability to meet the needs of the broader society.[438]

Die Ausformung der individuellen Psyche und das Funktionieren sozialer Systeme standen für Lidz, Fleck und Cornelison in einem wechselseitigen Verhältnis. Dazu kamen noch biologische Faktoren: Familie, so glaubten sie, sei deshalb eine so universelle Organisationsform, weil sie biologisch sinnvoll sei. Menschenkinder seien ohne Unterstützung durch ihre Familien nicht lebensfähig.[439] Daher seien Menschen durch ihre biologischen Voraussetzungen dazu gezwungen, sich in sozialen Einheiten zu organisieren.[440] Auch hier zeigt sich also, dass die kulturalistische Perspektive Lidz' auf einem biologisch fundierten Evolutionsdenken beruhte. Insgesamt betonten Lidz und sein Team aber die Rolle der «nurture» gegenüber einem biologischen Determinismus. So betonten sie auch, dass das kulturelle Erbe der Menschheit in den vergangenen Jahrhunderten für die Entwicklung der Menschheit verantwortlich gewesen sei – nicht genetische Mutationen.[441]

Das Gespenst der «schizophrenogenen Mutter»

Obwohl sich Lidz, Fleck und Cornelison von der Forschung zu Müttern Schizophrener abgrenzten und sich bemühten, die Umwelt des oder der Schizophrenen möglichst umfassend zu beschreiben, spielte die Figur der «schizophrenogenen Mutter» in ihrer Forschung weiterhin eine Rolle.

In dem Kapitel über Mütter in *Schizophrenia and the Family* taten sich Lidz, Fleck und Cornelison zwar schwer, einen einzigen Muttertypus für Mütter Schizophrener zu beschreiben: «We cannot describe the mother of the schizophrenic patient.»[442] Auch relativierten sie die bisherigen Beschreibungen von Müttern Schizophrener sowie überhaupt den mütterlichen Einfluss und erklärten, dass Mütter, die den gängigen Beschreibungen «schizophrenogener Mütter» entsprächen, in der Minderheit seien.[443] An anderer Stelle kritisierte Lidz sogar generell die Kultur des «mother blaming» und nahm dabei indirekt Bezug auf die «Mo-

438 Lidz; Cornelison; Fleck: Schizophrenia and the Family, 1965, S. 354.

439 Vgl. ebd.

440 Vgl. ebd., S. 361.

441 Vgl. ebd., S. 78.

442 Ebd., S. 292.

443 Vgl. ebd., S. 291.

mism»-Kritik von Strecker und Wylie.[444] Dennoch verwarfen Lidz, Fleck und Cornelison die Diskursfigur der «schizophrenogenen Mutter» nicht, denn tatsächlich sei es so, schrieben sie, dass auch Mütter, die nicht der Beschreibung «schizophrenogener Mütter» entsprächen, gewisse Züge mit ihnen teilten: «[...] some very important traits of these women are also found in other mothers of schizophrenic patients.»[445]

Die Forschung von Lidz, Fleck und Cornelison unterschied sich aber von der vorhergehenden darin, dass sie die Gründe für das Verhalten und die Haltungen der Mütter in die Untersuchung miteinbezog. In dem Kapitel zu Müttern erinnerten Lidz, Fleck und Cornelison zuerst überhaupt an die Komplexität der mütterlichen Aufgaben. «Motherhood is not an entity. It is not a quality that can be instilled into a woman by prenatal classes, natural childbirth, rooming-in or breast feeding.»[446] Die mütterlichen Aufgaben könnten nicht einfach rasch nach der Geburt erlernt werden, da sie sich im Laufe der Jahre weiterentwickeln würden. Die Forschung hingegen tue oft so, als ob die Mutter lediglich in den ersten Lebensjahren des Kindes als empathische und pflegende Instanz gefragt sei.[447] Hier lässt sich implizit wieder eine Kritik an der psychoanalytischen Beschäftigung mit der Mutter-Kind-Beziehung herauslesen, die selten den Wandel dieser Beziehung über die präödipale Phase hinaus berücksichtigte. Dies war denn auch ein Faktor, der Lidz', Flecks und Cornelisons Forschung von ihren Vorgängern unterschied.

Ausserdem betrachteten sie die Mutter nicht isoliert, sondern plädierten dafür, auch die «schizophrenogene Mutter» aus ihrem Umfeld heraus zu verstehen: «Too commonly the psychiatrist who encounters them as mothers of his patients views them as willfully malevolent or rejecting. Our attention has been forcefully directed to the deficiencies in the mother's own development.»[448] Viel spreche dafür, dass die Familienprobleme in Wahrheit mindestens eine Generation früher begonnen hätten als bisher angenommen.[449] Auch das Verhalten des Vaters und die Ehedynamik spielten eine Rolle für das Verhalten der Mutter.[450] Diese Beobachtungen zeugen davon, dass Lidz, Fleck und Cornelison die Mutter-Kind-Beziehung als Teil eines grösseren Beziehungsgeflechts verstanden, weshalb der

444 «Mothers have been blamed individually for much of what has gone wrong with their children, and collectively for many of the ills of society. ‹Momism› has been blamed for the high incidence of combat neuroses and lost battles (few generals are mothers), maternal rejection for schizophrenia, working mothers for juvenile delinquency, lack of maternal affection for alcoholism, drug addiction and peptic ulcer.» Lidz: Family and Human Adaptation, 1964, S. 32.

445 Lidz; Cornelison; Fleck: Schizophrenia and the Family, 1965, S. 328.

446 Ebd., S. 292.

447 Vgl. ebd.

448 Ebd., S. 333.

449 Vgl. ebd., S. 334.

450 Vgl. ebd., S. 332.

mütterliche Einfluss für sie an Bedeutung verlor. Jedoch lehnte die Forschungsgruppe die These ab, dass das Verhalten des Kindes für pathologisches Verhalten der Mutter verantwortlich sein könne. In den meisten Fällen, so ihre Überzeugung, habe dieses Verhalten der Mutter bereits vor ihrer Mutterschaft bestanden.[451]

Wie oben beschrieben gingen Lidz, Fleck und Cornelison ohnehin nicht von einem alleinigen pathogenen Einfluss eines Familienmitgliedes aus. Vielmehr konnten ihrer Meinung nach einzelne Mitglieder zu einer pathogenen Umgebung beitragen (oder nicht) beziehungsweise diese verhindern (oder nicht). In seinen Notizen für das Kapitel über die Mütter in Familien Schizophrener schrieb Lidz: «In some instances, the study of the mother's own parental family is virtually a study of the schizophrenogenic environment in which the mother was raised.»[452] Anstatt von einer «schizophrenogenen Mutter» sprach er hier also von einer «schizophrenogenen Umwelt» – und nicht nur das, es ging um die «schizophrenogene Umwelt», in der die Mutter der oder des Schizophrenen aufgewachsen war. Darin zeigt sich das wesentlich komplexere Verständnis von Schizophrenie und ihrer Entstehung, das Lidz, Fleck und Cornelison vertraten.

Von der Schizophrenie zur Gesellschaftstheorie

In einem Referat im Jahr 1963 berichtete Lidz von einer wichtigen Verschiebung in seinem Forschungsinteresse. Während zu Beginn seiner Zusammenarbeit mit Fleck und Cornelison die Frage im Zentrum gestanden habe, welche Rolle der Familie bei der Entstehung der Schizophrenie zugekommen sei, sei das Forschungsinteresse später immer mehr auf eine allgemeinere Ebene gerückt: «Our orientation changed».[453] Plötzlich seien sie Fragen nachgegangen wie: «[W]hy is the family a universal phenomenon? What are the functions of the family anyway? What is the role of language in human functioning? How does a child achieve a firm gender identity?»[454] Um zu verstehen, wie Störungen des Familienmilieus zu Schizophrenie bei den Kindern führen könnten, so Lidz, sei es notwendig geworden zu verstehen, wie menschliche Anpassung und Persönlichkeitsentwicklung funktionierten.[455]

Lidz', Flecks und Cornelisons Theorie der Schizophrenie als Anpassungsstörung führte sie also weg von ihrem eigentlichen Interesse für die Ätiologie der

451 Vgl. Lidz; Cornelison; Fleck: Schizophrenia and the Family, 1965.

452 Lidz, Theodore: Notes on Mothers, o. D., Theodore and Ruth Lidz Papers, Archives at Yale University, MS 895, Series III, Box 22, Folder 81.

453 Lidz: Paper on Research on Schizophrenia, 1963.

454 Lidz, Theodore: Salmon Lecture [notes], 1967, Theodore and Ruth Lidz Papers, Archives at Yale University, MS 895, Series III Box 23, Folder 144.

455 Lidz: Paper on Research on Schizophrenia, 1963.

Schizophrenie hin zu der Frage nach dem Funktionieren und der Funktion von Familien. Dabei argumentierte Lidz, dass es wichtig sei, sich mit der Schizophrenie zu beschäftigen, um diese Frage zu verstehen. Zugleich argumentierte er, dass die Ätiologie der Schizophrenie aus der Frage nach dem Funktionieren von Familien und der menschlichen Anpassung beantwortet werden könne. So bezeichnete Lidz seine als *Family and Human Adaptation* publizierte Vorlesungsreihe an der Tulane University, aus der ich eingangs des Kapitels zitiert habe, in einer Korrespondenz zwar als eine Art Prolegomena zu einer Theorie der Schizophrenie. Zugleich erklärte er in der Einleitung von *Family and Human Adaptation* aber, Schizophrenie sei hier nur Mittel zum Zweck, um menschliche Anpassung zu verstehen. Wie ich in der Einleitung zur vorliegenden Arbeit anhand der Tagung *Society and Psychosis* beschrieben habe, führte das Nachdenken über Schizophrenie und ihren Ursprung in der Familie häufig zu allgemeineren gesellschaftlichen Fragen. Lidz war also mit seiner Verknüpfung von Schizophrenie, Familie und Gesellschaft nicht allein. Dennoch sticht auch in Lidz' wissenschaftshistorischen Kontext die Art und Weise hervor, wie bei ihm psychologische Fragen zunehmend mit soziologischer Theorie verschwammen und er ausgehend von der Ätiologie der Schizophrenie zu einer eigenen Gesellschaftstheorie gelangte. Diese Aspekte werde ich im nächsten Unterkapitel näher beleuchten. Im Folgenden untersuche ich, wie Lidz aus einer funktionalistischen Perspektive heraus ein Ideal einer demokratischen Familie definierte, die der oben geschilderten Bedrohung durch den Kalten Krieg standhalten konnte.

3.2 Die Ordnung der Familie

Lidz nahm in *Family and Human Adaptation* seine Schizophrenieforschung als Ausgangspunkt, um über die Menschheit an sich nachzudenken. Eine Rezensentin seiner Vorlesungsreihe beschrieb es in *Psychoanalytic Quarterly* so:

> If the psychoanalyst lives in an ivory tower, this book shows what a splendid vantage point an ivory tower is for viewing mankind from China to Peru. Not that the author depends on the far-flung researches of the anthropologist or sociologist. Rather, he finds in his clinic, in thorough investigations of schizophrenics and their families, a starting point from which to explore civilizations ancient and modern.[456]

Wie in der eingangs dieses Kapitels zitierten Vorlesung deutlich wurde, hob Lidz die Bedeutung der Familie für die Entwicklung des Individuums und damit auch für die Zukunft der Gesellschaft hervor. Gleichzeitig sah er die amerikanische Fa-

456 Pederson-Krag, Gillian: The Family and Human Adaptation: By Theodore Lidz, M.D. New York: International Universities Press, Inc., 1963. 120 pp., in: Psychoanalytic Quarterly 33, 1964, S. 442–443.

milie als labil und in Gefahr. Ausgehend von dieser Angst um die Zukunft der Familie und darüber hinaus um die menschliche Zivilisation suchte Lidz in der Menschheitsgeschichte nach Antworten auf die Frage, welche Faktoren zum Untergang einer Zivilisation führten. Das Opus magnum des konservativen amerikanischen Soziologen Carle Zimmerman, *Family and Civilization,* diente ihm dabei als Vorlage. Das Römische Reich, die Zivilisation der Inkas und andere Beispiele würden zeigen, dass ein Werteverfall mit dem Zusammenbruch der Gesellschaft einhergehe, erklärte Lidz. Während Zimmerman den Werteverfall mit einem zunehmenden Hedonismus in Verbindung brachte, setzte Lidz vorher an: Wenn Gesellschaften in einen kulturellen Austausch mit anderen Kulturen treten würden, führe das zu kultureller Verwirrung, einem «babel of cultural traditions».[457] Dies habe zur Folge, dass die eigene Kultur nicht mehr ernst genommen werde, die eigenen Werte verloren gingen und dadurch die Familie korrumpiert werde.[458]

> It is at these times when people turn from tradition as a guide for living, when the worth of ethical principles is constantly challenged, when the value of parental authority is doubted, and when many decisions rest upon individual choice, that cultures of the past have started to crumble.[459]

Wenn Menschen innerhalb der Familie und durch zwischenmenschliche Beziehungen keine Sicherheit und Zufriedenheit erführen, würden sie narzisstisch und hedonistisch.[460] Ausserdem fehle der Sinn für Gemeinschaft auch deshalb, weil das Über-Ich, das normalerweise als mahnende moralische Instanz das gesellschaftliche Zusammenleben ermögliche, nicht durch elterliche Autorität innerhalb der Familie gestärkt werde.[461] Hier schliesst Lidz wieder den Kreis zu Zimmerman und führt aus: «Marriage declines, divorce increases, the responsibilities of parenthood are avoided. The family network that forms the matrix of society becomes faulty and the family as a carrier of essential tradition declines.»[462]

«A precarious way for a precarious world»

Das Problem der grossen vergangenen Zivilisationen sah Lidz auch als Bedrohung für die gegenwärtigen Familien. In den USA, beklagte er, würden sich aktuell vielfältige ethnische, religiöse und soziale Einflüsse vermischen: Häufig seien

457 Lidz: Family and Human Adaptation, 1964, S. 13.
458 Vgl. ebd.
459 Ebd., S. 29–30.
460 Vgl. ebd., S. 30.
461 Vgl. ebd., S. 34.
462 Ebd.

die kulturellen Hintergründe beider Partner in einer Ehe komplett verschieden.[463] Ausserdem habe aufgrund der Industrialisierung, Urbanisierung und wissenschaftlichen Revolution ein struktureller Wandel von der Grossfamilie hin zur Kernfamilie stattgefunden. Die Grossfamilie, in der mehrere Elterngenerationen zusammenlebten, sei eine sehr stabile Familienform gewesen, in der Traditionen besonders gut gewahrt werden konnten.[464] Allerdings passe sie nicht in eine schnelllebige Zeit: «It is suited to a static society that does not foster such vices as curiosity, desire for improvement, or personal ambition».[465] Deshalb, so Lidz, habe sich die zeitgenössische Familie als Kernfamilie oder «atomistische Familie» abgespalten. Dadurch laste jetzt auf den Eltern der Kernfamilie eine grössere Verantwortung, denn sie bekämen keine Unterstützung bei der Kindererziehung. Ausserdem sei es schwerer, Traditionen aufrechtzuerhalten und weiterzugeben.[466] Auch wenn in Lidz' Beschreibung der vergangenen Zeit mit der vorherrschenden Grossfamilie eine gewisse Nostalgie zu spüren ist, so sah er auch einen grossen Vorteil in der Kernfamilie: ihre Anpassungsfähigkeit. Insofern spiegle sie die aktuelle gesellschaftliche Struktur: «It is a precarious way for a precarious world»,[467] meinte Lidz. Und weiter: «We require a family with the potential for change and yet with a basic stability, a family with a dynamic equilibrium.»[468]

Damit gelangte Lidz vom Untergangsszenario zusammenbrechender Zivilisationen zum eigentlichen Sinn seiner Forschung: Es sei die Aufgabe der Experten, so Lidz, diese prekäre Familie zu stärken – und zwar dringend. Dafür sei es noch nicht zu spät, glaubte er, denn es bestünden Anzeichen dafür, dass die amerikanische Familie, trotz verschiedentlicher Ankündigungen ihres Untergangs, derzeit an Stärke und Vitalität gewinne.[469] Er sah dabei wohl die zu der Zeit überdurchschnittliche Heiratswilligkeit und Pronatalität als positives Zeichen für die Zukunft der Familie in den USA.

Familie als Persönlichkeitsfabrik

Ein wichtiger Bezugspunkt für Lidz' Nachdenken über die amerikanische Familie war das 1955 erschienene Werk der Soziologen Talcott Parsons und Robert Fried Bales: *Family, Socialization and Interaction Process.* Die darin entworfene funktionalistisch-strukturalistische Perspektive auf Gesellschaft, Familie und die Sozialisation des Individuums prägte Lidz' eigene Sicht auf die Problematik enorm.

463 Vgl. Lidz: Family and Human Adaptation, 1964, S. 24.
464 Vgl. ebd., S. 22.
465 Ebd., S. 23.
466 Vgl. ebd., S. 27.
467 Ebd., S. 28.
468 Ebd., S. 31.
469 Ebd., S. 36–37.

Parsons und Bales sahen die Familie als Persönlichkeitsfabrik, denn Persönlichkeit sei nicht angeboren, sondern werde durch Sozialisation geformt.[470] Laut Parsons und Bales kamen der Familie zwei Aufgaben zu: erstens die Sozialisation der Kinder, die es ihnen ermögliche, sich in die Gesellschaft zu integrieren, in die sie geboren wurden; und zweitens die Stabilisierung der Persönlichkeiten der erwachsenen Bevölkerung der Gesellschaft.[471]

Wie weiter oben beschrieben, sah auch Lidz die Familie als Bindeglied zwischen Individuum und Gesellschaft und als Ort der Sozialisation.[472] Er betonte auch deren Bedeutung zur Aufrechterhaltung der Demokratie. Sein Idealbild einer «democratic family» als kleinste Zelle der Demokratie beschrieb er wie folgt:

> [...] families with parents who have respect and affection for their children and induce respect for authority but not submission to it; families in which parental omniscience does not squelch curiosity and the child's belief in his own ability to solve and master difficulties; in which the prerogatives of others are respected and there can be a striving for a common good. A ‹democratic family› does not mean voting on decisions, or a permissiveness of unchanneled freedom, but one of co-operative responsibility with appreciation and respect for rights and needs, and, even the idiosyncracies of others.[473]

Lidz grenzte damit verschiedene Interpretationen von Demokratie voneinander ab. Seine Vorstellung einer demokratischen Familie war eine patriarchale Familie, deren Ordnung das Wohl aller im Sinne hatte und der sich die Familienmitglieder aus Respekt und nicht aus Angst unterwarfen. Dagegen hielt er nichts von einer Basisdemokratie, die zu wenig reglementiere und bei der alle gleichermassen mitreden könnten.[474]

Damit es einer Familie gelang, die richtigen Werte zu vermitteln und so zu einer stabilen Demokratie beizutragen, war es Lidz' Ansicht nach entscheidend, dass innerhalb der Familie eine bestimmte Ordnung eingehalten werde. Er beschrieb in dem Zusammenhang drei zentrale Punkte: Erstens müssten die Eltern als Ehepaar eine Koalition bilden, zweitens müssten sie ihre Geschlechterrollen beibehalten und drittens dem Kind vermitteln, wie es sich am besten in die Gesellschaft einfügen könne.[475]

Als zentral für die familiäre Ordnung sah Lidz die zwei Achsen «Geschlecht» und «Generation» an, wobei er wiederum Parsons und Bales folgte. Die Position auf der Achse korrelierte dabei mit der Rolle, die innerhalb der Familie eingenommen wurde. Mutter und Vater hatten gegenüber ihren Kindern

470 Vgl. Parsons, Talcott; Robert F. Bales; Olds, James: Family, Socialization and Interaction Process, Glencoe, IL 1955, S. 16 ff.

471 Vgl. ebd.

472 Vgl. Lidz: Family and Human Adaptation, 1964, S. 43.

473 Ebd., S. 36.

474 Für diese sehr wichtige Beobachtung danke ich Nadine Zberg.

475 Vgl. Lidz: Family and Human Adaptation, 1964, S. 75 und 53.

eine Machtposition, waren aber einander symmetrisch gegenübergestellt. Beide nahmen eine geschlechtsspezifische, komplementäre Rolle ein: Der Vater nahm eine instrumentelle Position ein, seine Aufgabe war es, die Familie nach aussen zu vertreten und dafür zu sorgen, dass sie sich an ihre Umwelt anpasste; der Mutter kam eine expressive Rolle zu, sie musste die Spannungen innerhalb der Familie regulieren und die interne Solidarität sichern.[476] Die Kinder identifizierten sich ihrem Geschlecht entsprechend mit einem Elternteil und lernten so einerseits ihre Geschlechterrolle und andererseits den Umgang mit dem anderen Geschlecht – beziehungsweise überhaupt das Funktionieren zwischenmenschlicher Beziehungen. Wurden die Geschlechterrollen nicht eingehalten, so Parsons und Bales, konnte dies zu Problemen führen, weil die ödipalen Konflikte nicht richtig verhandelt werden konnten, was wiederum die Einheit der Familie bedrohte.[477] Auch Lidz betonte die Gefahr für die Persönlichkeitsentwicklung des Kindes, die entstand, wenn die entsprechenden Positionen nicht eingehalten wurden. Die Folge einer Missachtung sowohl der generationellen als auch der geschlechtlichen Ordnung seien Spannungen, Konflikte, Spaltungen und – am fatalsten von allem – das Abhandenkommen der «unity of leadership», die nur durch das Verschmelzen der mütterlichen und der väterlichen Funktion bestehen könne.[478] Das korrekte Zusammenspiel der Funktionen der Einzelnen war in Lidz' Vorstellung der «democratic family» entscheidend für die Funktionsweise der Familie; und die Funktionsweise der Familie war wiederum paradigmatisch für die Funktionsweise der Gesellschaft als Ganzes. Die Bedeutung der Familie in der Herausbildung demokratischer Persönlichkeiten war für den Fortbestand des «American Way of Life» also kaum zu überschätzen.

Die Ordnung der Geschlechter

In den Familien, die Lidz «skewed», also verzerrt nannte, dem ersten Typus problematischer Familien, komme keine Koalition der Eltern zustande, weil ein Elternteil – meist der Vater, der sich von der Mutter dominieren liess – seine Elternrolle nicht ausüben könne und deshalb eine ungesunde Mutter-Sohn-Beziehung begünstige. Die Option einer Mutter-Tochter-Beziehung erwog Lidz hier nicht.[479] Ein Grund dafür könnte sein, dass es eine ödipale Situation war, die es für Lidz zu vermeiden galt, und die er als direkte Folge des Nichteinhaltens der

476 Vgl. Bertram, Hans: Talcott Parsons. «Familien sind Fabriken, die menschliche Persönlichkeiten produzieren», in: Nave-Herz, Rosemarie (Hg.): Die Geschichte der Familiensoziologie in Portraits, Bd. 25, Würzburg 2010, S. 243.

477 Vgl. ebd., S. 245–246.

478 Vgl. Lidz: Family and Human Adaptation, 1964, S. 62.

479 Vgl. ebd., S. 56.

Geschlechter- und Familienordnung sah.[480] Beim zweiten Typus von Problemfamilien, sogenannten «schismatischen» Familien, war Lidz zufolge ohnehin keine Koalition möglich, da offene Feindseligkeit herrsche. Für Kinder sei die Situation in Familien, in denen die Eltern keine Koalition bilden könnten, sehr schwierig. Das Kind wolle beide Eltern zufriedenstellen, könne dies aber nicht, denn den einen Elternteil zufriedenzustellen bedeute gleichzeitig, den anderen zu verärgern. Lidz bezog sich hier auf einen Artikel der Forschungsgruppe um den Anthropologen Gregory Bateson und bezeichnete die Situation als «Double Bind».[481] Dies führe bei den Kindern häufig zu einer Spaltung ihrer Ich-Struktur: «Two parents who are irreconcilable in reality become irreconcilable introjects. To maintain integrated functioning, the child develops alternative ego and superego formations.»[482]

Das Einhalten der Geschlechterordnung hatte für Lidz nicht nur die wichtige Funktion, das Gleichgewicht zwischen den Ehepartnern und somit in der Familie aufrechtzuerhalten. Die Art und Weise, wie die Eltern ihre geschlechtsspezifischen Rollen innerhalb der Familie ausübten, erfülle auch eine wichtige Vorbildfunktion:

> The value of marriage and parenthood, the worth or worthlessness of the roles of husband and wife, of mother and father, and even of maleness and femaleness are conveyed by the parents' relationships and the satisfaction and appreciation they derive from their roles.[483]

So könnten beispielsweise ein Vater, der spürbar und emotional die mütterlichen Funktionen erfülle, und eine Mutter, die mit ihrer Karriere beschäftigt sei, verzerrte Vorstellungen von Männlichkeit und Weiblichkeit vermitteln.[484] Wie Lidz Männlichkeit und Weiblichkeit genau definierte, ist indessen unklar. Auch wenn er Geschlechterrollen teilweise an der geschlechtsspezifischen Biologie (z. B. Genen, Hormonen) beziehungsweise an der Anatomie festmachte, so betrachtete er einen Grossteil der Merkmale als anerzogen. So würden Frauen und Männer von Geburt an unterschiedliche Sichtweisen auf die Welt, andere Vorstellungen davon, was im Leben wünschenswert sei, und eine andere Art, Beziehungen zu Menschen einzugehen, eingeträufelt. Diese Unterschiede führten Lidz auch zu der Annahme, dass die Geschlechter komplementär zueinander seien (und sein sollten) und ohne einander nicht vollständig sein könnten.[485] Die weibliche Ge-

480 Vgl. Lidz: Family and Human Adaptation, 1964, S. 73–74: hier erwähnt Lidz dies explizit.

481 Vgl. ebd., S. 57; er bezieht sich auf Weakland, John H.: The «Double-Bind» Hypothesis of Schizophrenia and Three-Party Interaction, in: Jackson, Don D. (Hg.): The Etiology of Schizophrenia, Oxford 1960, S. 373–388.

482 Lidz: Family and Human Adaptation, 1964, S. 60.

483 Ebd., S. 31.

484 Ebd., S. 68.

485 Vgl. ebd., S. 33–34, 47.

schlechterrolle war für ihn klar an Mutterschaft und Ehe geknüpft, wie er in der folgenden Abrechnung mit der feministischen Bewegung klarstellte:

> Somehow the «feminist» movement seemed to mean making women more masculine. Equality of the sexes was too often taken to mean similarity of ability and opportunity. In gaining her rights, woman forsook many of the prerogatives and advantages of being a woman. She could have a career and help support the family, but this did not diminish the work or better qualify her for the tasks that she must carry out if she wishes to gain completion as a woman – as a wife and mother.[486]

Da eine Frau letztlich nur als Ehefrau und Mutter ihre Erfüllung finden könne, sei es für sie nicht von Vorteil, sich zusätzlich «männliche» Aufgaben wie Lohnarbeit aufzubürden, fand Lidz. Allerdings knüpfte Lidz auch die männliche Geschlechterrolle an Ehe und Vaterschaft. Väter seien genauso wichtig für die Kindsentwicklung wie Mütter, argumentierte Lidz, und ausserdem könne eine Frau nur dann ihren Pflichten als Mutter gerecht werden, wenn sie die richtige Unterstützung ihres Mannes bekomme: «The wife, to be an adequate mother, requires not only skills but to find pleasure in her work that comes from feeling supported, appreciated, and secure in her marriage.»[487] Ein guter Ehemann und Vater kümmere sich nicht allein um seine Karriere, sondern müsse auch zu Hause präsent sein.

Lidz konstatierte, dass in gegenwärtigen Beziehungen die verschiedenen Aufgaben immer mehr geteilt würden. Allerdings beharrte er darauf, dass die Eltern nicht zu sehr von ihren primären Geschlechterrollen abweichen, sondern sich eher gegenseitig bei ihrer Ausführung unterstützen sollten.[488] Lidz unterschied Elternbeziehungen von Paarbeziehungen ohne Kinder. Letztere könnten auch ein anderes Gleichgewicht finden, solange beide Partner damit einverstanden seien. Erst durch die Geburt eines Kindes wurden für Lidz ausserehelicher hetero- und homosexueller Geschlechtsverkehr oder eine asymmetrische Paarbeziehung, wie beispielsweise eine sado-masochistische Beziehung, zum Problem.[489] Dies zeigt wieder die funktionalistische Sichtweise Lidz': In einer Paarbeziehung, deren Ziel nicht darin bestand, Nachwuchs grosszuziehen, hatten die Beteiligten andere Rollen zu erfüllen als in einer Kernfamilie.

Dass vielen Schizophrenieforschenden zufolge das Nichteinhalten von Geschlechterrollen beziehungsweise eine Verschiebung der Rollen innerhalb der Familie eine «Geschlechterverwirrung» bei den Kindern hervorrufen konnte, wurde bereits in Kapitel 2 deutlich gemacht. Diese «Geschlechtsverwirrung» wurde wiederum als häufiges Symptom von Schizophrenie oder anderen Psychosen ge-

486 Lidz: Family and Human Adaptation, 1964, S. 32–33.
487 Ebd., S. 33.
488 Vgl. ebd., S. 54.
489 Vgl. ebd., S. 50.

sehen. Damit stellten einige einen Zusammenhang zwischen Homosexualität und Schizophrenie her. Auch Lidz sah einen Zusammenhang sowohl zwischen dem Nichteinhalten der Geschlechterordnung und der Schizophrenie als auch zwischen Schizophrenie und «homosexuellen Tendenzen», wie er in *Schizophrenia and the Family* schrieb:

> A parent of the same sex with whom the child should identify during latency and adolescence who is not an acceptable love object to the other parent but is hated and despised, cannot provide a model through which a child can achieve mature identity. Potential homosexual trends, which play a large role in schizophrenia, are opened.[490]

Homosexualität und Schizophrenie waren nicht nur insofern miteinander verschränkt, als dass «homosexuelle Tendenzen» teilweise als Symptom oder Begleiterscheinung der Schizophrenie gesehen wurden, sondern auch, weil beides als fehlerhafte Anpassung – sowohl im sozialen als auch im psychoanalytischen Sinne – verstanden wurde. Im Diskurs des Kalten Krieges und des sogenannten «Lavender Scare»[491] galt Homosexualität als Charakterschwäche und damit als ein mögliches Einfallstor für Verführungen durch den Kommunismus.[492] Die «Geschlechtsverwirrung», die durch das Nichteinhalten der Geschlechterordnung entstand, konnte in der zeitgenössischen Logik also nicht nur zu Schizophrenie führen, sie führte auch zu einer grösseren Anfälligkeit für totalitäres Gedankengut.

Auch in *Family and the Human Adaptation* erklärte Lidz ein Durcheinander in der Familienordnung, das heisst das Nichteinhalten von Generationengrenzen und/oder Geschlechterrollen, als das Hauptproblem von Familien mit Schizophrenen. Damit spannte er den Bogen von seinen allgemeinen Überlegungen zur Familie wieder zurück zur Schizophrenie. Die gleichen Probleme würden, so Lidz, wenn auch auf weniger offensichtliche und gravierende Weise, zudem verschiedene Arten von Neurosen begünstigen.[493]

Lidz identifizierte drei miteinander zusammenhängende Hauptprobleme für die Zukunft der amerikanischen «democratic family», die sich in Familien Schizophrener zeigten: eine Störung der Ordnung, eine Störung des Gleichgewichts und die Aufspaltung der Kernfamilie. All diese Probleme hätten ihre Entsprechung auf einer gesamtgesellschaftlichen Ebene und verwiesen semantisch auf den Kontext des Kalten Krieges. Die Sorge um die Aufspaltung der Kernfamilie spiegelte die politische Angst vor der nuklearen Katastrophe und auch die Angst vor einer Fragmentierung der Gesellschaft, wie sie Lidz im Babel-Szenario beschrieben hatte. Auch die Sorge um die Störung des Gleichgewichts kann als

490 Lidz; Cornelison; Fleck: Schizophrenia and the Family, 1965, S. 146.

491 Vgl. Johnson: The Lavender Scare, 2009.

492 Vgl. May: Homeward Bound, 2008, S. 91–93.

493 Vgl. Lidz: Family and Human Adaptation, 1964, S. 74.

Spiegelung der Angst vor einer Eskalation des «Gleichgewichts des Schreckens» in einen «heissen» Konflikt zwischen den Weltmächten gesehen werden, die Lidz zu Beginn seiner Vorlesung geäussert hatte. Die Sorge um den Erhalt der Ordnung kann wiederum als Angst vor der Verführung durch den Kommunismus gesehen werden.

3.3 Die Ordnung der Sprache

Die Sozialisation in der Familie fand für Lidz aber nicht erst auf der Ebene der Interaktionen statt, sondern bereits auf einer viel grundlegenderen Ebene: beim Spracherwerb. Die letzte seiner drei Vorlesungen an der Tulane University widmete Lidz daher der Sprachvermittlung durch die Familie und – als Negativbeispiel – der Kommunikation in Familien mit Schizophrenen. Wie zeitgenössische Poststrukturalisten[494] erkannte Lidz, dass Wortbedeutungen keineswegs fix waren. Wie ich zeigen werde, führte ihn diese Erkenntnis einmal mehr zu dem Schluss, dass es Aufgabe der Familien sei, Ordnung in dieses potenzielle Chaos zu bringen.

Seine Aufmerksamkeit für die Kommunikation in Familien mit Schizophrenen sei durch Gespräche mit Eltern Schizophrener geweckt worden, die er im Rahmen seiner Forschung mit Fleck und Cornelison geführt habe, erklärte Lidz in einem Vortrag 1967.[495] Nach ein bis zwei Stunden habe er jeweils an seiner eigenen psychischen Gesundheit gezweifelt, erzählte er, und fügte etwas selbstironisch an:

> As I experienced this disbelief in myself after talking to the parents of schizophrenic patients but not to parents of other patients, I became convinced that the difficulty lay in the parents and not in me – well, at any rate – more in the parents than in me.[496]

Diesem seltsamen Gefühl, das die Gespräche mit Familien von Schizophrenen zurückliessen, wollte er auf den Grund gehen. Lidz war nicht der Einzige, der die Kommunikation in diesen Familien als bemerkenswert einstufte. Mitte der 1950er Jahre gab es eine regelrechte Konjunktur in der Erforschung der Kommunikation in den Familien Schizophrener. Ein Team um den Anthropologen Gregory Bateson forschte in Palo Alto zu schizophrenen Kommunikationsmustern. Der Psychiater Harold Searles, wie Frieda Fromm-Reichmann an der Chestnut Lodge tätig,[497] veröffentlichte 1959 ein Paper mit dem programmatischen Titel

494 Vgl. z. B. Jakobson, Roman: Linguistik und Poetik [1960], in: Poetik, Frankfurt a. M. 1979, S. 83–120.

495 Vgl. Lidz: Salmon Lecture [notes], 1967.

496 Ebd.

497 Vgl. dazu Kapitel 1.

The Effort to Drive the Other Person Crazy, in welchem er sechs Modi interpersonaler Kommunikation unterschied, die zu Selbstzweifeln und Realitätsverlust führten. Auch Wynne und Singer, mit denen Lidz später kooperierte, forschten in Zusammenarbeit mit der WHO seit den frühen 1960er Jahren zu Kommunikationsmustern bei Eltern Schizophrener am NIMH. Der Autor und Aktivist Peter Sedgwick schrieb über diesen Forschungstrend sarkastisch:

> Hundreds of families have trooped into the laboratories of academic institutes and hospitals, there to have their entire verbal output tape-recorded over many sessions, their gestures and eye-movements filmed and their biographies unearthed in depth by interdisciplinary panels of doctors, psychologists, sociologists and technicians.[498]

Während aber, wie ich im Kapitel 4 zeigen werde, die Gruppe um Bateson auf Kommunikation als Verhaltensmuster fokussierte, interessierte sich Lidz auch für den Spracherwerb und das Sprachverständnis. Sprache, davon war er überzeugt, sei Ausdruck der Kultur und strukturiere das Denken. Insofern sei Spracherwerb aus gesellschaftspolitischer Perspektive eminent wichtig, denn über gemeinsam verwendete Bedeutungen werde das Zusammenleben in einer Gesellschaft überhaupt ermöglicht. Gerade in einer so schnelllebigen und wissenschaftlich ausgerichteten Zeit sei eine gemeinsame Sprache von noch grösserer Bedeutung, denn die Anpassungsfähigkeit an die neuen Begebenheiten und die Orientierung in der Welt hingen zum grossen Teil davon ab, ob sinnvolle und gültige Wortbedeutungen erlernt worden seien.[499]

Die Bedeutung von Sprache für die Selbstverständigung einer Kultur erläuterte Lidz am Beispiel der Begriffe «democracy» und «freedom».[500] Zentrale Begriffe respektive Konzepte einer Kultur, wie diese beiden, seien in verschiedenen Sprachen häufig nicht ineinander übersetzbar, stellte Lidz fest. Nicht zufällig wählte er zwei Begriffe, deren Bedeutung im Kontext des Kalten Krieges stark umkämpft war und die auf beiden Seiten des Eisernen Vorhangs sehr unterschiedlich interpretiert wurden. Auch handelt es sich um Begriffe, die seit der Unabhängigkeit bis heute zentral für die US-amerikanische Selbstwahrnehmung sind. Indem Lidz die Unübersetzbarkeit dieser Begriffe postulierte, behauptete er auch die Unmöglichkeit, sich ausserhalb der eigenen Kultur zu verständigen, was an sein Babel'sches Schreckensszenario erinnert. Insofern zeigt sich hier – wie bei seinem Demokratieverständnis –, dass Lidz ein richtiges von einem falschen Verständnis dieser Begriffe unterschied: Durch das richtige Verständnis dieser Begriffe wurde auch die Zugehörigkeit zur richtigen Kultur bestimmt.

498 Sedgwick, Peter R.: R. D. Laing: Self, Symptom and Society, in: Salmagundi (16), 1971, S. 16.

499 Vgl. Lidz: Family and Human Adaptation, 1964, S. 113.

500 Vgl. ebd., S. 79.

Probleme beim Spracherwerb

Lidz ging davon aus, dass Sprache und die Bedeutung von Wörtern und Konzepten in erster Linie durch die Familie vermittelt würden.[501] Er unterschied dabei zwei Aspekte des Erlernens von Wortbedeutungen: einerseits die Bedeutung, die mit der Gesellschaft geteilt werde, und andererseits die persönliche Bedeutung, die durch die Erfahrungen des Individuums entstehe.[502] Bei Schizophrenen sah Lidz Probleme auf beiden Ebenen des Spracherwerbs und führte beide auf die Familie zurück. Während sich die persönlichen Bedeutungen im Lauf des Lebens durchaus verändern würden, prägten die frühkindlichen Erfahrungen auf einzigartige Weise und könnten auch im späteren Leben nie ganz abgeschüttelt werden. So sah etwa einer seiner Patienten Mütter und Krokodile in der gleichen Kategorie:

> A patient, to note one instance, more or less consciously categorized ‹mothers› and ‹crocodiles› together on the basis of the common attributes of devouring their young, shedding false tears, and castrating proclivities (the last item based upon a joke about a crocodile castrating a swimmer). To this man, teeth formed a critical attribute of mothers, and indeed of all women.[503]

Die untypische Erfahrung dieses Patienten mit seiner Mutter führte ihn dazu, untypische Attribute als konstitutiv für das Konzept «Mutter» zu verstehen, denn gerade dieses Wort sei kaum von den Gefühlen und Erwartungen abkoppelbar, die ein Kind mit seiner eigenen Mutter verknüpfe.[504] Die Mutter des Patienten, die sich durch mangelnde Authentizität und ihre kastrierende Eigenschaft auszeichne, evoziert Vorstellungen von überbehütenden Müttern, wie ich sie in den Kapiteln 1 und 2 skizziert habe. In diesem Beispiel wirkt die Mutter allerdings nicht nur durch ihre Art direkt schizophrenogen. Ihr Versagen, die Mutterrolle adäquat auszuüben, führt darüber hinaus zu falschen Kategorienbildungen bei ihrem Sohn, wodurch in der Theorie von Lidz seine Orientierung und Integration in der Gesellschaft beeinträchtigt, wenn nicht verhindert wird.

Auf der Ebene der geteilten Bedeutungen könnten die Eltern auf vielfältige Weise einwirken. Einerseits, meinte Lidz, könnten sie das Kind zu wenig fördern oder es gar daran hindern, eine Sprache zu erlernen, andererseits könnten sie divergierende oder unklare Bedeutungen lehren.[505] Ein Problem bestand für Lidz darin, dass Eltern von Schizophrenen, obwohl sie selten psychiatrisch diagnostiziert worden seien, oft selbst psychisch gestört seien und somit selbst ein verzerr-

501 Vgl. Lidz: Family and Human Adaptation, 1964, S. 82 ff.

502 Vgl. ebd., S. 88–89.

503 Ebd., S. 90.

504 Vgl. ebd., S. 89.

505 Vgl. ebd., S. 102–103.

tes Sprachverständnis hätten, das sie ihren Kindern weitervermitteln würden.[506] Ein weiteres Problem für ihn war, dass beide Eltern häufig unterschiedlicher kultureller Herkunft seien und daher divergierende Begriffsbedeutungen erlernt hätten.[507] Insgesamt würden die Eltern Schizophrener durch ihre unklare, verzerrte und divergierende Verwendung von Begriffsbedeutungen ein seltsames Familienmilieu voller Inkonsistenzen und Widersprüche schaffen, das zu paralogischem Denken führe.[508] Anstatt das Kind adäquat zu sozialisieren, führten solche Umgebungen zu einem «training in irrationality».[509]

Ein wichtiges Phänomen in Familien von Schizophrenen war gemäss Lidz das «masking» oder Ausblenden. Beunruhigende Situationen würden unter den Teppich gekehrt, und es werde stets so getan, als ob die Familie eine harmonische Einheit sei, die die Bedürfnisse aller befriedigen könne.[510] Dies führe dazu, dass Kinder ihrer eigenen Wahrnehmung misstrauen würden.[511] Ebenso schädlich sei widersprüchliches Verhalten, beispielsweise wenn die Mutter auf der nonverbalen Ebene dem Kind ablehnend gegenübertrete, zugleich aber verbal Zuneigung kommuniziere.[512] Lidz bezog sich hier erneut auf das Phänomen, das Bateson et al. «Double Bind» nannten und als zentralen Punkt in der (Miss-)Kommunikation von Familien mit schizophrenen Mitgliedern beschrieben.[513] Wie in der Einleitung und in Kapitel 2 erwähnt, gehörten Unehrlichkeit, Verschleierung und mangelnde Authentizität zu den wichtigsten Eigenschaften, die Eltern oder Familien Schizophrener zugeschrieben wurden. Schizophrenie wurde damit zu einem Zustand der Hilflosigkeit gegenüber der andauernden Konfrontation mit unvereinbaren Widersprüchen. Für Lidz entstanden diese Widersprüche aus der Diskrepanz zwischen gesellschaftlichen Werten und Normen und jenen, die in der Familie (bewusst oder unbewusst) vermittelt wurden.

Gegen Ende der Vorlesung brachte Lidz zwei Beispiele für das Vermitteln falscher Wortbedeutungen durch die Eltern Schizophrener. Seine Beispiele wie auch die Geschichte der kastrierenden Krokodilmutter zeigen sehr deutlich, dass Lidz mit «falschen Wortbedeutungen» Bedeutungen meinte, die nicht mit dem Konsens in der Gesellschaft vereinbar waren.[514]

Beim ersten Beispiel handelte es sich um eine Schwarze Mutter, die ihre Töchter, die von einem *weissen* Vater gezeugt worden waren, als «*weiss*» bezeichnete, obwohl diese sich – so meinte Lidz – selbst als «Schwarz» sahen und auch

506 Vgl. Lidz: Family and Human Adaptation, 1964, S. 93–94, 99–100.
507 Vgl. ebd., S. 109–110.
508 Vgl. ebd., S. 95–96.
509 Ebd., S. 96.
510 Vgl. ebd., S. 97–98.
511 Ebd., S. 98–99.
512 Vgl. ebd., S. 106.
513 Vgl. zum Double Bind Kapitel 4.
514 Vgl. Lidz: Family and Human Adaptation, 1964, S. 109.

so von der Gesellschaft wahrgenommen wurden.[515] Beim zweiten Beispiel handelte es sich um eine Familie, in der der männliche Elternteil alle «mütterlichen Aufgaben» und Haushaltstätigkeiten übernahm, während seine Frau die Familie finanziell versorgte. Er wurde von der Familie «Vater» genannt, was gemäss Lidz zu einem abweichenden Verständnis der Begriffe «Vater» und «Mutter» führte.

Die Wahl dieser Beispiele ist bemerkenswert, denn sowohl die Grenze zwischen Schwarzen und *weissen* als auch jene zwischen Männern und Frauen waren Grenzen, die zum Zeitpunkt von Lidz' Aussagen durch die Bürgerrechts- und die Frauenbewegungen umkämpft waren. In Lidz' Wahl der Beispiele zeigt sich einerseits der Wunsch nach der Aufrechterhaltung der Geschlechter- und «Rassen»-Ordnung, aber auch das Wissen darum, dass sie arbiträr sind und aktiv erhalten werden müssen. Damit stärkte er die soziale Bedeutung der Familie für die Erhaltung der Gesellschaft und traditioneller Werte, zugleich wird hier aber auch deutlich, wie labil und relativ die Kategorien waren, deren Bedeutung Lidz als zentral erachtete.

3.4 Konformismus, Kreativität und Schizophrenie

Stabilität und die Erhaltung der richtigen Ordnung waren die Rezepte, die Lidz als Gegenmittel gegen die Fragmentierung der Gesellschaft propagierte. Plädierte Lidz also für den rigiden gesellschaftlichen Konformismus, den andere Sozialwissenschaftler zu dieser Zeit ablehnten? Denn es waren, wie in Kapitel 2 beschrieben, zwei Pole des menschlichen Charakters, die Sozialwissenschaftler während des Kalten Krieges umtrieben: Konformität einerseits und Kreativität andererseits. Ersteres war ein Schreckgespenst, dem es zu entfliehen galt, eine der Gefahren der modernen Massengesellschaft, die zu Totalitarismus führen könne. Letzteres galt als Gegenmittel dazu: Kreativität stand für die Einheit in einer liberalen, pluralistischen Gesellschaft, für die Möglichkeit, Fragmentierung durch übergreifende Kommunikation zu kitten.[516] Wie Cohen-Cole schreibt, sei Kreativität in den 1950er Jahren sowohl als Produkt als auch als Grundlage des Soziallebens gesehen worden. Auch wenn Lidz' Gesellschaftstheorie konformistische Züge trug, so sprach auch er sich für Kreativität aus, wie ich an einem Referat von 1973 zeigen möchte. Dabei warnte er aber vor der Gefahr der Grenzüberschreitung von der Kreativität zum Wahnsinn, denn er sah diese Grenze als fliessend an. Die Herausforderung für die amerikanische Gesellschaft während der Zeit des Kalten Krieges bestand aus Sicht der Sozialwissenschaften darin, eine Balance zu finden zwischen der für das Zusammenleben in einer Demokratie

515 Ich habe mich für die Grossschreibung von «Schwarz» und die Kleinschreibung und Kursivierung von «*weiss*» entschieden, um darauf aufmerksam zu machen, dass es sich hierbei nicht um die Bezeichnung von Hautfarben, sondern um soziopolitische Kategorien handelt.

516 Vgl. Cohen-Cole: The Open Mind, 2013, S. 219–220.

notwendigen Anpassungsleistung und der Akzeptanz sozialer Normen sowie dem Individualismus und der Autonomie, die eine liberale, pluralistische Gesellschaft antrieben, denn autonome, kreative Menschen waren keine Antikonformisten, die soziale Normen ablehnten, vielmehr sahen die liberalen Gesellschaftstheoretiker die Funktion der Kreativen darin, gesellschaftlichen Konsens zu stiften.[517]

1973 widmete Lidz einen ganzen Vortrag dem Ausloten dieses Verhältnisses, indem er das kreative Denken eines Künstlers mit dem Denken Schizophrener verglich: Der Künstler, der zugunsten der Kreativität mit den kulturellen Normen der Kategorisierungen breche, gerate teilweise in einen wahnhaften Zustand, behalte aber stets einen Fuss in der Realität und könne zwischen seinem Inneren und der äusseren Umwelt unterscheiden. Der oder die Schizophrene hingegen verliere dieses Unterscheidungsvermögen und verliere sich in der Unordnung, den Zwischenräumen.[518] Sein Referat begann Lidz mit einer Anekdote über James Joyce: Der berühmte Schriftsteller habe gefragt, weshalb seine Texte als genial gälten, dieselben Äusserungen seiner schizophrenen Tochter aber für wahnsinnig gehalten würden. Carl Gustav Jung habe darauf erwidert, der Unterschied zwischen ihm und seiner Tochter sei derselbe wie der Unterschied zwischen Tauchen und Ertrinken. Dieser Logik folgend unterschied Lidz den bewussten, kontrollierten Vorgang des Tauchens (kreatives Denken) von dem hilflosen, fatalen Vorgang des Ertrinkens (schizophrenes Denken). Um diesen Unterschied zu erklären, hob Lidz die grundlegende Bedeutung von Kategorien fürs Denken und letzten Endes fürs Zusammenleben in einer Gesellschaft hervor. Kategorien seien notwendig, um Erfahrungen zu strukturieren, und kulturell determiniert, meinte Lidz. Die Eltern Schizophrener würden gerade darin versagen, kulturell besonders relevante Kategorien zu vermitteln und dadurch das bei Schizophrenen vorkommende Verschwimmen von Kategorien begünstigen. Auch hier hält Lidz wieder an der Bedeutung von geteilten Normen fest und sieht grenzüberschreitende Praktiken wie Inzest, Homosexualität und Transvestismus gleichermassen als Ausdruck psychischer Krankheit und Bedrohung für die bürgerliche Ordnung.[519]

Lidz beschrieb Schizophrene als Menschen, die nicht solide in ihrer Kultur verankert seien:

> Those who are poorly grounded in the culture's system of meanings and syntax can find a solution for irreconcilable conflict by breaking through the limits set upon all of us by the culture's way of categorizing and reasoning. Further, because of the poor boundaries established between the self and non-self, as well as other fundamental categories such as

517 Vgl. Cohen-Cole: The Open Mind, 2013, S. 261.

518 Vgl. Lidz, Theodore: Schizophrenic Thinking and Creative Thought, 1973, Theodore and Ruth Lidz Papers, Archives at Yale University, Series III, Box 22, Folder 94.

519 Ebd., S. 12–13.

> the boundaries between parents and children, and between males and females, they can escape into the intercategorical realm.[520]

Dieser fehlende Anker bewirkte also, dass Schizophrene einerseits kulturelle Grenzen überschreiten könnten, aber sich andererseits in die Zwischenräume der Kategorien, die von den Eltern nicht genügend gefestigt worden seien, flüchten könnten. Für Lidz hatte dieses Abtauchen zwischen den Kategorien zur Folge, dass sich Schizophrene mit dem beschäftigten, was in diesen Zwischenräumen liege: mit der symbiotischen Verschmelzung des Selbst mit der Mutter, mit polymorph perversen Phantasien, kannibalischen Impulsen und der Wahnvorstellung, ihr Geschlecht ändern zu können.[521] Solche Themen, die sonst in der Kindheit abgehandelt würden, seien für Schizophrene zentral. Auch Künstler dürften nicht zu sehr in ihrer Kultur verankert sein, denn die Fähigkeit, mehr oder weniger anders als die anderen zu kategorisieren, sei es, die Kreativität ausmache. Deshalb stammten auch Künstler und Künstlerinnen häufig aus eher gestörten Familienverhältnissen oder seien in zwei unterschiedlichen Kulturen verwurzelt. Der Grat zwischen Kreativität und Wahnsinn, so Lidz, sei also ein schmaler, aber bedeutender.

Ich interpretiere Lidz' wiederholtes Unterfangen, diese Grenze zwischen Kreativität und Wahnsinn, zwischen Ordnung und Chaos, zwischen Normalität und Anormalität klar und eindeutig zu ziehen, als Ausdruck seines Wissens darum, dass sie bereits verschwommen war.[522] Die Erkenntnis, dass soziale Kategorien und Normen kulturell determiniert und somit relativ sind, sah Lidz anders als manche zeitgenössische Poststrukturalisten nicht als Befreiung, sondern als Bedrohung. Die gesellschaftliche Ordnung musste ihm zufolge für eine sichere Zukunft aktiv aufrechterhalten werden. Auf einen Leserinnenbrief, den er nach einem Fernsehauftritt[523] erhielt, antwortete er 1973: «In general the American

520 Lidz: Schizophrenic Thinking, 1973, S. 25.

521 Vgl. ebd., 1973.

522 Damit widerpreche ich der These von Michael Staub, dass Schizophrenieforscher in den 1950er Jahren die Kernfamilie zwar als Inkubator für psychische Krankheiten erkannt hätten, dies aber nicht zu der Erkenntnis geführt habe, dass die Grenze zwischen Normalität und Anormalität bestenfalls verschwommen sei, vgl. Staub, Michael E.: Madness Is Civilization: When the Diagnosis Was Social, 1948–1980, 2011, S. 45.

523 Es handelte sich um ein Podiumsgespräch in Anschluss an die Ausstrahlung der letzten Folge der Fernsehsendung *An American Family,* welche der Sender PBS zuvor wöchentlich in zwölf einstündigen Segmenten ausgestrahlt hatte. Die Sendung gab damals nicht nur im Fernsehstudio zu reden, sondern war eine kleine amerikanische Sensation. PBS hatte erstmals eine «echte» amerikanische Familie – die Louds – während sechs Monaten mit einem Kamerateam begleitet und damit eine Serie im Stil des «Cinéma verité» (wie die Macher der Serie immer wieder selbst behaupteten) geschaffen, welche den Zuschauern intime Einblicke ins Familienleben einer fremden Familie gab. Für besonders viel Gesprächsstoff sorgte, dass Pat Loud, die

family is in difficulty and it behooves us to try to help strengthen the family rather than consider it an outmoded form of existence.»[524] Auch über zehn Jahre nach Erscheinen seiner Vorlesungsreihe *The Family and Human Adaptation,* nachdem diverse soziale Protestbewegungen ihren Höhepunkt erreicht und grossen gesellschaftlichen Wandel bewirkt hatten, verteidigte er die Idee einer amerikanischen Familie, die, wie er im Fernsehen erklärt hatte, traditionelle Werte aufrechterhielt.[525]

3.5 Fazit

Die Frage nach der Ätiologie der Schizophrenie war für Lidz direkt mit gesellschaftlichen Aspekten verbunden. Schizophrenie verstand er als Anpassungsstörung, wodurch die Familie ins Zentrum seines Interesses rückte, denn Lidz betrachtete die Familie als ein Subsystem der Gesellschaft, das die Funktion hatte, den Nachwuchs zu sozialisieren. Schizophrenie repräsentierte also das Versagen der Familie, eine adäquate Anpassung an die symbolische Ordnung zu leisten. Damit unterschied sich Lidz von den in Kapitel 2 untersuchten Forschenden, die in einer gestörten Mutter-Kind-Beziehung oder in mütterlichen Gesinnungen die wichtigsten Ursachen für die Entstehung von Schizophrenie sahen.

Lidz sah die Zukunft der amerikanischen Familie in Gefahr: Die Kernfamilie war zwar aufgrund ihrer Anpassungsfähigkeit die richtige Familienform für die schnelllebige Gegenwart, aber sie sie war auch labil. Gerade angesichts des ideologischen Kampfes im Kalten Krieg drohten der Wertezerfall und die Fragmentierung der Gesellschaft. Lidz sah infolgedessen seine Aufgabe als Experte darin, diese Familie zu stärken. Gestützt auf Parsons' und Bales' strukturalistisch-funktionalistisches Familienmodell identifizierte er in *The Family and Human Adaptation* anhand seiner Schizophrenieforschung die Problemfelder, die zu einem gestörten Gleichgewicht in der Familie und zu einer gescheiterten Sozialisation beim Nachwuchs führten: eine gestörte Ordnung in der Familie und die Vermittlung falscher Bedeutungen. Schizophrenie kam laut Lidz dort vor, wo verwischte Kategorien und gespaltene Familienverhältnisse zu Konflikten und für Verwirrung sorgten. Deshalb plädierte er für eine «democratic family», die nicht durch Laissez-faire und Mitspracherecht gekennzeichnet sei, sondern durch Respekt vor Autoritäten und ein kollektives Streben nach dem Gemein-

Mutter, im Verlauf der Serie die Scheidung einreichte und ihr homosexueller Sohn Lance als «Transvestit» im Chelsea Hotel lebte.

524 Lidz, Theodore: An American Family [television panel], 1973, Brief, 17.04.1973, Theodore and Ruth Lidz Papers, Archives at Yale University, MS 895, Series II, Box 3, Folder 22.

525 Das schliesse ich aus den Leserinnen- und Leserbriefen, die auf seine Positionen im Podiumsgespräch Bezug nehmen. Vgl. ebd.

wohl. Michael Staubs These, dass Forschende, die in den 1950er und frühen 1960er Jahren die Familie als Ursprung der Schizophrenie untersuchten, nicht das Ziel gehabt hätten, die Familie als Institution zu kritisieren, trifft also auch auf Lidz zu:

> On the contrary, it is apparent that they [die Schizophrenieforschenden] did not question the prevailing ideal of strong and at once authoritative and caring fathers and of nurturing, self-sacrificial mothers. Their analyses of what had gone wrong in families that produced schizophrenic offspring contributed above all to a policing reinforcement, not interrogation, of conservative gender ideals.[526]

Gerade dem Einhalten traditioneller Geschlechterrollen beziehungsweise der im Kalten Krieg propagierten bürgerlichen Geschlechterrollen räumte Lidz eine grosse Bedeutung ein.

Lidz' Sichtweise von Familie und Kultur war nicht frei von Ambivalenzen: Einerseits war sein Kulturverständnis mitunter biologisch fundiert und evolutionistisch. So verstand er die Konfrontation der politischen Systeme während der Zeit des Kalten Krieges im Rückgriff auf Zimmermann als Konkurrenzkampf unvereinbarer, evolutionär entstandener, monolithischer Kulturen. Andererseits – und dieser Aspekt dominiert seine Schriften – betonte Lidz stets den sozialen Charakter von Kategorien, Normen und Werten und ging nicht von einer natürlichen Ordnung aus. Gerade dieser sozialkonstruktive Charakter war es, der für ihn die «richtige» Sozialisation so wichtig machte. In seiner Reflexion über den für die liberalen amerikanischen Sozialwissenschaftlerinnen und -wissenschaftler so wichtigen Wert der Kreativität zeigt sich, dass er Kreativität zwar befürwortete, diese aber einerseits im engen Bereich der Kunst verortete und andererseits vor der Gefahr einer Grenzüberschreitung in den Wahnsinn warnte. Seine Sorge um den Verlust des Gleichgewichts in der Familie, die Störung der Ordnung, um eine potenzielle Spaltung der Kernfamilie und die Fragmentierung der Gesellschaft artikuliert Lidz in der Semantik des Kalten Krieges, wo stets die «mutual assured destruction» (mit dem passenden Akronym «MAD») drohte.

Auch wenn Lidz eine eher wertkonservative Haltung vertrat, boten seine Theorien gegen den Strich gelesen eine gute Vorlage für eine Kritik an der traditionellen Familie und Geschlechterordnung, wie ich in Kapitel 5 am Beispiel von Ronald D. Laing zeigen werde. Laing griff Lidz' Konzept des «masking» auf, um die Mystifizierung in (klein-)bürgerlichen Familien zu kritisieren. Auch zur Double-Bind-Theorie der Bateson-Gruppe erwiesen sich Teile der Theorien Lidz' als anschlussfähig. Das für Lidz so zentrale und zu wahrende Gleichgewicht der Familie, bot für diese Gruppe allerdings, wie im nächsten Kapitel zu sehen sein wird, den eigentliche Grund zur Sorge.

526 Staub: Madness Is Civilization, 2011, S. 42.

4. Gefangen im System: Die Schizophrenogenität der kleinbürgerlichen Familie

Die Aufmerksamkeit, welche die Publikation von *Toward a Theory of Schizophrenia* erhielt, kann kaum überschätzt werden. Dieses 1956 erschienene Paper der Forschungsgruppe um den Anthropologen Gregory Bateson und den Psychiater Don Jackson, welches die «Double-Bind-Theorie» vorstellte, schlug in den Worten des Schweizer Psychiaters Luc Ciompi ein wie eine Bombe und erschütterte verfestigte Ansichten zu Schizophrenie.[527] Es entstand im Rahmen eines zehnjährigen interdisziplinären Forschungsprojekts zur Kommunikation in Familien Schizophrener in Palo Alto und wurde die bekannteste aus dem Projekt hervorgegangene Publikation. Auch der Historiker Michael Staub spricht von einem für wissenschaftliche Artikel aussergewöhnlichen Impact: «In breadth and range, the effect this slim essay by Bateson's team was to have proved almost incalculable.»[528] Der Anthropologe Jules Henry, der 1961 sein erstes Paper zu Beobachtungen von Familien psychotischer Kinder veröffentlichte,[529] beantwortete im selben Jahr die Frage, ob ihm das Konzept des Double Bind bekannt sei, nur mit: «Everybody knows the double bind!»[530] Die Psychiatriehistorikerin Carol Hartwell sieht den Erfolg der Theorie unter anderem darin begründet, dass die Double-Bind-Theorie und die Forschung, die sie angestossen habe, die Hoffnung erneuert habe, Schizophrene könnten mittels Psychotherapie behandelt werden.[531] Dies trieb die Rezeption voran und liess das Paper über längere Zeit zu einer unverzichtbaren Fussnote in sämtlichen Studien werden, welche nach soziogenen Ursachen für Schizophrenie forschten.

In diesem Kapitel analysiere ich zunächst verschiedene Faktoren, die zur Entstehung des Forschungsprojekts in Palo Alto führten. Dazu zeichne ich nach,

---

527 Vgl. Ciompi, Luc: The Psyche and Schizophrenia: The Bond Between Affect and Logic, Cambridge, MA 1988. Ciompi gründete 1984 die therapeutische Wohngemeinschaft Soteria in Bern, in welcher Menschen ihre schizophrenen Episoden begleitet ausleben können.

528 Staub: Madness Is Civilization, 2011, S. 49.

529 Vgl. Henry, Jules: The Naturalistic Observation of the Families of Psychotic Children, in: Ojemann, Ralph H. (Hg.): Recent Research Looking Toward Preventive Intervention, Iowa City, IA 1961, S. 119–137.

530 Brief von Jules Henry an John Weakland vom 23.01.1961, Jackson Archiv, ULM.

531 Vgl. Hartwell: Schizophrenogenic Mother Concept, 1996, S. 278.

wie Gregory Bateson und Don Jackson mit ihren jeweiligen Interessen für Kybernetik und Homöostase zum Projekt stiessen und dieses durch ihre spezifischen Sichtweisen und wissenschaftlichen Biographien prägten. Weiter zeige ich auf, wie sich die Double-Bind-Theorie herausbildete und wie die Publikation von *Toward a Theory* rezipiert wurde. Dabei interessiert mich insbesondere die Frage, was neu daran war und worin ihr Erfolg begründet gewesen sein mochte. Inwiefern unterschied sich das Verständnis von Schizophrenie und Familie der Bateson-Gruppe von jenem der bisher in der vorliegenden Arbeit erwähnten Forschenden? Und wie äusserte sich dies im Umgang des Teams mit der Figur der «schizophrenogenen Mutter»? Abschliessend komme ich auf den «family body politic» sowie die politischen Aufladungen des Schizophreniebegriffs im Kontext des Kalten Krieges zu sprechen.

4.1 Wie die Kybernetik zur Schizophrenie kam

Statt psychoanalytischer und psychologischer Begriffe benutzten die Forschenden der Palo-Alto-Gruppe Wörter wie «Homöostase», «Kreislauf» und «Feedback», um die Familien Schizophrener zu beschreiben. Wie die Historikerin Deborah Weinstein aufzeigt, habe das Bateson-Team ein kybernetisches Verständnis von Kommunikation auf die Schizophrenieforschung angewandt.[532] Dieses Verständnis, welches auf einer Theorie von Information und Kontrolle statt auf psychoanalytischen Konzepten wie Verdrängung, Projektion oder Übertragung basierte,[533] war für das Forschungsfeld neu und unterschied die Forschung von Bateson et al. von der in Kapitel 2 beschriebenen Forschung.

In diesem Unterkapitel zeige ich auf, wie die Kybernetik zur Schizophrenie kam. Dies war zu einem grossen Teil den wissenschaftlichen Biographien Batesons und Jacksons geschuldet, weshalb diese im Folgenden skizziert und in ihren wissenschaftshistorischen Kontext eingeordnet werden. Ich stütze mich dabei unter anderem auf David Lipsets Biographie von Gregory Bateson, die auf Quellen aus dessen Nachlass und Interviews mit Zeitzeuginnen und -zeugen beruht.[534] Dabei geht es mir auch darum, die Kontingenzen dieses Aufeinandertreffens aufzuzeigen, denn es war nicht zuletzt auch einer finanziellen Logik geschuldet, dass sich das Forschungsprojekt schliesslich auf die Schizophrenie konzentrierte. Diese Tatsache verstärkt den Eindruck, dass Schizophrenie im Untersuchungszeitraum für die Forschenden häufig als Portal zu anderen Fragestellungen fungierte.

532 Vgl. Weinstein: Pathological Family, 2013, S. 58.

533 Vgl. ebd.

534 Vgl. Lipset, David: Gregory Bateson. The Legacy of a Scientist, Englewood Cliffs, NJ 1980.

Gregory Bateson und die Schizophrenie

Es ist gar nicht so einfach, Gregory Bateson als Wissenschaftler zu charakterisieren. Der Wissenschaftshistoriker Andrew Pickering beschreibt ihn in Anlehnung an Gilles Deleuze und Felix Guattari als «Nomaden»,[535] und auch Lipset hat jedes Kapitel seiner Monographie nach einer Rolle benannt, die Bateson zu einem bestimmten Zeitpunkt seiner Karriere einnahm.[536] Es gibt, wenn man so will, nicht einen Gregory Bateson, sondern viele: Er erscheint als Chamäleon, das sich immer wieder an seine Umgebung anpasste. Diese Charakterisierung hätte ihm womöglich nicht missfallen, denn er war spätestens seit seinen ersten Kontakten mit der Kybernetik an den Macy-Konferenzen in New York davon überzeugt, dass es kein von der Umwelt losgelöstes Selbst gebe. Sein Buch *Steps to an Ecology of the Mind,* für das ihn Hippies und Linksintellektuelle an der amerikanischen Westküste feierten, verrät ein nichtwestliches, performatives und entgrenztes Verständnis vom Selbst.[537] Diese Vorstellung, dass das Ich untrennbar mit seiner Umwelt verwoben sei, hatte einen erheblichen Einfluss auf seine Theorie zur Ätiologie der Schizophrenie, die er 1956 mit Don Jackson, Jay Haley und John Weakland unter dem Titel *Toward a Theory of Schizophrenia* im *Journal of Behavioral Science* publizierte.

1949 war Bateson nach Palo Alto gezogen, wo er die nächsten 13 Jahre verbrachte. Er war Gastprofessor in Stanford und zugleich am Veterans Administration Hospital in Menlo Park als Anthropologe angestellt, wo er die Freiheit hatte zu untersuchen, was er wollte. Nach Kalifornien hatte ihn ursprünglich seine Zusammenarbeit mit dem Psychiater Jürgen Ruesch am Langley Porter National Hospital in San Francisco gebracht, wo Ruesch ein Projekt zu psychiatrischer Kommunikation leitete.[538] Über ihn kam Bateson mit dem Psychiatriemilieu in Berührung und begegnete ausserdem erstmals der Typentheorie Bertrand Russels, die das Fundament der Double-Bind-Theorie legen sollte. Russels Typentheorie war als Lösung des Paradoxes entwickelt worden, das später als Russel'sche Antinomie bekannt werden sollte.[539] Das Russel'sche Paradox kann – Batesons Interpretation davon folgend – als eine Verwirrung im Abstraktionsniveau beschrieben werden. Die klassische Illustration, die Russel verwendete, war

535 Pickering, Andrew: The Cybernetic Brain: Sketches of Another Future, Chicago, IL 2010, S. 181.

536 Vgl. Lipset: Bateson, 1980.

537 Vgl. Pickering: Cybernetic Brain, 2010, S. 183.

538 Vgl. Lipset: Bateson, 1980, S. 178–179.

539 In den zwischen 1910 und 1913 erschienenen *Principia Mathematica* hatten Russell und Alfred North Whitehead versucht, dieses Paradox zu vermeiden, indem sie jeder mathematischen Einheit einen Typ zuordneten und diese Typen hierarchisch organisierten. Dadurch gehörte eine Klasse stets einem höheren Typ an als die in ihr enthaltenen Elemente und konnte sich selbst nicht enthalten.

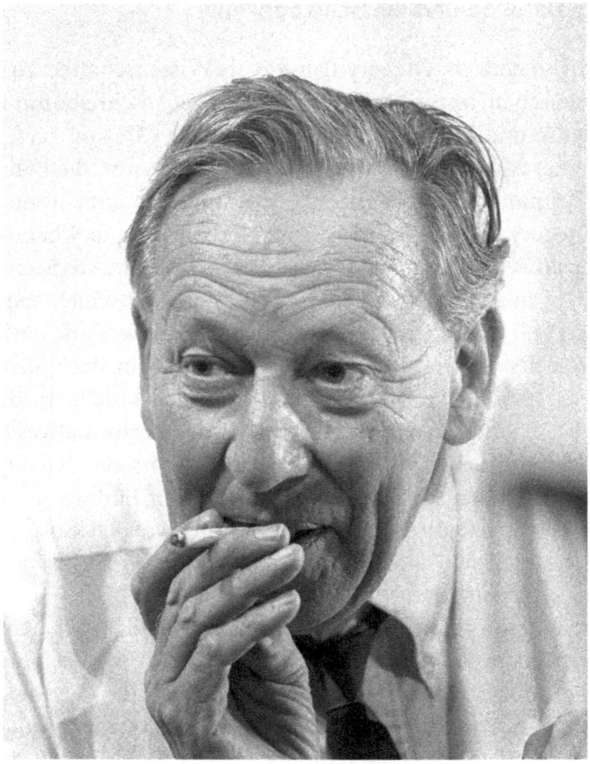

Abb. 3: Gregory Bateson am Dialectics of Liberation Congress im Londoner Roundhouse 1967. Foto: John Haynes

das Paradoxon des Epimenides: «Epimenides der Kreter sagte: Alle Kreter sind Lügner.» Die allgemeine Aussage über Kreter wird hier derselben logischen Ebene zugeordnet wie die konkrete Aussage Epimenides', das heisst, eine Klasse enthält sich selbst, wodurch ein unauflösliches Paradox entsteht. Lipset ist der Meinung, dass Bateson zu den Ersten gehört habe, die Russels Typentheorie auf Kommunikation angewandt und argumentiert hätten, dass es dabei verschiedene Abstraktionsebenen oder eben eine Typologie logischer Ebenen gebe.[540] Das heisst konkret: Bateson war der Ansicht, dass es verschiedene Ebenen der Kommunikation wie z. B. Information und Metainformation oder Daten und Metadaten gebe und dass zum Verstehen von Aussagen immer auch gehöre, diese richtig zu klassifizieren.[541] Bei der Beschäftigung mit Fischottern beispielsweise stellte

540 Vgl. Lipset: Bateson, 1980, S. 190.

541 Vgl. dazu auch Chaney, Anthony: Runaway: Gregory Bateson, the Double Bind, and the Rise of Ecological Consciousness, Chapel Hill 2017, S. 46.

Bateson fest, dass diese anders miteinander umgingen, wenn das Setting ihrer Interaktion klar als Spiel markiert sei, als wenn das Setting eine echte Konkurrenzsituation (etwa ums Essen) suggeriere. Bei der menschlichen Kommunikation trügen Mimik, Betonung, Körpersprache usw. dazu bei, Aussagen zu typologisieren beziehungsweise ihnen eine logische Ebene zuzuweisen, etwa als Ironie oder als Metapher.[542]

Rueschs und Batesons gemeinsame Publikation *Communication: The Social Matrix of Psychiatry* war bereits deutlich von Elementen geprägt, die später charakteristisch für das diffuse Gebiet der Kybernetik werden sollten.[543] Bateson und seine damalige Frau Margaret Mead gehörten zu dem Kreis von Wissenschaftlerinnen und Wissenschaftlern, die sich 1942 zu einer zweitägigen Konferenz zusammenfanden, die von dem Leiter der Josiah Macy Foundation, Frank Fremont-Smith, einberufen worden war. Deren Titel, *Cerebral Inhibition,* war laut Bateson ein wissenschaftlicher Euphemismus für Hypnose.[544] Allerdings war das heimliche Hauptthema der Tagung wohl vielmehr der gerade entstandene oder entstehende Artikel von Arturo Rosenblueth, Norbert Wiener und Julian Bigelow, der 1943 unter dem Titel *Behavior, Purpose and Teleology* in der Zeitschrift *Philosophy of Science* erscheinen sollte. Die Autoren, ebenfalls an der Konferenz 1942 anwesend, diskutierten darin die Beziehung des Outputs eines Objekts zum Input,[545] wofür im Paper und an der Konferenz der Begriff «feed-back» benutzt wurde.[546] Sie bezeichneten dies als behavioristische Analyse von Naturphänomenen. Zwar waren sich die Beteiligten im Rückblick über den genauen Inhalt des Treffens uneins, aber dieses hatte einen genügend starken Eindruck hinterlassen, dass sich die Forschenden nach Ende des Krieges zunächst unregelmässig und dann regelmässig mit weiteren geladenen Gästen immer wieder trafen. Die zwischen 1946 und 1953 organisierten interdisziplinären Treffen gingen unter der Bezeichnung Macy Conferences in die Wissenschaftsgeschichte ein und werden als Anfänge der Kybernetik angesehen. Erich Hörl und Michael Hagner sprechen von einem «Diskurslabor, um den unter Kriegsbedingungen erarbeiteten For-

542 Vgl. Lipset: Bateson, 1980, S. 201.

543 Vgl. Ruesch, Jurgen; Bateson, Gregory: Communication: The Social Matrix of Psychiatry, New York, NY 1951.

544 Vgl. Brand, Stewart: For God's Sake, Margaret. Conversation with Gregory Bateson and Margaret Mead, in: CoEvolutionary Quarterly 10 (21), 1976, S. 2. Wie Mead erzählte, hypnotisierte Milton Erickson während des Treffens einen Psychologen von Yale (gemeint ist wahrscheinlich Lawrence Kubie), vgl. ebd., S. 3.

545 Vgl. Rosenblueth, Arturo; Wiener, Norbert; Bigelow, Julian: Behavior, Purpose and Teleology, in: Philosophy of Science 10 (1), 1943, S. 18.

546 Vgl. Brand: Conversation, 1976, S. 5.

schungsansatz in die Wissenschaften selbst zu transferieren».[547] Bateson bezeichnete die Macy-Konferenzen immer wieder als grossen Wendepunkt in seinem Leben.[548]

Thomas Rid identifiziert in seiner Geschichte der Kybernetik drei Grundgedanken dieser neuen Wissenschaft: Kontrolle, Feedback und die Verschmelzung von Mensch und Maschine.[549] Gemäss der Kybernetik ist es das Ziel jedes Organismus und jeder Maschine, die Umwelt zu kontrollieren. Das bedeutet, dass ein Organismus oder eine Maschine von der Umwelt Inputs erhalten und mittels Output auf die Umwelt einwirken und diese bis zu einem gewissen Grad verändern können. Die Kybernetiker interessierten sich weiter für Feedbacks, das heisst den Einfluss des Outputs auf den Input oder, wie es Wiener ausdrückte, «the property of being able to adjust future conduct by past performance».[550] Die beiden ersten Punkte führten direkt zum dritten: das Interesse für die Verschmelzung von Mensch und Maschine. Wiener hatte in seiner Forschung während des Zweiten Weltkriegs versucht, einen «antiaircraft predictor» zu schaffen – eine Maschine, der es gelingen würde, die Flugbahn eines feindlichen Piloten vorherzusagen und eine Flugabwehrkanone abzufeuern, die den Flieger abschiesst. Bereits hier hatte er begonnen, den Flieger als Konglomerat von Mensch und Maschine zu sehen, als ein System, das als Servomechanismus agierte.[551] Maschinen wurden im kybernetischen Denken häufig anthropomorphisiert, und Organismen wurden umgekehrt als Maschinen verstanden. In einer Rezension von Wieners 1948 erschienenem Werk *Cybernetics: Or Control and Communication in the Animal and the Machine* wies William L. Laurence etwa auf die Parallelen zwischen dem menschlichen Gehirn und Maschinen hin.[552] Die Kybernetik wurde im Verlauf der 1950er Jahre rasch zu einer Art transdisziplinärer Leitwissenschaft. Jakob Tanner begründet ihre Attraktivität wie folgt:

> Ihre Attraktivität resultierte aus einem umfassenden Anspruch als Denkstil, als Universalwissenschaft, als interdisziplinäres Forschungsprogramm und steuerungsoptimistische Utopie gleichermassen. Sie verband formale Strenge mit der Verheissung, dass die Probleme eines beschleunigten soziokulturellen Wandels und einer enormen wissenschaftlich-

547 Vgl. Hörl, Erich; Hagner, Michael: Überlegungen zur kybernetischen Transformation des Humanen, in: Hagner, Michael, Hörl, Erich (Hg.): Die Transformation des Humanen. Beiträge zur Kulturgeschichte der Kybernetik, Frankfurt a. M. 2008, S. 16.

548 Vgl. dazu z. B. Rid, Thomas: Rise of the Machines: A Cybernetic History, New York, NY 2016, S. 175.

549 Vgl. ebd., S. 46–48.

550 Wiener, zitiert in: ebd., S. 48.

551 Vgl. Galison, Peter: The Ontology of the Enemy: Norbert Wiener and the Cybernetic Vision, in: Critical Inquiry 21 (1), 1994, S. 236; Rid: Rise of the Machines, 2016, S. 48.

552 Vgl. Laurence, William L.: Science in Review: Cybernetics, a New Science, Seeks the Common Elements in Human and Mecahnical Brains, in: The New York Times, 19. 12. 1948.

technischen Dynamik auf allen Ebenen und in beliebigen Bereichen gelöst werden könnten.[553]

Für Bateson, der über wissenschaftliche Probleme auf einer hohen Abstraktionsebene nachdachte, erwies sich der kybernetische Denkstil als äusserst fruchtbar. In *Communication: The Social Matrix of Psychiatry* führten Ruesch und Bateson das Konzept von zirkulären Kausalsystemen für die Organisation von Information in das Feld der Verhaltenswissenschaften ein.[554]

Nach Beendigung des Projekts mit Ruesch führte Batesons Interesse an paradoxen Abstraktionsformen in der Kommunikation ihn 1952 nach New York, wo er bei seinem Kollegen Chester Barnard, dem Präsidenten der Rockefeller Foundation, erfolgreich Geld für ein eher diffuses Forschungsvorhaben zu Paradoxen in der Kommunikation beantragte. Bateson lud seinen ehemaligen Studenten John Weakland, einen Chemieingenieur, der sich zum Anthropologen umgeschult hatte, nach Palo Alto ein. Zudem stellte er den Psychiater William Fry ein, den er bei den wöchentlichen Seminaren kennengelernt hatte, die er am Veterans Administration Hospital für Patientinnen und Patienten, Angestellte und eine interessierte Öffentlichkeit hielt. Zum Team stiess ausserdem noch Jay Haley, der einen Bachelorabschluss in Theaterwissenschaften der *University of California, Los Angeles* (UCLA) hatte und ausgebildeter Bibliothekar war. Bateson hatte ihn in Stanford kennengelernt, wo dieser ein Masterstudium in Massenkommunikation absolvierte und sich mit Filmanalysen beschäftigte.[555] Im *San Francisco Chronicle* wurde Haley noch Jahre später von einem Kollegen als Enfant terrible der Familientherapieszene bezeichnet, da dieser weder einen medizinischen noch sonstigen Doktorgrad hatte, sich aber trotzdem einen Namen als Therapeut und Wissenschaftler gemacht habe.[556]

Bateson gab der Gruppe keinen Untersuchungsgegenstand vor. Vielmehr durfte sein Team erforschen, was es wollte, solange es in irgendeiner Form in Zusammenhang mit den Paradoxen stand, die in der Kommunikation entstehen. In der ersten Zeit des Forschungsprojektes waren die untersuchten Themen entsprechend divers und reichten vom Humor über das Training von Blindenhunden bis hin zu Bauchrednern und der Kommunikation zwischen Kindern mit

553 Tanner, Jakob: Die kontroverse Karriere der Kybernetik, in: Geisthövel, Alexa; Hitzer, Bettina (Hg.): Auf der Suche nach einer anderen Medizin. Psychosomatik im 20. Jahrhundert, Berlin 2019, S. 273.

554 Vgl. Lipset: Bateson, 1980, S. 188.

555 Vgl. ebd., S. 200. Haley arbeitete in der ersten Zeit im Projekt noch an seiner Masterarbeit und war als Sekretär angestellt. Vgl. Jay Haley: Birth and Development of Family Therapy: An Interview with Mony Elkaim, Triangle Productions, 1994. Online: <https://search.alexanderstreet.com/lti/view/work/bibliographic_entity%7Cvideo_work%7C1874659>, Stand: 16.08.2019.

556 Vgl. Haas, Albert Jr.: Keeping It in the Family, in: San Francisco Sunday Examiner & Chronicle, 21.10.1979.

Down-Syndrom. Wie erwähnt, arbeitete Bateson selbst zu diesem Zeitpunkt mit Fischottern.[557] Weakland erinnerte sich in einem Gespräch mit Lipset, dass das Hauptthema der Gruppe bei den gemeinsamen Sitzungen stets die Frage gewesen sei, worum es in diesem Forschungsprojekt eigentlich gehe.[558]

Jay Haley erinnerte sich 1994 in einem Interview, dass er von einem Psychiater einen Hinweis erhalten habe, dass er sich mit einem seiner Patienten unterhalten solle. Dieser behauptete, vom Mars zu kommen und eine Mutter namens Margaret Stalin zu haben.[559] Nachdem Haley in Erfahrung gebracht hatte, dass es sich bei dem Patienten um einen Kriegsveteranen handelte, wurde dieser ins Veterans Administration Hospital in Menlo Park überwiesen, wo sich die Forschungsgruppe regelmässig mit ihm unterhalten konnte. Sie waren fasziniert davon, dass der mit Schizophrenie diagnostizierte Patient auf den ersten Blick «Wortsalate» bildete, sich aber vieles von dem zunächst Unverständlichen als verständlich entpuppte, wenn man es richtig kontextualisierte. Die Gruppe begann Gespräche mit diesem und weiteren Patienten aufzuzeichnen und zu analysieren. Ausserdem entwickelte sie ein Interesse an psychotherapeutischen Gesprächen und begann etwa auch Aufzeichnungen von Therapiesitzungen des Psychoanalytikers John Rosen zu analysieren.[560]

Wie dieses Unterkapitel zeigt, hing das Zusammentreffen von Schizophrenie und Kybernetik in Gregory Batesons Forschungsprojekt einerseits mit biographischen Kontingenzen, aber auch mit wissenschaftlichen Konjunkturen zusammen. Der Einbezug der Homöostase folgte, wie ich im folgenden Abschnitt zeige, ähnlichen Logiken.

Don Jackson und die Familie als Homöostase

1952 wurde der britische Psychiater Ross Ashby zu einer Macy-Konferenz in New York eingeladen. Er hatte 1949 für viel Aufsehen gesorgt, als ein Artikel im *Time Magazine* über eine Maschine berichtete, die er gebaut hatte. Der Homöostat war laut Ashby eine «thinking machine», da er jedem Störversuch trotzte und seine Balance wiederherzustellen vermochte. Selbstverständlich zeigten die New Yorker Kybernetiker sofort grosses Interesse an dieser Erfindung. So fand sich Ashby am 20. und 21. März 1952 im Beekman Hotel vor 32 geladenen Gästen wieder, darunter auch Bateson und Mead, und präsentierte seine Maschi-

557 Vgl. Lipset: Bateson, 1980, S. 201.

558 Vgl. ebd. Fussnote 79.

559 Vgl. Jay Haley: Birth and Development of Family Therapy: An Interview with Mony Elkaim, 1994. Lipset erwähnt die gleiche Anekdote, allerdings schreibt er, der Patient habe sich selbst für Margaret Stalin gehalten, vgl. Lipset: Bateson, 1980, S. 202.

560 Vgl. Lipset: Bateson, 1980, S. 202. Zu Rosen vgl. Kapitel 2.

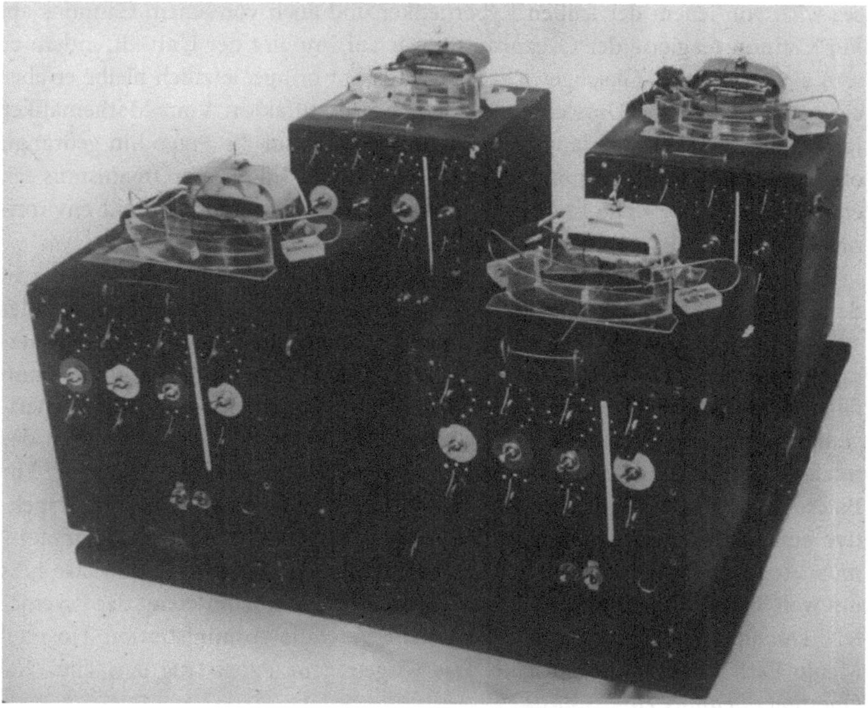

Abb. 4: Ross Ashbys Homeostat. Copyright: Estate W. Ross Ashby

ne, die mit ihm über den Atlantik gereist war.[561] Den Begriff Homöostase hatte der amerikanische Physiologe Walter B. Cannon bereits 1926 geprägt.[562] Cannon war fasziniert von der Fähigkeit von Organismen, trotz wechselnder Umweltbedingungen in ihrem Innern einen «steady state», einen «konstanten Zustand», aufrechtzuerhalten. Diese Fähigkeit zur «organisierten Selbstregulierung», welche eine gewisse Autonomie von Lebewesen gegenüber der Aussenwelt ermöglichte, nannte er Homöostase.[563]

Ashbys Demonstration begeisterte jedoch nicht alle Teilnehmenden der Macy-Konferenz. Ein Grund dafür war sein Verständnis vom Verhältnis zwischen Umwelt und Maschine beziehungsweise Umwelt und Organismus.[564] Die-

561 Vgl. Rid: Rise of the Machines, 2016, S. 56–57.

562 Vgl. Fleming, Donald: Walter B. Cannon and Homeostasis, in: Social Research 51 (3), 1983, S. 622.

563 Vgl. Tanner, Jakob: «Weisheit des Körpers» und soziale Homöostase. Physiologie und das Konzept der Selbstregulation, in: Sarasin, Philipp; Tanner, Jakob (Hg.): Physiologie und industrielle Gesellschaft, Frankfurt a. M. 1998, S. 131.

564 Vgl. Rid: Rise of the Machines, 2016, S. 59.

ses wich von jenem der frühen Kybernetiker und auch von jenem Cannons ab. Für Cannon reagierte der Organismus zwar auf Impulse der Umwelt, indem er sein eigenes inneres Gleichgewicht wieder ins Lot bringe, letztlich bleibe er aber eigenständig und die Umwelt ein äusserlicher Inputfaktor. Vom Mathematiker James Bigelow (Wieners langjährigem Assistenten) auf die Frage hin gedrängt, ob denn sein Homöostat nun ein Modell der Umwelt oder des Organismus sei, entgegnete Ashby: «The homeostat is the whole thing, organism and environment.»[565]

Dieser Gedanke Ashbys faszinierte Bateson.[566] Er führte ihn Jahre später in dem Aufsatz *The Cybernetics of «Self»: A Theory of Alcoholism* weiter aus, der 1971 in der Zeitschrift *Psychiatry* und wenig später in seiner berühmten Aufsatzsammlung *Steps to an Ecology of the Mind* erschien. Wenn ein Mann einen Baum fälle, so Bateson, passe er jeden Axtschlag dem Schnitt an, der durch den vorherigen Schlag entstanden sei. Dieser Selbstregulierungsprozess entstehe durch das totale System Baum – Augen – Gehirn – Muskeln – Axt – Schlag – Baum.[567] Für Bateson und Ashby, die wie im zitierten Beispiel eine funktionalistische Perspektive einnahmen, verschwammen die Grenzen zwischen Umwelt und Organismus; sie waren letztlich arbiträr.[568] Batesons Interesse für die Homöostase liess ihn wohl besonders aufhorchen, als er im Januar 1954 einem Referat des Psychiaters Donald «Don» De Avila Jackson am Veterans Administration Hospital Menlo Park in Palo Alto lauschte. Das vorgetragene Paper trug den Titel *The Question of Family Homeostasis.*[569]

Jackson hatte in Stanford Medizin studiert und sich dann in der U.S. Army auf Neurologie spezialisiert. Anschliessend liess er sich an der Chestnut Lodge und an der Washington School of Psychiatry zum Analytiker ausbilden und wurde stark von der interpersonalen Psychoanalyse Harry Stack Sullivans beeinflusst.[570] 1951 kehrte er nach Palo Alto zurück, wo er eine private Praxis eröffnete. Anscheinend hing es mit der überschaubaren Grösse Palo Altos zusammen, dass sich Jackson für die Familien seiner Patientinnen und Patienten zu interes-

565 Zitiert nach: Rid: Rise of the Machines, 2016, S. 59.

566 Vgl. ebd., S. 176.

567 Vgl. Bateson, Gregory: Steps to an Ecology of Mind. Collected Essays in Anthropology, Psychiatry, Evolution, and Epistemology, Northvale, NJ 1987, S. 323. Zum Einfluss Ashbys auf Batesons Denken und diese Passage vgl. Rid: Rise of the Machines, 2016, S. 176.

568 Vgl. Rid 2016, S. 64.

569 Jackson, Don D.: The Question of Family Homeostasis [1957], in: International Journal of Family Therapy 3 (1), 1981, S. 5–15. Er hielt dieselbe Rede auch am 7. Mai 1954 vor der APA in St. Louis. Es ist unklar, an welcher Vorlesung er tatsächlich auf Bateson traf, wobei es naheliegend scheint, dass dies in Palo Alto war. Vgl. Ray, Wendel A.: Interaction Focused Therapy. The Don Jackson Legacy, in: Brief Strategic and Systemic Therapy European Review (1), 2004, S. 39.

570 Vgl. zur Chestnut Lodge und Stack Sullivan Kapitel 1.1.

sieren begann: «I couldn't avoid the relatives; and this led to a lot of surprising and sometimes not very pleasant results»,[571] schrieb Jackson 1962 in einer unveröffentlichten Notiz. Er begann zunächst eigene Therapiesitzungen mit den Eltern seiner Patientinnen und Patienten durchzuführen und ging dann dazu über, gemeinsame Therapiesitzungen für Eltern sowie Patientinnen und Patienten anzubieten.[572] Dabei entwickelte er den Ansatz, den er 1954 am Veterans Administration Hospital präsentierte und der zu seiner Kooperation mit Batesons Forschungsteam führen sollte. Bateson erinnerte sich nach Jacksons Tod anlässlich der ersten Don Jackson Memorial Lecture 1970: «His original paper on family homeostasis was certainly one of the first, perhaps the first, major statement about the family as a system.»[573]

Für Jackson ging es in *The Question of Family Homeostasis* um eine Frage, die sich seiner Ansicht nach jede Psychiaterin und jeder Psychiater stellen musste: «What effect will the appearance of a patient in his [the psychiatrist's] office have upon the patient's family?»[574] Wie der Titel des Papers nahelegt, wandte Jackson das Konzept der Homöostase auf Familien an. Sein Kollege Albert Haas brachte Jacksons These folgendermassen auf den Punkt:

> Jackson took the step from physiology to psychiatry by adopting the term «family homeostasis» to describe a family's equilibrium. In some families this balance seemed to be maintained at the expense of one member's misery. If the «sick» person improved, another family member might develop symptoms of an entirely different nature.[575]

Jackson stellte bei seinem Kontakt zu den Familienmitgliedern seiner Patientinnen und Patienten fest, dass therapeutische Interventionen auch Auswirkungen auf die ganze Familie hätten und dass umgekehrt auch die Familiensituation Auswirkungen auf die Therapie seiner Patientinnen und Patienten habe. Dies führte Jackson zu der Überzeugung, dass eine Therapie nur sinnvoll sein könne, wenn die ganze Familie mit einbezogen werde. Das Konzept der Homöostase leitete Jackson nicht etwa von Ashby her, sondern direkt von Cannon und dem Physiologen Claude Bernard, dessen Konzept des «milieu interieur» Cannons Theoriebildung stark beeinflusst hatte. Er habe den Begriff «family homeostasis» deshalb verwendet, so Jackson, weil damit eine relative Konstanz der inneren Umgebung («internal environment») impliziert werde, die durch ein kontinuier-

---

571 Jackson, zitiert nach: Ray: Interaction Focused Therapy. The Don Jackson Legacy, 2004, S. 38.

572 Vgl. Ray 2004, S. 38.

573 Vgl. Gregory Bateson: 1st Don Jackson Memorial Lecture, Palo Alto, transkribiert durch Wendel Ray 2003, Don D. Jackson Archive, University of Louisiana at Monroe (Jackson Archive, ULM).

574 Jackson: Family Homeostasis, 1981, S. 6.

575 Haas: Keeping It, 1979.

liches Wechselspiel der dynamischen Kräfte erhalten werde.[576] Im nächsten Satz unterfütterte Jackson seine Theorie bereits mit kybernetischen Konzepten, woran sich die «hochgradige Affinität» zeigt, welche die Homöostase laut Tanner zur Kybernetik hatte.[577] Die Familie, so Jackson, könne auch als geschlossenes Informationssystem begriffen werden, bei dem Varianten des Outputs oder des Verhaltens rückgekoppelt würden, um die Antwort des Systems zu korrigieren.[578]

Jackson war überzeugt, dass der Schlüssel zum Verständnis psychischer Krankheiten in diesen Verflechtungen in Familien zu finden sei, auch wenn diese komplex seien.[579] Er behauptete, es liege an dem Unvermögen, die Familie als Ganzes zu betrachten, dass man bisher nicht habe erklären können, weshalb mütterliche Zurückweisung in manchen Fällen zu Schizophrenie führe und in anderen nicht.[580] Das Konzept der Homöostase versprach nicht nur, solche Verflechtungen gewinnbringend analysieren zu können, sondern auch eine gewisse Vorhersehbarkeit. Jackson war der Meinung, dass es möglich sein werde vorherzusehen, welche Auswirkungen zum Beispiel eine Schwangerschaft auf ein Paar haben könne, sobald man die Mechanismen genug gut verstanden habe.[581]

«There was money in it»: Die Erforschung der Schizophrenie

1954, als Jackson seinen Vortrag am Veterans Administration Hospital hielt, kam Batesons Forschungsprojekt aus verschiedenen Gründen in eine neue Phase. Bateson hatte sich um eine Verlängerung der Finanzierung durch die Rockefeller Foundation bemüht, die jedoch scheiterte, da Barnard inzwischen nicht mehr Präsident der Stiftung war. Ausserdem wurde William Fry zum Militär eingezogen, so dass Bateson einen neuen psychiatrischen Berater hinzuziehen musste. Nachdem er Jacksons Vortrag gehört hatte, heuerte Bateson ihn sofort als Ersatz für Fry an. Jacksons Betrachtung der Familie als Informationssystem und seine Verwendung des Konzepts der Homöostase, welches Bateson bereits bei Ashbys Vortrag fasziniert hatte, erwiesen sich als äusserst anschlussfähig für das Projekt. Jackson avancierte denn auch rasch vom Berater zu einem essenziellen Teil des theoretischen Forschungsprojekts.[582]

576 Vgl. Jackson: Family Homeostasis, 1981, S. 6.

577 Vgl. Tanner: Kontroverse Karriere, 2019, S. 275.

578 Vgl. Jackson: Family Homeostasis, 1981, S. 6.

579 «The incredibly complex picture one obtains in studying family interrelations may be compared to the mathematics of the motion of bodies in relation to one another – the simultaneous consideration of more than three such instances is, at present, an insuperable task for the mind of man», ebd., S. 9.

580 Ebd., S. 8.

581 Ebd., S. 14.

582 Dies konstatiert auch Weinstein: Pathological Family, 2013, S. 61.

Wie erwähnt hatte die Gruppe dank Haley bereits 1953 begonnen, sich mit Schizophrenen auseinanderzusetzen. Diese Ausrichtung wurde mit Jacksons Einstieg ins Projekt verstärkt. Wie Weinstein zeigt, sei die Motivation der Forscher indes unterschiedlich gewesen: Während Bateson, Weakland und Haley Schizophrenie als ein Beispiel für eine besondere Form der Kommunikation begriffen hätten und ihr Interesse hauptsächlich der anthropologischen Untersuchung von Kommunikation gegolten habe, habe sich Jackson in erster Linie für die Ätiologie und die Pathogenese der Schizophrenie interessiert. Die Analyse der Kommunikation diente in seinen Augen vor allem dem besseren Verständnis der Krankheit. Gemeinsam war allen jedoch das Interesse für menschliche Interaktionen (im Gegensatz zu innerpsychischen Vorgängen), um die Schizophrenie zu verstehen.[583]

Ab dem Winter 1954 erhielt die Bateson-Gruppe eine neue Finanzierung durch die Josiah Macy, Jr. Foundation. In einem internen Dokument von 1954, das vermutlich die Grundlage für den Antrag bei der Stiftung bildete, erklärten die Forschenden ihr Ziel, die «schizophrene Kommunikation» zu erforschen.[584] Auf Basis der Psychoanalyse seien bereits gewisse Aspekte schizophrener Kommunikation untersucht worden. Sie hingegen würden sich für komplett andere Aspekte interessieren:

> It is generally agreed that schizophrenics have difficulty in discriminating between «reality» and «fantasy» and also that what they say seems incoherent. We believe that these two features of schizophrenia are based upon the inability of the schizophrenic to communicate about his communication – a seldom recognized but essential requirement of normal human communication.[585]

Mit Bezug auf Russels Paradox erklärten sie, dass Schizophrene die Marker nicht erkennen könnten, die Kommunikation kategorisierten. Dies führe dazu, dass Schizophrene zum Beispiel Liebesbotschaften nicht von Drohungen und Wahrheit nicht von Heuchelei unterscheiden könnten. Ziel der Studie war es daher, den normalen und abnormalen Gebrauch solcher klassifizierender Signale («discriminating signals») zu untersuchen und zu beschreiben; die Bedeutung dieser Signale für Schizophrene zu analysieren sowie Testsituationen zu schaffen, in denen sich der Umgang von Schizophrenen mit diesen Signalen zeige. Dafür sollte hauptsächlich die Kommunikation von Schizophrenen in unterschiedlichen Situationen und Kontexten untersucht werden, und zwar mittels Ton- und

583 Vgl. Weinstein: Pathological Family, 2013, S. 61–62.

584 Vgl. hier und für den folgenden Abschnitt: Bateson, Gregory; Haley, Jay; Weakland, John H. u. a.: Schizophrenic Communication: A Theoretical Discussion and a Proposal for Research, ca. 1954, Don D. Jackson Archive, University of Louisiana at Monroe. Jackson scheint zumindest an dieser Version des Antrags noch nicht beteiligt gewesen zu sein.

585 Ebd.

Bildaufnahmen von Schizophrenen in therapeutischen und weiteren interpersonalen Kontexten. Als Beispiele für klassifizierende Signale nannten die Forscher sprachliche Äusserungen wie «ich meine» sowie nonverbale Äusserungen (Mimik, Körpersprache) und implizite Botschaften, die sich z. B. durch vorherige Äusserungen oder den Kontext ergaben sowie durch die Abwesenheit von Botschaften. Der Antrag enthielt auch einen Absatz zur Bedeutung ihrer Forschung für den klinischen Kontext:

> We believe that the application of fundamental communications theory, particularly the exploration of the use of discriminating-signals, to the study of schizophrenia would clarify many features of the disease and thereby lead to more rigorous diagnostic classification of such patients and greater understanding of their symptoms.[586]

Sie strichen im Antrag also den Nutzen ihrer Studie für die Schizophrenieforschung hervor, obwohl, wie weiter oben erwähnt, der klinische Bezug zu Beginn des Projekts nur für Jackson von Bedeutung war. Hier bildet sich also wahrscheinlich weniger das Interesse der Gruppe ab als die Antragsstrategie. Dafür spricht auch, dass Jay Haley gegenüber dem Wissenschaftsjournalisten Edward Dolnick rückblickend das Interesse der Gruppe an Schizophrenie wie folgt erklärte: «There was money in it.»[587] Wie Dolnick spitz bemerkt, sei es für Stiftungen attraktiver gewesen, Geld für einen Durchbruch in der Schizophrenieforschung zu geben als für das Studium von Paradoxen.[588] Die Suche nach einer praktischen, therapeutischen Anwendung ihrer Forschungsergebnisse sollte in der Gruppe noch zu Spannungen führen, wie ich im Unterkapitel 4.6 ausführen werde.

Im Antrag wurden bereits Überlegungen zur Ätiologie der Schizophrenie präsentiert. In der zeitgenössischen Schizophrenieforschung werde der Mutter-Kind-Beziehung eine grosse Bedeutung zugeschrieben, so die Forscher. Dabei werde die Mutter von Schizophrenen häufig als lieblos («unloving») beschrieben. Allerdings würden Studien auch zeigen, dass diese Mütter äusserst besorgt um ihre Kinder seien und ihnen gegenüber Liebe bekundeten. «The mother of the schizophrenic appears to be loving, believes that she must be, but is not», folgern sie. Hier beziehen sich die Forscher auf die Figur der «schizophrenogenen Mutter», wie sie in den in Kapitel 2 beschriebenen Schizophreniestudien charakterisiert wird.[589]

Diese Theorie führte die Forscher zu der Annahme, dass sich dieser Widerspruch auch in der Kommunikation zwischen Mutter und Kind zeige. Sie illustrierten dies an folgendem Beispiel:

---

586 Bateson u. a.: Schizophrenic Communication, ca. 1954.

587 Jay Haley am 10.04.1996, zitiert in: Dolnick: Madness, 1998, S. 119.

588 Vgl. ebd.

589 Vgl. zum Aspekt dieser «Pseudoliebe» speziell Kapitel 2.2.

> If the mother should say to the child, «I'm thinking only of your good», she would inevitably accompany such a message with non-verbal or implicit signals which might be verbalized as «I don't want you». The child is faced with the problem of discriminating how his mother really feels about him on the basis of the signals he receives from her. If he accurately interprets his mother's discriminating signals which accompany her overt message, he will know she is rejecting him. He will then in his own message accuse her of being a rejecting mother [...]. Since she cannot accept an accusation that she is a rejecting mother, and insists that she is loving, she will punish the child for his interpretation of her messages. What she is doing is punishing the child for his correct interpretation of discriminating signals. With the constant repetition of such situations, the child meta-learns (1) to distrust his own interpretation of discriminating signals, while focusing upon them as extremely important, or (2) to become wary of immediately and clearly responding to the signals of others, or both.[590]

Die Bateson-Gruppe beschrieb diese Situation aus der Sicht des Kindes als Paradox: Verlange es von der Mutter, geliebt zu werden, werde es bestraft. Verlange es keine Liebe, so werde die Mutter dies als Vorwurf sehen und es ebenfalls bestrafen. Hier wird bereits die Double-Bind-Theorie formuliert, allerdings ohne den Begriff zu brauchen. Interessant ist, dass die Theorie von der Annahme hergeleitet wurde, dass die Mutter-Kind-Beziehung bei Schizophrenen gestört sei. Es war die Figur der «schizophrenogenen Mutter», die sie zu der Formulierung der Double-Bind-Hypothese führte, auch wenn die Gruppe diese Theorie in ihrem Paper explizit ablehnte. Auf diese Ambivalenzen werde ich in Kapitel 4.3 zurückkommen.

4.2 Die Double-Bind-Theorie und ihre Rezeption

Während *Toward a Theory of Schizophrenia* für manche (wie z. B. Ciompi) ein Durchbruch in der Schizophrenieforschung oder eine Legitimation der Familientherapie war (z. B. für Jackson), ging die Rezeption der Theorie in Batesons Augen in eine falsche Richtung. Dies hing womöglich auch damit zusammen, dass die Darstellung der Theorie im Paper nicht die Komplexität der Diskussionen innerhalb des Teams spiegelte.

Die Umsetzung: Die Double-Bind-Theorie

Laut dem Bateson-Biographen Lipset war es Jackson, der die Gruppe zu drängen begann, Output zu produzieren und das Projekt zu fokussieren: «He prodded them to record, to transcribe, to publish, and to credit priority.»[591] *Toward a*

590 Bateson u. a.: Schizophrenic Communication, ca. 1954.

591 Vgl. Lipset: Bateson, 1980, S. 207.

Theory of Schizophrenia erschien schliesslich 1956 in der dritten Ausgabe der im selben Jahr gegründeten Zeitschrift *Behavioral Science*. In der ersten Ausgabe war ein Artikel Ross Ashbys erschienen, im Prinzip eine Kurzzusammenfassung seiner Einführung in die Kybernetik, welche ebenfalls 1956 erscheinen sollte. Es ist bemerkenswert, dass sich die Forschungsgruppe entschied, ihr Paper nicht etwa in einer Fachzeitschrift der Psychowissenschaften zu publizieren, sondern die Double-Bind-Theorie von Anfang an in den Kontext der zunehmend bedeutenden Verhaltenswissenschaften stellte und an den kybernetischen Denkstil anschloss. Der Artikel selbst lavierte zwischen einem psychiatrischen Fachbeitrag zur Schizophrenieforschung und theoretischen Überlegungen zur Kommunikationstheorie. Es können darin zwei verschiedene, wenn auch zusammenhängende, Argumente ausgemacht werden. Erstens wollte die Gruppe in Anschluss an Russels Typologie logischer Ebenen und abgeleitet aus ihren Beobachtungen von Schizophrenen eine «Situation» beschreiben, die sie «Double Bind» nannte. Zweitens vertrat sie die Hypothese, dass eine Person, die Double Binds ausgesetzt werde, schizophrene Symptome entwickeln könne.[592]

Bateson, Jackson, Haley und Weakland definierten einen Double Bind in ihrem Paper wie folgt: Ein Double Bind ist eine kommunikative Situation mit zwei oder mehr Personen, bei der es mindestens eine bindende Person und eine gebundene Person (das «Opfer») gibt. Das Opfer wird mit drei Vorschriften konfrontiert. Die erste ist eine Aufforderung, etwas zu tun oder etwas zu lassen, unter Androhung einer Strafe. Die zweite Aufforderung widerspricht der ersten auf einer abstrakteren Ebene und geht ebenfalls mit der Androhung einer Strafe einher. Diese Aufforderung ist meist nonverbaler Natur. Ein verbalisiertes Beispiel wäre die Aufforderung, der ersten Aufforderung nicht Folge zu leisten. Die dritte Aufforderung ist schliesslich das Verbot, das Feld zu verlassen. Das heisst, das Opfer kann oder darf die Ausweglosigkeit seiner Situation nicht zum Ausdruck bringen, indem es beispielsweise auf einer Metaebene auf den Widerspruch zwischen den ersten beiden Aufforderungen aufmerksam macht. Wird das Opfer wiederholt solchen Double-Bind-Situationen ausgesetzt, so beginnt es, diese zu internalisieren, und es reichen auch nur einzelne Elemente davon aus, um es in Panik oder Wut zu versetzen.[593]

Ein Individuum, welches in Double-Bind-Situationen involviert werde, verliere die Fähigkeit, zwischen logischen Typen zu unterscheiden, so die These von Bateson et al.:

> If an individual has spent his life in the kind of double bind relationship described here, his way of relating to people after a psychotic break would have a systematic pattern. First,

592 Vgl. Bateson u. a.: Toward a Theory, 1956, S. 251. Chaney spricht diese Zweiteilung des Artikels auch an. Vgl. Chaney: Runaway, 2017, S. 50.

593 Vgl. Bateson u. a.: Toward a Theory, 1956, S. 253–254.

> he would not share with normal people those signals which accompany messages to indicate what a person means. His metacommunicative system – the communications about communication – would have broken down, and he would not know what kind of message a message was.[594]

Die ständige Konfrontation mit Double Binds führe zu einem Unvermögen, Aussagen richtig klassifizieren zu können, egal ob es sich um eigene oder diejenigen anderer handle. Das heisst, dass dieses Individuum nicht richtig einschätzen könne, was andere Personen ihm mitteilten. Dies konnte gemäss Bateson et al. zu drei möglichen Reaktionen führen. Edward Dolnick fasst sie in seinem Buch *Madness on the Couch* sarkastisch zusammen:

> So there were three responses to double binds: suspicion, dismissal, and withdrawal. And lo and behold, every medical textbook described three main forms of schizophrenia: paranoia, marked by suspiciousness; hebephrenia, marked by a giggling dismissal of the world; and catatonia, marked by withdrawal.[595]

Tatsächlich argumentierten Bateson et al. genauso. Allerdings fügten sie noch hinzu, dass das Unvermögen, das Dilemma des Double Bind aufzulösen, beim Menschen die gleiche Wirkung zeige wie ein selbstregulierendes System, dass seinen Regulator («governor») verloren habe: «[...] it spirals into never-ending, but always systematic distortions.»[596] Sie verglichen also ein Individuum, das aufgrund der ständigen Konfrontation mit Double Binds schizophrene Symptome zeige, mit einem Homöostaten, wie Ashbys selbstregulierender Maschine. Wenn Ashbys Maschine aus dem Gleichgewicht geriet, suchten Drehwähler im Inneren nach einer neuen Position.[597] Diese Drehwähler fehlten bei der Vorstellung eines schizophrenen Individuums, so dass es permanent nach einem neuen Gleichgewicht suchte, aber keines herstellen konnte (siehe Abbildung 5 für eine Illustration der Funktion der Drehwähler). Damit erklärten die Forschenden, wie wiederholte Double-Bind-Situationen zu schizophrenen Symptomen führen konnten.

Das Missverständnis des Double Bind

Wie eingangs des Kapitels erwähnt, generierte die Double-Bind-Theorie grosse Aufmerksamkeit in den Psychowissenschaften und darüber hinaus. Kaum eine Publikation zur Ätiologie der Schizophrenie bezog sich im Jahrzehnt nach ihrer

594 Bateson u.a.: Toward a Theory, 1956, S. 255.

595 Dolnick: Madness, 1998, S. 120.

596 Bateson u. a.: Toward a Theory, 1956, S. 256.

597 Vgl. The Science Team: The Thinking Machine: W Ross Ashby and the Homeostat, British Library Science Blog, 20.04.2016. Online: <https://blogs.bl.uk/science/2016/04/the-thinking-machine.html>, Stand: 24.09.2019.

DESIGN FOR A BRAIN **8/2**

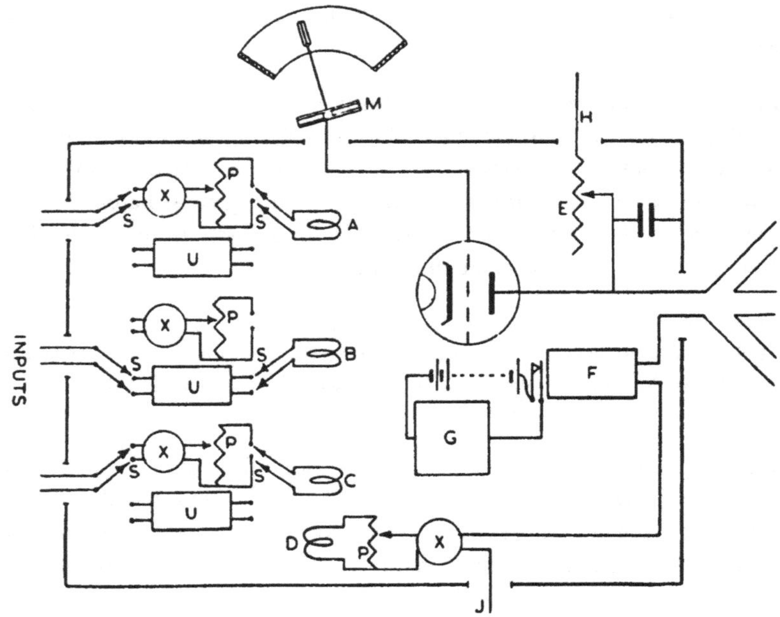

Figure 8/2/3 : Wiring diagram of one unit. (The letters are explained in the text.)

Abb. 5: Schaltplan des Homöostaten von Ross Ashby: Links sind die Inputs, rechts die Outputs. Das Relais (F) betätigt den Drehwähler. Abbildung aus dem Buch *Design for a Brain: The Origin of Adaptive Behaviour.* Copyright: Estate W. Ross Ashby

Veröffentlichung nicht auf die Bateson-Gruppe. Allerdings geschah dies nicht immer zur Zufriedenheit des Forscherteams. Insbesondere Bateson haderte noch Jahre später damit. Als er erfuhr, dass seine Kollegen Paul Watzlawick, Janet Beavin Bavelas und Jackson wenige Jahre nach Beendigung des Forschungsprojektes im Jahr 1966 ein Buch veröffentlichen wollten, welches unter anderem Resultate aus dem Schizophrenieprojekt aufgriff, reagierte er wütend. Er störte sich auch an der Tatsache, dass dieses Manuskript, welches unter dem Titel *Pragmatics of Human Communication* mit einer Widmung an Bateson («Friend and Mentor») erscheinen sollte, eine eigene Publikation der weiteren Ergebnisse des Schizophrenieprojekts obsolet machte. Als Hauptgrund für seine Rage führte er jedoch Folgendes an:

> On the whole, I don't think the ideas are ready for popularization at the clinical level. I know it is a policy of the MRI[598] to publish prematurely. But this always leads to curious grabbing at and vulgarization of the ideas. I do not see that I have to be a party to this. I am tired of trying to fight the errors in «Toward a Theory».[599]

Bateson fühlte sich in der Rezeption von *Toward a Theory* missverstanden und störte sich offensichtlich daran, den Kampf um die Deutungshoheit seiner Ideen verloren zu haben.

Dieser Kampf klingt bereits in einem Paper von 1962 aus der Zeitschrift *Family Process* an. Am Ende der letzten Phase ihres gemeinsamen Forschungsprojekts publizierten Bateson, Jackson, Haley und Weakland unter dem Titel *A Note on the Double Bind* eine Art Überblick über den Stand ihrer Forschung, zusammen mit einer leichten Revision ihrer Theorie. Die Double-Bind-Theorie sei natürlich aus ihrer Arbeit hervorgestochen, aber letztlich nicht zentral gewesen, schrieben die Forscher. In diesem Punkt liege offensichtlich ein Missverständnis vor:

> What is more important in our work, and may not have been sufficiently emphasized or clear in our 1956 paper, is a general communicational approach to the study of a wide range of human (and some animal) behavior, including schizophrenia as one major case. The present and future status of the more specific double bind concept can appropriately be considered only within this, its more general and inclusive framework.[600]

Auch der Philosoph und Psychotherapeut Paul Watzlawick, der seit 1960 gemeinsam mit Jackson am MRI (Mental Research Institute in Palo Alto) forschte, bemerkte ein Jahr später in seinem Aufsatz *Review of the Double Bind Theory*, dass sehr wenige Paper, die sich mit der Double-Bind-Theorie befassten, sich mit deren eigentlicher Grundlage, der Theorie logischer Typen, auseinandersetzten.[601] Dies sei aber der wesentliche Punkt, schrieben auch die Forscher in *A Note on the Double Bind:* Es gebe nie nur eine Botschaft, Kommunikation beinhalte vielmehr immer zwei oder mehr Botschaften, die in Beziehung zueinander stünden, aber meist über verschiedene Kanäle kommuniziert würden. Die Botschaften könnten widersprüchlich sein und verschiedentlich Einfluss nehmen. Diese

---

598 Das Mental Research Institute in Palo Alto wurde 1958 von Jackson gegründet und beherbergte von diesem Zeitpunkt an und bis zu seinem Ende, neben anderen Forschungsprojekten rund um die Familientherapie, das Schizophrenieprojekt der Bateson-Gruppe.

599 Brief von Gregory Bateson an Paul Watzlawick und Coautoren, 13. Mai 1966, Don D. Jackson Archive, University of Louisiana at Monroe.

600 Ebd.

601 Vgl. Watzlawick, Paul: A Review of the Double Bind Theory, in: Family Process 2 (1), März 1963, S. 2.

Sichtweise auf die Kommunikation sei hilfreich für die Analyse jeglicher Art sozialer oder psychologischer Probleme, argumentierten Bateson et al.[602]

Das Problem an der Rezeption der Double-Bind-Theorie war in den Augen des Bateson-Teams einerseits ihre Einschränkung auf den klinischen Kontext der Schizophrenie. Dies dürfte vor allem Batesons Ansicht entsprochen haben, für den die klinischen Aspekte nie im Vordergrund standen und der sich in den Jahren nach der Publikation von *Toward a Theory* zunehmend daran störte, dass diese Aspekte das Projekt zu dominieren begannen. Ihn hatten hauptsächlich die theoretischen Aspekte der Kommunikation interessiert; zudem hatte, wie Lipset schreibt, Batesons Einsatz für das *Office of Strategic Services* (OSS, ein Nachrichtendienst des Kriegsministeriums der USA) zwischen 1942 und 1945 einen bitteren Nachgeschmack hinterlassen, wenn es um den praktischen Gebrauch der Wissenschaften ging.[603]

Andererseits störten sich die Forscher auch an den selbstverschuldeten Schwächen des ursprünglichen Papers. So betonten sie jetzt, das Double Bind dürfe nicht als Beziehung zwischen Binder oder Binderin und Gebundener oder Gebundenem beschrieben werden.[604] Es handle sich vielmehr um Menschen, die in einem kontinuierlichen System gefangen seien, das widersprüchliche Definitionen von Beziehungen produziere und auf der subjektiven Ebene zu Leid führe. Diese Sichtweise, welche die Zirkularität von Systemen interpersonaler Beziehungen ins Zentrum rückte, zogen sie der konventionellen Sichtweise vor, die den Schwerpunkt auf das Verhalten von Individuen oder auf einzelne Interaktionssequenzen legte.[605] Wie im folgenden Unterkapitel noch ausführlicher Thema sein wird, war die Weiterentwicklung ihrer ursprünglichen Formulierung, die ihre gesamte Kommunikationstheorie noch deutlicher in der Kybernetik ansiedelte, in Wirklichkeit schon zum Zeitpunkt des Erscheinens von *Toward a Theory* in Gruppendiskussionen entstanden. Allerdings fand nur eine entschlackte Version Eingang ins Paper, wohl deswegen, weil die Forscher fürchteten, diese systemische Perspektive werde ihre Leserschaft überfordern.[606]

---

602 Vgl. Bateson, Gregory; Jackson, Don D.; Haley, Jay u. a.: A Note on the Double Bind – 1962, in: Family Process 2 (1), 1963, S. 154.

603 Vgl. Lipset: Bateson, 1980, S. 226 ff.

604 Vgl. Bateson u. a.: A Note on the Double Bind – 1962, 1963, S. 157.

605 Vgl. ebd.

606 Vgl. Bateson Team Meeting, Transkript, 27.04.1955, Don D. Jackson Archive, University of Louisiana at Monroe.

4.3 Cherchez la mère

Während das Framing der Double-Bind-Hypothese als eine in der Kybernetik wurzelnde Kommunikationstheorie sicherlich neu war und deshalb auch viel Aufmerksamkeit erhielt, muss die Frage gestellt werden, inwiefern sich die dahinter liegende Hypothese zur Ätiologie der Schizophrenie von anderen unterschied. Für die Psychiatriehistorikerin Carol Hartwell hat das Bateson-Team lediglich ein altes Konzept neu verpackt: «The Palo Alto team salvaged the disintegrating schizophrenogenic mother construct. They set the mother's pathological effect at the metacommunicative level.»[607] Weinstein hingegen betont die Diskontinuitäten zur psychoanalytischen Sichtweise:

> Bateson and his colleagues explicitly differentiated their work on the double bind from psychodynamically informed perspectives. Rather than focus on symbols, the content of delusions, or psychoanalytic processes like projection, they aimed to study schizophrenics' use of «reality-qualifiers», meaning signals (elsewhere called meta-messages) that qualify the meaning of another message.[608]

In diesem Unterkapitel gehe ich einerseits der Frage nach, inwieweit das Bateson-Team mit der Double-Bind-Theorie und ihrer Weiterentwicklung an das Konzept der «schizophrenogenen Mutter» anschloss. Andererseits wird geprüft, wie sehr sich ihre Theorie der Ätiologie der Schizophrenie tatsächlich von psychoanalytischen Theorien unterschied. Mit anderen Worten: Was war das Neue an der Double-Bind-Theorie, und wo schloss sie an etablierte Wissensbestände an?

Sieht man sich *Toward a Theory* genauer an, so lassen sich sowohl Hartwells als auch Weinsteins Position nachvollziehen. Einerseits distanzierte sich das Bateson-Team explizit von der psychoanalytischen Sichtweise und legte den Fokus auf die Kommunikation von Schizophrenen und ihre Interaktionen statt auf ihre internalisierte Vergangenheit. Andererseits schlossen die Forscher auch an psychoanalytische Konzepte an, indem sie die Unfähigkeit Schizophrener, zwischen logischen Typen zu unterscheiden, als Schwäche der Ich-Funktion(en) auslegten («weak ego function»).[609] Noch schwerer zu fassen ist ihre Nähe beziehungsweise Abgrenzung zum Konzept der «schizophrenogenen Mutter». Während der Begriff im Paper keine Rolle spielt, so lässt sich nicht leugnen, dass das Konzept im Hintergrund von grosser Bedeutung war.

«We do not assume that the double bind is inflicted by the mother alone», schrieben die Forscher in *Toward a Theory.* Sie setzten damit bemerkenswerterweise voraus, dass dies von den Leserinnen und Lesern implizit angenommen werden könnte. Wie erwähnt, erklärten Bateson et al. die Double-Bind-Theorie

607 Hartwell: Schizophrenogenic Mother Concept, 1996, S. 286.

608 Weinstein: Pathological Family, 2013, S. 58.

609 Vgl. Bateson u. a.: Toward a Theory, 1956, S. 252.

in *Toward a Theory* anhand einer Interaktion zwischen zwei Menschen, von denen einer als «Opfer» («victim») in Anführungszeichen bezeichnet wird. Das Double Bind, so das Bateson-Team, sei dem «Opfer» nicht unbedingt von der Mutter allein auferlegt worden, sondern entweder von ihr *oder* einer Kombination aus Mutter, Vater und/oder Geschwistern. Während sie mit dieser Präzisierung darauf abzielten, das Feld der Schuldigen über die Mutter hinaus zu öffnen, perpetuierten sie tatsächlich die Annahme von deren Involviertheit.

Dies verdeutlicht sich in dem Teil des Papers, der sich mit konkreten Beispielen aus dem Familienleben oder der Klinik befasst. Die Familiensituation eines oder einer Schizophrenen, so die Hypothese von Bateson et al., weise folgende Charakteristiken auf: 1. ein Kind, dessen Mutter mit Beunruhigung und Rückzug reagiere, wenn das Kind auf sie als liebende Mutter reagiere; 2. eine Mutter, die ihre Gefühle von Angst und Feindseligkeit gegenüber dem Kind nicht akzeptieren könne und deren Leugnung dieser Gefühle sich in offenkundig liebendem Verhalten artikuliere; 3. die Abwesenheit einer Person, wie beispielsweise einer starken Vaterfigur, die in die Beziehung zwischen Mutter und Kind intervenieren könne.[610] Diese hypothetische Familiensituation erinnert stark an diejenige, die in Kapitel 2 beschrieben wurde, in der eine überbehütende und/oder zurückweisende Mutter in Kombination mit einem schwachen Vater schizophrenogen wirkte.

Das Einzige, was sich für Hartwell an der Double-Bind-Theorie gegenüber jenen Theorien verändert habe, welche eine pathogene Mutter-Kind-Beziehung als Ursache der Schizophrenie beschrieben, sei der Fokus. Nicht mehr mütterliche Haltungen seien im Interesse der Forscher, sondern die mütterliche Kommunikation.[611] Im Zuge einer Zusammenfassung der Wirkungen von Double Binds in der Familiensituation auf einer allgemeineren Ebene machten Bateson et al. allerdings deutlich, dass ihr Fokus auf die Mutter-Kind-Interaktion nicht ausreichend sei:

> In either case in a relationship, the most important in his life and the model for all others, he is punished if he indicated love and affection and punished if he does not; and his escape routes from the situation, such as gaining support from others, are cut off. This is the basic nature of the double bind relationship between mother and child. This description has not depicted, of course, the more complicated interlocking gestalt that is the «family» of which the «mother» is one important part.[612]

Dennoch gleicht ihr Umgang mit diesem Defizit einem eigenen Double Bind. Das Team gab vor, sich bewusst zu sein, dass ihr Fokus auf die Mutter zu kurz

610 Vgl. Bateson u. a.: Toward a Theory, 1956, S. 256.

611 Vgl. Hartwell: Schizophrenogenic Mother Concept, 1996, S. 278.

612 Bateson u. a.: Toward a Theory, 1956, S. 258.

griff, und zugleich negierte der Text durch seinen Aufbau eine Auslegung, die nicht auf die Mutter fokussierte.

«[The] much more difficult situation of momma-poppa-interactions»

Diese Widersprüchlichkeit im Text spiegelt wohl die Ambivalenzen der Gruppe in ihrer Positionierung zum Konzept der «schizophrenogenen Mutter» wider. In den Gesprächen, die das Bateson-Team im Vorfeld der Publikation führte, lassen sich diese Ambivalenzen besonders gut fassen. Das Team zeichnete seine regelmässigen Treffen stets auf Tonband auf und liess diese Aufnahmen anschliessend minutiös transkribieren. Dank des Zugangs zu diesen überlieferten, aber unveröffentlichten Transkriptionen war es mir möglich, einen Einblick in die Diskussionen der Gruppe zu erhalten und nachzuvollziehen, welche Überlegungen das Verfassen von *Toward a Theory* begleiteten.[613] Deshalb werden Teile dieser Gespräche im Folgenden etwas ausführlicher referiert. Sie kreisten vor allem um die Fragen, was von der Theorie der «schizophrenogenen Mutter» zu halten sei, welche Bedeutung überhaupt der Mutter-Kind-Beziehung zukomme und wie die Double-Bind-Theorie künftigen Leserinnen und Lesern nähergebracht werden könne, ohne diese zu überfordern.

Haley eröffnete das Treffen der Bateson-Gruppe vom 23. März 1955 mit einer These: Die Wahrscheinlichkeit, dass gewisse Mütter bei ihren Kindern Schizophrenie erzeugten, sei bei manchen höher als bei anderen. Dies führte unter den Forschern zu Uneinigkeit. So diskutierten sie die Frage, ob eine Mutter an sich überhaupt Schizophrenie auslösen könne. Jackson sprach sich gegen die Hypothese einer «schizophrenogenen Mutter» aus: «[...] a schizophrenogenic mother isn't schizophrenogenic until she has precipitated a psychosis in her daughter, you see»,[614] erklärte er und meinte damit, dass eine Mutter erst in einem bestimmten Setting schizophrenogen wirken könne. Er argumentierte somit gegen eine der Mutter innewohnende Schizophrenogenität beziehungsweise für eine dynamische Sichtweise der schizophrenogenen Situation. In seiner Replik griff Haley auf ein bekanntes Beispiel zurück: auf die Kriegspsychosen, die schon der Militärpsychiater Edward Strecker als Argument genutzt hatte, um Mütter für psychische Krankheiten verantwortlich zu machen.[615]

613 Die Transkriptionen liegen im Don Jackson Archive an der University of Louisiana in Monroe, wo sie von Dr. Wendel Ray verwaltet werden, der mir freundlicherweise Zugang zu ihnen gewährte.

614 Bateson Team Meeting, Transkript, 23.03.1955, Don D. Jackson Archive, University of Louisiana at Monroe.

615 Vgl. Kapitel 1.

> It's very possible that a great number of guys who went psychotic in the army would not have gone psychotic if they had been in their own environment. But a lot of guys who went in the army under very similar circumstances didn't go psychotic. Now there is some kind of pre-psychotic condition which given certain precipitating factors would bring about a psychosis varying with the individual in degree [...].[616]

Haley argumentierte, dass der Umstand des Krieges durchaus als Auslöser für die Psychosen gesehen werden müsse, dass dieser Umstand aber nicht ausreiche, da nicht alle Soldaten psychotisch geworden seien. Der präpsychotische Zustand, der durch bestimmte Faktoren in eine Psychose eskalieren könne, müsse bereits zuvor entstanden sein. Jackson fasste zusammen und wandte Haleys Beispiel auf Schizophrene an. Es gebe zwei Punkte zu beachten: die Beziehung zur Mutter und der Druck, der im späteren Leben entstehe. Hier hakte Bateson ein: Wenn ein bestimmtes Mass einer bestimmten Variable dafür sorge, dass die Schwelle zur Schizophrenie überschritten werde, dann müsse dies doch eigentlich messbar sein. Haley war damit nicht ganz glücklich. Für ihn sei es plausibler, davon auszugehen, dass eine zusätzliche Variable dazu führe, dass die Schwelle überschritten werde, als dass es um ein bestimmtes Mass gehe: «I mean, say that guy is more scared and therefore breaks[,] is less clear to me than to say[,] something specific happened at that moment to make them break.»[617] An dieser Stelle begannen sie, die Double-Bind-Hypothese ins Feld zu führen. Konnte ein Double Bind verantwortlich für das Überschreiten der Schwelle sein? Konnten Double Binds quantifiziert werden? Denn – darüber waren sie sich einig – Double Binds kämen auch in der Kommunikation zwischen «gesunden» Menschen vor. Bateson plädierte dafür, dass es um Muster gehe. Jackson wiederum argumentierte, dass es verschiedene Qualitäten des Double Binds gebe: «It's like getting shot at – it's the same bullet but it makes a quite a bit of difference where you are hit.»[618] Zum Schluss führte Jackson wieder zur Ausgangsfrage zurück und erklärte, er sei mit dem Konzept der «schizophrenogenen Mutter» nicht einverstanden, da es so spezifisch sei und davon ausgehe, dass es sich um einen ganz bestimmten Typus Frau handle. Bateson meinte, er sei bereit, diese Kritik zu teilen. In diesem Fall wolle Jackson wohl sagen, dass es eher um «schizophrenogene Konstellationen» als um «schizophrenogene Mütter» gehe. Jackson bejahte und führte einige Beispiele aus seiner Praxis ins Feld, in denen besondere Umstände in der Kindheit seiner Patientinnen und Patienten, zum Beispiel Krankheiten oder die Trennung der Eltern durch den Krieg, zu bestimmten Familiensituationen geführt hätten.

Über die folgenden Wochen feilte das Team während ihrer Treffen weiter an ihrem Konzept. Die Frage nach der Konzipierung der Mutter-Kind-Beziehung

616 Bateson Team Meeting, 23.03.1955.

617 Ebd.

618 Ebd.

blieb im Zentrum. Einerseits suchten die Forschenden nach einem grösseren Rahmen und versuchten, von der Hypothese einer Schizophrenie verursachenden Mutter wegzukommen. Andererseits war dieses Konzept zweifelsohne der Ausgangspunkt ihrer Überlegungen, an dem sie sich immer wieder rieben.

Am 27. April 1955 begannen sie schliesslich konkret über eine gemeinsame Publikation nachzudenken. Jackson schlug zwei mögliche Themen vor: Wechselbeziehungen innerhalb der Familie und Wechselbeziehungen in der Therapie. Bateson gab sich zögerlich: Werde ein solch systemischer Blick auf die Familie die Leserinnen und Leser nicht überfordern?

> I agree with your basic theoretical statement that the family constellation is really the unit to consider, not momma ... but I think there should be cases in which the thing – theme – centers on momma so clearly that it can be demonstrated from those rather than demonstrating from [the] much more difficult situation of momma-poppa-interactions.[619]

Jackson akzeptierte den Einwand und schlug vor:

> I think the way to do that would be to in just a few paragraphs or something, show all the various influences momma is under so that ... you see, momma is never alone ... then you can get rid of those other people and can deal with momma and child[...].[620]

Diese Bedenken und der Wunsch, die Beispiele möglichst einfach zu halten, führten schliesslich dazu, dass in *Toward a Theory* letztlich nur Situationen mit zwei Akteuren beziehungsweise Akteurinnen beschrieben wurden, nämlich solche zwischen Mutter und Kind. Dies sollte das Team später bereuen. Im bereits erwähnten Artikel von 1962, *A Note on the Double Bind*, erklärten sie den Fokus auf die Mutter-Kind-Beziehung zur Schwachstelle des Papers.

Kritik am Konzept der «schizophrenogenen Mutter»

Bereits 1957 schrieb Jackson, der nächste Schritt sei es nun, eine komplexere Auslegeordnung in den Blick zu nehmen: «Perhaps the next phase will include a study of schizophrenia (or schizophrenias) as a family-borne disease involving a complicated host-vector-recipient cycle that includes much more than can be connoted by the term ‹schizophrenogenic mother›.»[621] Man könne sich sogar fragen, fuhr Jackson fort, ob es in einer Gesellschaft, die sich mittels einge-

619 Bateson Team Meeting, 27.04.1955. Auslassungen hier und im Folgenden stehen so im Transkript.

620 Ebd.

621 Jackson, Don D.: A Note on the Importance of Trauma in the Genesis of Schizophrenia, in: Psychiatry 20 (2), 1957, S. 184.

schlechtlicher Fortpflanzung erhalte oder in der Frauen Kinder gebären, die ihnen mittels unpersönlicher Samenspende einverleibt worden seien und die später innerhalb eines kommunalen Settings von staatlichen Pflegerinnen grossgezogen würden, überhaupt noch Schizophrenie geben werde. Dieses bizarre Szenario, bei dem unklar bleibt, ob es als Dystopie oder Utopie gemeint war, skizzierte Jackson, um sein Argument zu untermauern, dass es aktuell vorkommende Familienkonstellationen seien, die systematisch Schizophrenie generierten. Zwei Jahre später versuchte Haley Jacksons Desiderat in seinem Paper *The Family of the Schizophrenic: A Model System* umzusetzen. Darin beschrieb er die Analyse der gesamten Familie als pathogenes Setting bereits als Trend:

> A transition would seem to have taken place in the study of schizophrenia; from the early idea that the difficulty in these families was caused by the schizophrenic member, to the idea that they contained a pathogenic mother, to the discovery that the father was inadequate, to the current emphasis upon all three family members involved in a pathological system of interaction.[622]

1960 veröffentlichte Weakland dann einen Aufsatz, in dem er die Double-Bind-Theorie auf eine Konstellation mit drei Personen übertrug und die Aufteilung in bindende Personen und «Opfer» aufhob. Für die Ausgangssituation möge eine solche Aufteilung sinnvoll sein, aber das vermeintliche «Opfer» lerne sehr schnell, ebenfalls in Double Binds zu kommunizieren, so dass das gesamte Kommunikationsmuster erhalten bliebe, argumentierte er.[623]

Fry publizierte mit *The Schizophrenogenic «Who»?* 1962 ein eigenes Paper, das gezielt gegen die Hypothese einer «schizophrenogenen Mutter» argumentierte.[624] Seine Hauptkritik bestand in der Behauptung, dass der Mutter in der Psychologie bis anhin eine viel zu grosse Macht zugesprochen worden sei. Hinter der Vorstellung, dass eine Mutter Schizophrenie auslösen könne, steckten seiner Ansicht nach mythische Ideen und Folklore: «There is a touch of Medusa psychology in it – or even a hint of the old cult of the Earth-Goddess».[625] Man könne zwar nicht abstreiten, dass Mütter einen wichtigen Einfluss auf Kinder ausübten, aber es sei unrealistisch und masslos übertrieben, von einer mütterlichen Allmacht auszugehen, kritisierte Fry: «After all, mothers are people, like the rest of

---

622 Haley, Jay: The Family of the Schizophrenic. A Model System, in: The Journal of Nervous and Mental Disease 129 (4), 1959, S. 357–374, hier S. 358.

623 Vgl. Weakland: The «Double-Bind» Hypothesis of Schizophrenia and Three-Party Interaction, 1960, S. 375.

624 Vgl. Fry, William F.: The Schizophrenogenic «Who»?, in: Psychoanalytic Review 49, 1962, S. 68–73.

625 Ebd., S. 71.

us, who have problems and cause problems among other things – an obvious fact often lost sight of».[626]

Wie der Historiker Anthony Chaney richtig feststellt, seien es nicht Sympathien mit dem Second-Wave-Feminismus gewesen, die Bateson und seine Kollegen schliesslich davon überzeugt hätten, das Konzept der «schizophrenogenen Mutter» über Bord zu werfen. Vielmehr war es die Erkenntnis, dass aus einer systemischen Perspektive die Unterscheidung zwischen Leid zufügender Person und erkranktem Kind nur zu einem vereinfachten, linearen Ursache-Wirkungs-Modell führte. Es werde dem Double Bind nicht gerecht, es als etwas zu beschreiben, das eine Person einer anderen antue, resümiert Chaney. Die Bateson-Gruppe habe stattdessen eine Beschreibung angestrebt, welche die Zirkularität von Systemen ans Licht bringe.[627]

Wie die Vorgespräche zur Publikation von *Toward a Theory* und auch gewisse Passagen der Publikation selbst zeigen, waren die Forschenden schon von Anfang an mehrheitlich der Meinung, dass eine Person allein nicht Schizophrenie auslösen könne, und sie sahen die Notwendigkeit, komplexere Mechanismen zu untersuchen. Dennoch war die Mutter-Kind-Beziehung in ihren anfänglichen Auseinandersetzungen zentral. Insofern ist auch Hartwells Behauptung, *Toward a Theory* beschreibe die alte Theorie der «schizophrenogenen Mutter» unter dem kybernetischen Deckmantel, auch nicht wirklich falsch. Erst in den Jahren nach der Publikation von *Toward a Theory* begann sich das Palo-Alto-Team dezidierter von ätiologischen Konzepten der Schizophrenie abzugrenzen, die von «Schuldigen» und «Opfern» ausgingen und die Mutter-Kind-Beziehung priorisierten. In dieser Hinsicht fand im Denken des Teams eine Entwicklung über die Jahre statt. In einem Fragebogen, den die Forscher zum Ende der gesamten Projektlaufzeit 1962 ausfüllten, beschrieb Bateson diese Entwicklung in seinem Denken: «Indeed, one of the more important slow changes which has occurred in my thinking and which has been helped by the Millers[628], has been in the direction of skepticism regarding all localizing of function in cybernetic systems.»[629] Für Bateson zumindest führte der kybernetische Ansatz auch zu einer epistemologischen Verschiebung weg von der ätiologischen Frage nach dem «Weshalb» hin zu der Frage nach der Funktion, dem «Wie».[630]

---

626 Fry: Schizophrenogenic «Who»?, 1962, S. 72.

627 Chaney: Runaway, 2017, S. 80.

628 Pseudonym, der richtige Name der Familie ist der Autorin bekannt. In der vierten Forschungsperiode arbeitete das Team um Bateson mit einer einzigen Familie, den Millers.

629 Weakland, John H.: Fragebogen zum Ende der 4. Forschungsperiode (1959–1962), finanziert durch das National Institute of Mental Health, NIMH, des Bateson-Teams, Juli 1962, Don D. Jackson Archive, University of Louisiana at Monroe.

630 Diesen Hinweis verdanke ich Magaly Tornay.

4.4 Eine Krankheit des «family body politic»

Die Sichtweise der Familie als kybernetisches System ohne organisierendes Zentrum brachte zwei Erkenntnisse mit sich: Niemand war schuld an Schizophrenie oder an Double Binds, vielmehr waren alle Familienmitglieder gleichermassen daran beteiligt und auch darin gefangen. Zudem bestand keine harte Grenze mehr zwischen pathogen, pathologisch und gesund.[631] In einer internen Notiz brachten die Forscher dies folgendermassen auf den Punkt: «In a sense, we here take the approach, ‹If schizophrenia be a disease at all, it is to be seen as a disease of the family body politic›.»[632] Obwohl der Vergleich zwischen dem menschlichen Körper und politischen Systemen von Aristoteles bis Hobbes schon vielfach bemüht worden war, liegt die Vermutung nahe, dass sich die Forscher mit ihrer Referenz auf den «body politic» hier auf Cannons Version bezogen. Dieser hatte nämlich den staatlichen «body politic» mit dem «body physiologic» gerade in Hinblick auf ihre Fähigkeit zu homöostatischen «steady states» verglichen.[633] Die Setzung der Schizophrenie als Krankheit des «family body politic» setzte die Familie dem Staatskörper gleich und favorisierte damit zugleich den homöostatisch-kybernetischen Blick darauf.

Der normale Wahnsinn

Diese beiden Erkenntnisse, dass es nicht eine schuldige Person an der Schizophrenie einer anderen gebe und dass nicht eine Person allein schizophren sei, sondern ein ganzes Beziehungsgeflecht, liessen sich gut und öffentlichkeitswirksam kommunizieren. So fokussierte ein Zeitungsartikel in der *Palo Alto Times*, der anlässlich der Gründung des MRI 1958 erschienen war, auf die Schuldfrage.

> The Researchers are quick to point out that they do not feel anyone is to blame for the illness. A parent, for instance, has no voluntary control over the situation. And he is quickly caught up in the problem when the patient feels [sic!] a double bind back.[634]

---

631 Jens Elberfeld spricht in Zusammenhang mit der Double-Bind-Theorie und der Palo-Alto-Gruppe von einer «Entpathologisierung» der Schizophrenie. Vgl. Elberfeld, Jens: Ambivalenzen der Kritik: Familientherapie und die Debatte um Schizophrenie in den 1970er Jahren, in: Balz, Viola Kristin; Malich, Lisa (Hg.): Psychologie und Kritik. Formen der Psychologisierung nach 1945, Wiesbaden 2020, S. 196.

632 Structured Interview Work, 20.11.1962, Don D. Jackson Archive, University of Louisiana at Monroe.

633 Vgl. Cannon, Walter B.: The Body Physiologic and the Body Politic, in: Science 93 (2401), 1941, S. 1–10.

634 Moffat, Samuel: Area Psychiatrists Study New Schizophrenia Theory, in: Palo Alto Times, 07.05.1958.

Das Zitat exemplifiziert auch gleich, dass diese Form des Denkens über psychologische Probleme noch nicht selbstverständlich war. So schlichen sich anstelle des kybernetischen Feedbacks durch einen freudianisch anmutenden Tippfehler («feels back») die psychoanalytischen Gefühle wieder in die Double-Bind-Theorie ein. In einem öffentlichen Vortrag 1961 betonte Weakland diesen Punkt ebenfalls und fügte hinzu, dass nicht nur Individuen, sondern auch Familien nicht zu beschuldigen seien. Schizophrenie sei eine Form von Interaktion, solche Muster entstünden durch Beziehungen zu anderen Menschen und ohne böse Absichten. «We don't think anybody is really immune, not only to the possibility of getting into trouble, but the possibility of exerting some difficult influences on other people.»[635] Damit normalisierte Weakland bis zu einem gewissen Grad auch die Schizophrenie.

In zwei Fernsehbeiträgen, *The Fine Line* von 1959 und *Science in Action* von 1966,[636] welche die Schizophrenieforschung und die Double-Bind-Theorie respektive den familientherapeutischen Ansatz des MRI zum Inhalt hatten, vermittelten die Forschenden spielerisch ihre Ansicht, dass die Grenze zwischen psychischer Krankheit und Gesundheit äusserst fliessend sei. In *The Fine Line* wurde dies unter anderem anhand eines Gesprächs einer Familie am Frühstückstisch inszeniert. Die Schauspielerinnen und Schauspieler stellten dieselbe Situation einmal als normale Familienszene und einmal als pathologische Interaktion dar. Bateson kommentierte anschliessend die feinen Unterschiede in der Interaktion.

Für den Beitrag *Science in Action* wollten die Forscher die Unterscheidung zwischen Forschenden und Beforschten beziehungsweise Ärzten, Ärztinnen und Patienten und Patientinnen in Frage stellen. In einem Brief an Richard Fisch, einem Psychiater des MRI, der ebenfalls im Beitrag mitspielen sollte, schilderte Jackson seine Vorstellungen wie folgt:

> What I've thought of, roughly, along with John[637], would be an opening shot of a laboratory with test tubes, bubbling water and somebody in a white coat, then a cut to yourself and me with you taking the role of a schizophrenic patient. After enough convincing dialogue, we would suddenly break for coffee or a cigarette or something and then the audience would discover you were a psychiatrist posing as a patient and we would be discussing why using this technique, the nature of communication, what sort of «typical signs it reveals», etc. We would then be joined by some trainees who would act as a fam-

635 Weakland, John H.: Family Interaction and Mental Health, in: Highlights from the Campus Conference «What's Happening to the Family in Suburbia?» Sponsored by San Fernando Valley State College and Welfare Planning Council, San Fernando Valley Area, 1961, Don D. Jackson Archive, University of Louisiana at Monroe, S. 35.

636 The Fine Line, Fernsehfilm produziert 1959 für KPIX auf Channel 5 von Robert Novak (KPIX), coproduziert von Stanley T. Donner (Stanford), John Upston (MRI), Don D. Jackson Archive, University of Louisiana at Monroe; Science in Action, Beitrag für KQED auf Channel 9, ausgestrahlt am 3. Januar 1966, Don D. Jackson Archive, University of Louisiana at Monroe.

637 Gemeint ist wohl John Weakland.

> ily, again with you as the identified patient. After enough minutes of this we would cut back to discussions about what happened and also rerun a few of the segments so that I could say, «Let's take another look at that». John and Jay[638] and perhaps another senior person would come in having been in the role of observers and we would discuss some of the general differences in thinking about communication and schizophrenia instead of the more traditional views.[639]

Die Darstellung der Patientinnen und Patienten durch MRI-Mitarbeitende sollte eine gewisse Arbitrarität vermitteln. Jede und jeder, so wollte Jackson sagen, könne sich in eine Situation hineinbegeben, in der er oder sie von aussen als wahnsinnig wahrgenommen werde. Da Schizophrenie für das Palo-Alto-Team an der Oberfläche, in Interaktionen stattfand und sich nicht in der Psyche einer Patientin oder eines Patienten versteckte, konnte eine schizophrene Konstellation problemlos nachgespielt werden.[640] Diese Technik wandte das Team auch in ihrer Forschungspraxis an. Im bereits erwähnten Zeitungsartikel wird dies so beschrieben:

> It was to test the [double bind] theory that the doctors began acting out the parts of patient and parents. All they do is outline a few facts of a case, and then ad lib from there on. Jackson says that the doctors get involved in the drama and «really get caught up in it». It helps the researchers «demonstrate to ourselves what it does to people».[641]

Diese Entpersonalisierung der Schizophrenie äusserte sich auch in Jacksons Ausdrucksweise, die den Patienten als «identified patient» bezeichnete. Dieser Ausdruck hatte sich in den späteren Jahren des Bateson-Projekts durchgesetzt. In einem internen Papier von 1960 definierten sie den Begriff so: «The person presented to us by the family and/or referring professional people as the sick one.»[642] Die Gruppe versuchte sich so von der Wahrnehmung der Familie zu distanzieren, dass ein bestimmtes Mitglied krank sei. Bereits in *Toward a Theory* hatten sich Bateson et al. für eine pragmatische Schizophreniedefinition entschieden. Wie erwähnt, hatte nur Jackson einen klinischen Hintergrund, was diese Entscheidung möglicherweise mitveranlasste. Die wiederkehrende Erfahrung von Kommunikationsmustern wie dem Double Bind müsse beim menschlichen Organismus zu Pathologie führen, stellten sie gleich zu Beginn des Papers fest. «[T]his pathology at its extreme will have symptoms whose formal characteris-

638 Gemeint ist wohl Jay Haley.

639 Jackson, Don D.: Schreiben an Richard Fisch, 30.09.1965, Don D. Jackson Archive, University of Louisiana at Monroe.

640 Vgl. Geoghegan, Bernard Dionysius: The Family as Machine: Film, Infrastructure, and Cybernetic Kinship in Suburban America, in: Grey Room 66, 2017, S. 79.

641 Moffat: Area Psychiatrists, 1958.

642 «Family Therapy in Schizophrenia» Project, Instructions on Family Data Sheet Preparation, 28.04.1960, Don D. Jackson Archive, University of Louisiana at Monroe.

tics would lead the pathology to be classified as schizophrenia»,[643] erklärten sie weiter. Während die Forscher mit dieser Formulierung die Symptome und auch die Pathologie bestätigten, distanzierten sie sich zugleich von der Schizophreniediagnose, indem sie diese externalisierten beziehungsweise anderen zuschrieben. Ihre Schizophreniedefinition mutet insgesamt tautologisch an: Schizophrenie zeichne sich durch die Unfähigkeit, Aussagen korrekt zuzuordnen, aus. Diese Unfähigkeit werde durch wiederholte Double Binds verursacht. Folglich verursachten Double Binds Symptome, welche zu einer Schizophreniediagnose führten.[644] Diese Distanzierung vom klinischen Verständnis von Schizophrenie behielten sie auch in den Folgejahren bei, wie sich am Gebrauch des Begriffs «identified patient» oder überhaupt an ihrer Vorstellung zeigt, dass Schizophrenie kein Individuum betreffe, sondern eine Krankheit des «family body politic» sei. Stärker als ein psychiatrisches Krankheitsbild war Schizophrenie für sie eine Metapher für dysfunktionales Verhalten, das – im richtigen Kontext gesehen – durchaus erklärbar und gewissermassen rational in seiner Irrationalität war. Die Schizophrenie war eher zufällig zum Gegenstand des Bateson-Projekts geworden und hatte anfangs lediglich eine illustrative Funktion. Im Verlauf des Projekts verlor Schizophrenie als Kategorie zunehmend an Schärfe und Bedeutung.

Interessanterweise äusserte Kay Heily, vermutlich der Produzent der Sendung *Science in Action*, nach der Sichtung eines Videos, welches das von Jackson beschriebene Therapiegespräch zwischen Jackson und Fisch zeigte, einige Bedenken. Für das Fernsehen war eine solch pragmatische Darstellung von Schizophrenie einfach zu wenig attraktiv. Er fragte, ob es nicht möglich sei, den Patienten etwas aufgeregter und gestörter darzustellen. Dasselbe gelte für die Familientherapieszene: Sei es möglich, das Verhalten der Familie wütender und genervter zu inszenieren?[645] Heily liess sich zwar auf Jacksons Spielerei ein, wünschte sich aber eine traditionellere Darstellung des psychisch Kranken für einen stärkeren Showeffekt. Die unaufgeregte und entstigmatisierende Darstellung der Schizophrenie, wie sie von Jackson und dem MRI gewünscht wurde, verwischte die Grenzen zwischen Normalität und Wahnsinn zu stark, als dass sie für das Fernsehen noch genügend sichtbar blieben.

Heilys Kritik an der Filmszene wiederholte gewissermassen die Erfahrung der Rezeption der Double-Bind-Theorie: Während die Forscher sich wünschten, eine weitere Komplexitätsebene zum Verständnis der Ätiologie der Schizophrenie und der Schizophrenie an sich hinzuzufügen, ging diese Komplexität in der Vermittlung wieder verloren. Während *Toward a Theory* möglicherweise zu sehr vor dem Hintergrund bestehender Theorien zur Schizophrenie interpretiert wur-

643 Bateson u. a.: Toward a Theory, 1956, S. 251.

644 Vgl. ebd., S. 252.

645 Vgl. Heily, Kay: Schreiben an Don D. Jackson, 26. 10. 1965, Don D. Jackson Archive, University of Louisiana at Monroe.

de und viele darin die These der «schizophrenogenen Mutter» bestätigt sahen, wollte Heily nichts von der Normalisierung oder Entpathologisierung der Schizophrenie wissen und hielt am vorgefassten Stereotyp des oder der Schizophrenen und der Familie fest.

Der Einzug des Aufnahmegeräts

> No longer inscribed in the flesh, mental disturbances became ambulatory – traveling from body to body, without a center, the property of ongoing interactions rather than internal states. This shift of locale corresponded to modifications in documentation and treatment.[646]

Der Medienwissenschaftler und Wissenschaftshistoriker Bernard Geoghegan beschreibt so, wie das Schizophrenieverständnis der Bateson-Gruppe eine – für die Psychiatrie – neue methodische (und therapeutische) Herangehensweise bedingt habe. Der Arzt Albert Haas beschrieb in einem Zeitungsartikel, den er 1979 in Erinnerung an seinen verstorbenen Kollegen Jackson verfasste, den Bruch des MRI mit der Psychoanalyse metaphorisch anhand der unterschiedlichen benötigten Technologien: «With the couch out at the MRI, the tape recorder came in, then one-way mirrors to facilitate family study, and finally videotape recorders.»[647] Es wurde keine Couch mehr benötigt, um an die verborgenen Geheimnisse der Seele zu gelangen. Vielmehr waren die zu untersuchenden Probleme an der Oberfläche, das heisst anhand der Interaktionen direkt beobachtbar und mittels verschiedener Aufnahmetechnologien auch beliebig reproduzierbar und im Detail zu analysieren. Weakland beschrieb dieses Vorgehen in einem öffentlichen Vortrag als anthropologisch. Er interessiere sich für menschliches Verhalten in Zusammenhang mit sozialen Kontakten und sozialer Interaktion. Die Leitfrage sei dabei: Wie sind Menschen, und wie sind sie so geworden?[648]

Über die Jahre erprobte das Bateson-Team verschiedene Herangehensweisen, um Interaktionen in Familien zu beobachten. Ihr ursprüngliches Vorhaben, Familien in ihrem Zuhause zu besuchen und ihre Interaktionen aufzuzeichnen, erwies sich schnell als zu kostspielig und stand in Widerspruch zu ihrem Anspruch an die Vergleichbarkeit der erhobenen Daten.[649] Stattdessen wurde am MRI ein Setting nachgestellt, das einem durchschnittlichen amerikanischen Mittelklasseheim nachempfunden war: Die Familien wurden in einem Halbkreis um

646 Geoghegan: Family as Machine, 2017, S. 79.

647 Haas: Keeping It, 1979.

648 Vgl. Weakland: Family Interaction, 1961, S. 33.

649 Vgl. dazu Weakland, John: Schreiben an Jules Henry, 17.01.1961, Don D. Jackson Archive, University of Louisiana at Monroe. Weakland lobt Henry für seine naturalistische Herangehensweise und beklagt, dass eine solche dem Team bisher nicht möglich gewesen sei. Vgl. auch Structured Interview Work, 1962.

einen Tisch gesetzt. Einzig der Interviewer sass mit dem Rücken zur Kamera, die hinter einem Einwegspiegel versteckt war. In dieser Inszenierung wurde die Familie vor dem Klischee des suburbanen Eigenheims platziert: einem offenen Kamin.[650] Die Familien wurden mit offenen Fragen konfrontiert, die sie dann in Abwesenheit des Interviewers untereinander diskutieren sollten. Die Forscher interessierten dabei nicht ihre Antworten, sondern ihre zur Schau gestellte Interaktion.

Wie Weinstein schreibt, seien die von den Familienforschenden wie dem Bateson-Team verwendeten Technologien Ausdruck eines neuen epistemologischen Blicks; sie legten den Fokus auf das gegenwärtig Beobachtbare, die Funktionsweise und weg von innerpsychischen Vorgängen und rückwärtsgerichteten ätiologischen Fragen.[651] Der technikaffine kybernetische Blick, der nicht zwischen Mensch und Maschine, zwischen organischen, psychischen, technischen und familiären Systemen unterschied, verlangte nach einer technologischen Entsprechung, nach einer neuen Form von Objektivität, die weg vom paternalistischen und interventionistischen Blick der Psychoanalyse und der Psychiatrie führte. Mit dem Aufnahmegerät verwendete das Bateson-Team eine Technologie, die insofern als demokratisch verstanden werden kann, als dass sie in einem kybernetischen Verständnis die Hierarchie zwischen Objekt und Subjekt auflöste. (Wie sich allerdings am beschriebenen Setting der Forschung zeigt, handelte es sich dabei um eine Idealvorstellung, die nicht viel mit der realen Forschungspraxis zu tun hatte.)[652] Schizophrenie erhielt durch die Technik zwar eine neue Sichtbarkeit, ihre Konturen lösten sich durch den normalisierenden Blick jedoch bis zur Unkenntlichkeit auf.

4.5 Schizophrenie, Familie und Politik

Analogien von (Kern-)Familie und Gesellschaft haben eine lange Geschichte. Wirkmächtig war etwa Friedrich Engels Aussage in *Der Ursprung der Familie*, dass die Ehe eine «Zellenform der zivilisierten Gesellschaft» sei, «an der wir schon die Natur der in dieser sich voll entfaltenden Gegensätze und Widersprüche studieren können».[653] Mit anderen Worten war Engels der Meinung, dass sich bereits in der Ehe die Probleme der Gesellschaft als Ganzes zeigten. Die po-

650 Geoghegan: Family as Machine, 2017, S. 76.

651 Vgl. Weinstein: Pathological Family, 2013, S. 171.

652 Zur Problematik dieses Objektivitätsbegriffs vgl. ebd., S. 154. Weinstein zeigt, dass die Forschenden das Beobachten lernen mussten. Der trainierte Blick war selbstverständlich nicht wertfrei.

653 Engels, Friedrich: Der Ursprung der Familie, des Privateigentums und des Staats, in: Marx, Karl; Engels, Friedrich: Werke, Bd. 21, Berlin 1975[5], S. 67. Online: <http://www.mlwerke.de/me/me21/me21_036.htm>, Stand: 20.10.2020.

puläre Vorstellung der Familie als «Kernzelle der Gesellschaft»[654] führte dazu, dass die Erforschung der Familie immer wieder auch als Ausgangspunkt einer Gesellschaftsanalyse und -kritik genommen wurde. Wie ich bereits in Kapitel 3 am Beispiel von Lidz gezeigt habe, war die Annahme im Untersuchungszeitraum weitverbreitet, dass von der Analyse von Familienstrukturen auf politische Systeme geschlossen werden könne, und umgekehrt.

Auch Bateson glaubte, dass Überlegungen zu Schizophrenie und Familie auf allgemeinere gesellschaftliche Fragen hinwiesen. 1959 beendete er einen Vortrag mit der Behauptung, das Verständnis des «mysteriösen Verhalten[s] namens Schizophrenie» stelle den Schlüssel zu einem tieferen Verständnis der Menschheit dar:

> If schizophrenia be, as I believe it is, a disturbance of meta relationships in communication, generated or taught by an analogous disturbance of family organization, then surely from a study of these phenomena must come new insight into the nature of organization and the nature of Man.[655]

Haley wiederum stellte einen Zusammenhang zwischen der Analyse von Familien und dem Verständnis von Gesellschaften her. In einem Antrag zur Gründung einer Zeitschrift zu Familientherapie und -forschung betonte er, dass die Organisation der Familie die nationale politische Struktur präge, und umgekehrt, wie am Beispiel des maoistischen Chinas auf besonders extreme Weise ersichtlich sei. Auch auf internationaler Ebene sei die Interaktion der «family of nations» stark beeinflusst durch die Interaktionsmuster der einzelnen Familien dieser Nationen.[656]

---

654 In der deutschen Übersetzung des Internationalen Pakts über bürgerliche und politische Rechte vom 16. Dezember 1966 hiess es: «Die Familie ist die natürliche Kernzelle der Gesellschaft», das englische Original «The family is the natural and fundamental group unit of society» verzichtet auf die biologische Semantik der «Kernzelle».

655 Bateson, Gregory: Minimal Requirements For a Theory of Schizophrenia, Second Annual Albert D. Lasker Memorial Lecture, Michael Reese Hospital, Chicago 07.04.1959, Don D. Jackson Archive, University of Louisiana at Monroe, S. 29. Sowohl in der im selben Jahr publizierten Fassung dieses Referats in A.M.A Archives of General Psychiatry sowie in der 1973 im Sammelband *Steps to an Ecology oft he Mind* erschienenen Fassung fehlt interessanterweise diese Schlussfolgerung. Vgl. Bateson, Gregory: Minimal Requirements for a Theory of Schizophrenia, in: A.M.A. Archives of General Psychiatry 2 (5), 1960, S. 477–491; Bateson, Gregory: Minimal Requirements for a Theory of Schizophrenia, in: Ders.: Steps to an Ecology of Mind, Northvale, NJ 1987, S. 249–275.

656 Haley, Jay: Family: Journal for the Study and Treatment of Group Interaction, Antrag, ca. 1960–1962, Don D. Jackson Archive, University of Louisiana at Monroe.

Die Semantik des Kalten Kriegs

Die Forscher sahen nicht nur die Untersuchung von Schizophrenie und Familie als Möglichkeit an, um politische Prozesse oder die Gesellschaft als Ganzes zu verstehen. Die Analogiebildung funktionierte auch umgekehrt, wobei schizophrene Familien mit politischen Metaphern beschrieben wurden. So verglich Watzlawick in einem Textentwurf die Struktur und den Umgang von Familien mit einem schizophrenen Mitglied mit einem diktatorischen Regime:

> The closest similarity to life in a family with a schizophrenic member is life under a political dictatorship, except for the important difference that such a family does not contain a dictator but only victims. The role of the dictator is played by the rigid, interlocking nature of the family's interaction, which all family members perpetuate and which is nobody's individual «fault». Like a political dictatorship, a schizophrenic family distinguishes itself by a prohibition against leaving the field; an isolation from the free world; a lack of humor; a constant, unpredictable manipulation of meaning and values; the need for a scapegoat, and the attribution of badness or madness to this scapegoat.[657]

Während es in einer Diktatur einen Diktator gebe, der das Volk der Freiheit beraube, sei es in einer Familie mit einem schizophrenen Mitglied die rigide, verzahnte, sich selbst erhaltende Interaktionsform, die den gleichen Effekt erzeuge, ohne dass jemand die Schuld daran trage. Wie in einer Diktatur gebe es für die Familie keinen Ausweg aus ihrer Situation, die durch Humorlosigkeit und konstante Manipulation von Bedeutungen gekennzeichnet sei. Eine weitere Parallele zwischen einer Diktatur und der Familie Schizophrener sah Watzlawick darin, dass das «System» durch ein Feindbild erhalten werde. Bei der Familie durch das Zuweisen des Wahnsinns an einen Sündenbock: das schizophrene Familienmitglied. Im Kontext der Sowjetunion, die Watzlawick vermutlich bei diesem Vergleich vor Augen hatte, entspreche dies dem Feindbild des kapitalistischen Westens.

Auch Jackson betrachtete die rigide, selbsterhaltende Art der Interaktion in Familien Schizophrener als das Hauptproblem. In einem Aufsatz von 1967 mit dem Titel *Fear of Change* weitete er das Problem auf die Gesamtgesellschaft aus: Die Angst vor Veränderung sei das Hauptproblem der Gegenwart; und dies, obwohl die Welt für viele gerade als sehr chaotisch erscheine.[658] Jacksons erstes Beispiel stammte aus seiner Schizophrenieforschung. Man habe inzwischen festgestellt, dass, egal wie gut die Behandlung eines oder einer Schizophrenen mit Milieutherapie oder Medikamenten verlaufe, sich der Effekt wieder auf null reduziere, sobald diese Patientinnen und Patienten wieder der Interaktion mit ihren

657 Watzlawick, Paul: Schizophrenic Interaction, Entwurf, ca. 1967/1968, Don D. Jackson Archive, University of Louisiana at Monroe.

658 Jackson, Don D.: Fear of Change [1967], in: Journal of Systemic Therapies 29 (2), 2010, S. 69.

Familien ausgesetzt seien. In der Familientherapie werde er immer wieder mit der Tatsache konfrontiert, dass sich die Familien gegen jede Veränderung der Patientin oder des Patienten sträuben würden. Der Widerstand von Individuen und Familien gegen Veränderungen in ihren etablierten Systemen sei kulturell bedingt, argumentierte Jackson.[659] Diese änderungsaverse Kultur zeige sich etwa im Konsum. Vermeintlich werde den Konsumierenden eine grosse Auswahl geboten, tatsächlich handle es sich dabei lediglich um Varianten des Gleichen. Dasselbe Problem sah Jackson im Ost-West-Antagonismus. Die Containment-Politik der USA betrachtete er als Politik des «no-change», und er war der Ansicht, diese habe zur Stabilisierung der UdSSR beigetragen: «If we had taken a less dogmatically antagonistic stand years ago, providing as we did an ‹opposite pole› of largely mythical and theoretical dichotomies, it is quite likely that Russian Communism as we know it would not exist today.»[660] Die UdSSR habe keinen Druck verspürt, sich anzupassen, da die USA ein gutes Feindbild abgegeben habe, so Jackson weiter. Damit betont er, wie Watzlawick es in seiner Analogie der Familie Schizophrener zur Diktatur tat, die Rolle eines Feindbildes für die Aufrechterhaltung eines unflexiblen Gleichgewichts. Die Fähigkeit zum Wandel und zur Anpassung sei wichtig für die psychische Gesundheit von Individuen und Familien und ebenso wichtig für eine Gesellschaft, so Jacksons These. Seine Schlussfolgerung liess daran keinen Zweifel: Menschen dürften es nicht wie damals die Dinosaurier verpassen, sich an neue Klimabedingungen einer sich in ständigem Wandel befindlichen Welt anzupassen.[661] Die Angst vor Wandel war also ein Hindernis im täglichen Leben, aber auch für den Fortschritt der Menschheit.

«Too nice to be true»: Schizophrenie in den Suburbs

Deutlich wird dieses Zusammendenken von Schizophrenie, Familie und Politik während des Kalten Krieges nochmals in den Überlegungen zur Vorstadtfamilie, wie sie John Weakland 1961 formulierte. Weakland thematisierte an einer Konferenz zum Thema *What's Happening to the Family in Suburbia?* das Vorkommen von Schizophrenie in (vermeintlich) perfekten, suburbanen Familien für ein breiteres Publikum.[662]

659 Vgl. ebd., S. 70.

660 Ebd., S. 71.

661 Vgl. ebd., S. 73.

662 Vgl. Highlights from the Campus Conference «What's Happening to the Family in Suburbia?» Sponsored by San Fernando Valley State College and Welfare Planning Council, San Fernando Valley Area, 22.04.1961, Don D. Jackson Archive, University of Louisiana at Monroe. Organisiert wurde die Konferenz vom staatlichen College von San Fernando Valley zusammen mit der lokalen Wohlfahrtsorganisation. Eingeladen waren sämtliche lokale Organisationen, die sich für das Wohl von Kindern, Jugendlichen und Familien einsetzten, wie z. B.

Das Deckblatt und die Hinterseite der Konferenzbroschüre *Highlights from the Campus Conference* bestehen aus einer Ansammlung von Cartoons, welche das Leben in den Suburbs persiflieren. Einer zeigt zwei Männer an einer Bartheke mit folgender Bildunterschrift: «My wife is impossible to live with, but fortunately with the P.T.A. ‹Card Clubs› and League of Women Voters, I never see her.» Auf einem anderen Cartoon ist ein Wohnzimmer mit einem sehr grossen, L-förmigen Ecksofa zu sehen. An einem Ende sitzt ein Mann und liest Zeitung. Eine Frau steht, mit den Händen in die Hüfte gestemmt und kritischem Gesichtsausdruck, vor dem anderen Ende des Sofas. Die Bildunterschrift lautet: «We'll have to entertain more. This sofa isn't wearing evenly.»

Der «American Way of Life» wurde von der US-amerikanischen Regierung während des Kalten Krieges als Triumph des Kapitalismus dargestellt. Diese Lebensform, charakterisiert durch Wohlstand und verkörpert durch die *weisse* Kernfamilie der Mittelklasse, wurde in den Suburbs lokalisiert.[663] Der Staat hatte massiv in die Expansion bezahlbarer Einfamilienhäuser investiert und es so *weissen* Arbeiterklassefamilien ermöglicht, einen Mittelklassenlebensstandard zu erreichen.[664] Gerade weil der Rückzug von Familien in die Suburbs zu Beginn des Kalten Kriegs ein solch grosses Glücksversprechen barg, wurden die Suburbs auch zum Schauplatz jeglicher Art von Ängsten rund um die *weisse* Mittelklassefamilie. Von zeitgenössischen Kritikerinnen und Kritikern wurde das suburbane Leben häufig als Teil einer generellen Feminisierung der amerikanischen Gesellschaft gesehen, das «suburbane Matriarchat» galt als kulturelle Bedrohung.[665]

Von den Cartoons ausgehend lassen sich noch weitere Themen ableiten, welche die suburbanen Familien beschäftigten. Im ersten Cartoon etwa wird eine unglückliche Ehe thematisiert («My wife is impossible to live with»). Wie in Kapitel 3 erwähnt, galt die Zeit zwischen ca. 1955 und 1965 als «golden age of marriage». Der Ehe wurde in der Ratgeberliteratur und Propaganda eine so zentrale Rolle zugeschrieben, dass Amerikanerinnen und Amerikaner erwarteten, darin ihre Erfüllung zu finden. Wie die Historikerin Elaine Tyler May beschreibt, waren die Paare entschlossen, zu heiraten und auch verheiratet zu bleiben, was nicht ausschloss, dass sie dafür Unzufriedenheit in der Ehe in Kauf nahmen.[666] In der Tat zeigt May anhand von Antworten in den *Kelly-Longitudinal-Study*-Fragebögen, dass insbesondere viele Frauen angaben, unglücklich zu sein. Die Historikerin Jessica Weiss vertritt die These, dass die Ehen in diesem Zeitraum besonderes

die Katholische Jugendorganisation, das Children's Bureau, der Jewish Family Service, das Adoptionsbüro, die Pfadfinderorganisation, die Mental Health Association und viele weitere.

663 Vgl. May: Homeward Bound, 2008, S. xviii.

664 Vgl. ebd.

665 Vgl. Gilbert, James Burkhart: Men in the Middle. Searching for Masculinity in the 1950s, Chicago, IL 2005, S. 191; Breines: Young, white, and miserable, 1993, S. 43.

666 Vgl. May: Homeward Bound, 2008, S. 165–166.

Konfliktpotenzial geboten hätten, da höchst widersprüchliche Anforderungen an die Geschlechterrollen und ihre Funktion in der Ehe bestanden hätten.[667] Während einige Soziologen wie beispielsweise Talcott Parsons[668] für eine Komplementarität der Geschlechterrollen plädierten, kritisierten andere wie zum Beispiel Mirra Komarovsky dieses Konzept, da es die Festschreibung von Ehemännern und -frauen auf komplett unterschiedliche Lebenssphären verstärke.[669] Im ersten Cartoon wird genau dieser Punkt thematisiert. Die Pointe ist, dass der Ehemann es deshalb in seiner unglücklichen Ehe aushält, weil er und seine Ehefrau aneinander vorbeileben können.

Ein weiterer Punkt, der im Cartoon angesprochen wird, sind die vielen sozialen Verpflichtungen, die von Bewohnerinnen der Suburbs, in erster Linie also von den Frauen, erwartet wurden. Dieser soziale Druck, sich nach aussen hin auf eine bestimmte Weise zu präsentieren und am Sozialleben teilzuhaben (allerdings auf kompetitive Weise), ist auch Thema im zweiten Cartoon.

Das Problem der «schönen Fassaden» war auch der Ansatzpunkt für Weaklands Vortrag. Psychische Krankheit, einschliesslich Schizophrenie, komme in beachtlicher Häufigkeit in ökonomisch gutgestellten, suburbanen Gemeinden vor: «And it occurs in ‹nice› families living in comfortable homes among whom no very dramatic or dreadful events ever occur.»[670] Wieso, frage man sich, gebe es so viele Fälle psychischer Krankheit in einem derart schönen Ambiente? Ein Teil der Antwort sei vielleicht, so Weakland, dass Dinge auch zu schön sein könnten.[671] Weakland bezog sich auf Lidz' Konzept von «skewed families» und meinte, es gebe Familien, bei denen auf den ersten Blick Harmonie herrsche, sich aber bei näherem Hinsehen ein anderes Bild zeige.[672] Dies sei etwa so bei Familien, die behaupteten, ihr einziges Problem sei der diagnostizierte Patient oder die diagnostizierte Patientin. Diese Familien hätten tatsächlich keine offenen Konflikte, allerdings nur, weil alles unter den Teppich gekehrt werde und Bedürfnisse nicht offen geäussert würden. Wenn Bedürfnisse nicht artikuliert würden, so Weakland, sei allerdings auch keine wahre Kooperation möglich.[673]

> You see, one problem these families have is not just certain things <u>are</u> nice, but that things <u>have to be</u> nice. They're supposed to be nice and they're supposed so strongly, you might even say forcefully, that they had darned well better be; so if someone indicated they're not, you're in trouble. [...] I think it's bad when any <u>compulsory</u> goodness sort of thing

667 Vgl. Weiss: To Have and to Hold, 2000, S. 19.
668 Vgl. Kapitel 4.
669 Vgl. Weiss: To Have and to Hold, 2000, S. 19.
670 Weakland: Family Interaction, 1961, S. 33.
671 Vgl. ebd., S. 39.
672 Vgl. Kapitel 3.
673 Vgl. Weakland: Family Interaction, 1961, S. 39.

> creeps in, because then you can never be sure and also you can't work things out if there is something remaining to work out.[674]

Die Erwartungen an die Familie waren insbesondere in diesen suburbanen Gemeinschaften so hoch, argumentierte Weakland, dass diese unter grossem Druck stünden. Das Problem war in Weaklands Augen in erster Linie, dass der Druck und die Erwartungshaltung dazu führten, Konflikten auszuweichen.

Die Schizophrenie als Ausdruck dysfunktionaler, wandlungsresistenter und konformistischer (sprich: unauthentischer) Familien wird hier mitten im Herzen des amerikanischen Traums verortet.[675] Die Ideale von Freiheit, Individualismus, Wohlstand und Demokratie entpuppten sich als brüchig, da sie von einem neuen Konformismus unterminiert wurden. Wie schon in den vorhergehenden Kapiteln thematisiert, war laut Cohen-Cole genau diese Angst vor zunehmendem Konformismus bei US-amerikanischen «Liberals», also linksliberalen Intellektuellen, zu dieser Zeit weitverbreitet. Sie sahen die durch das moderne Leben und die vorstädtische Homogenität produzierte Konformität als Gefahr für die amerikanische Kultur und Gesellschaft an. Ironischerweise wird in dieser Sichtweise gerade das Bollwerk des amerikanischen Lebensstils während der Zeit des Kalten Krieges zum Einfallstor für den Totalitarismus:

> The bland and homogeneous American suburb and the totalitarian machine that was the USSR shared a common feature: they were both populated by a similar sort of subject. In the imagination of liberal intellectuals, it was that kind of person who, devoid of a true self, could undermine American democracy.[676]

Zusammenfassend kann man feststellen, dass das Bateson-Team seine Folgerungen aus der Schizophrenieforschung auch auf einer allgemeinen, gesamtgesellschaftlichen Ebene als gültig ansah. Es kritisierte die rigide, änderungsresistente Art der Interaktion in Familien mit schizophrenen Mitgliedern und stellte dem eine offene, freie Form von Kommunikation gegenüber, in der individuelle Bedürfnisse artikuliert werden könnten und Kooperation ermöglicht werde. Anders als Cannon sah es homöostatische «steady states» weder für die Familien noch für die Gesellschaft als wünschenswert an. Vielmehr betrachtete es die selbsterhaltende Qualität von Systemen als Problem für die Genesung respektive den gesellschaftlichen Fortschritt. Cannon hatte die Homöostase zwar als liberaldemokratisches System im Gegensatz zu einer starren, heterostatischen Diktatur

674 Weakland: Family Interaction, 1961, S. 39–40. Hervorhebungen im Original.

675 Vgl. dazu auch Weinstein: Pathological Family, 2013, S. 158–159.

676 Cohen-Cole: The Open Mind, 2013, S. 225.

beschrieben, aber selbst die Grenzen der Homöostase und damit insbesondere ihren inhärenten Konservatismus erkannt.[677]

An diesem Konservatismus rieb sich das Bateson-Team. Im Rückblick auf ihre Forschung und vor allem ihre ersten Versuche in der Familientherapie mit Schizophrenen gaben sich die Forschenden in dieser Hinsicht denn auch wenig optimistisch:

> Our early hope was that under conjoint therapy there would occur a considerable change in the pathogenic processes surrounding the identified patient. This hope has not been realized with the techniques which became conventional among our therapists who were all in close contact with each other. Rather, what seems to have happened is that formerly pathogenic processes became for the identified patient less malign. The parents and other family members continued to treat each other and the patient in the same complexly inconsistent and destructive ways, but these phenomena were in the course of family therapy amply demonstrated to the patient. The latter was able – almost forced – to see that the confusions which he had previously allocated to himself were in fact represented and understandable in his environment.[678]

Die Familiendynamiken zu ändern, hatte sich als schwerer erwiesen als gedacht. Immerhin konnte dem als schizophren diagnostizierten Familienmitglied eine gewisse Einsicht in die Vorgänge ermöglicht werden, die ihm oder ihr ansonsten verborgen geblieben wären. Damit könne aber höchstens eine leichte Verbesserung erreicht werden. Trotzdem, argumentierte das Bateson-Team, sei es «Wahnsinn», einen Schizophrenen oder eine Schizophrene zurück in eine pathogene Familienumwelt zu entlassen, ohne zu versuchen, auf die Beziehungen in der Familie einzuwirken.[679]

4.6 Fazit

Das Bateson-Projekt endete nach zehn Jahren also mit einer gemischten Bilanz. Dies hatte auch mit den zunehmenden Dissonanzen innerhalb der Gruppe zu tun. Bateson selbst störte sich, wie oben erwähnt, an der zunehmend klinischen Ausrichtung des Projekts. Er hatte sich bereits seit 1959 weiteren Parallelprojekten gewidmet und erklärte in einem Interview, das Schizophrenieprojekt habe sich in seinen Augen totgelaufen.[680] Weakland beklagte in der Rückschau, der

677 Vgl. Tanner, Jakob: «Fluide Matrix» und «homöostatische Mechanismen», in: Martin, Jörg; Hardy, Jörg; Cartier, Stephan (Hg.): Welt im Fluss: Fallstudien zum Modell der Homöostase, Stuttgart 2008, S. 14; 19–20.

678 Final Report on Mental Health Project Grant OM324 C2 [01.09.1959–31.08.1962], National Institute of Mental Health, Family Therapy in Schizophrenia, o. D., Don D. Jackson Archive, University of Louisiana at Monroe.

679 Vgl. ebd. Sie benutzen den Begriff «folly».

680 Vgl. Lipset: Bateson, 1980, S. 235.

Fokus des Projekts sei zu unklar gewesen, er habe nie gewusst, ob es um Familienstrukturen oder um -therapie gehe. Haley habe sich einen stärkeren therapeutischen Fokus gewünscht und habe die Forschung als zu repetitiv empfunden. Jackson wollte die Forschung fortsetzen, den Radius allerdings auf Familien mit anderen psychischen Problemen ausweiten.[681]

Gregory Batesons Faszination für die Kybernetik, die er seit seiner Teilnahme an den Macy-Konferenzen entwickelt hatte, und sein Interesse für Paradoxe und für Kommunikation wurden durch das Zusammentreffen mit Don Jackson und dessen Vorstellung der Familie als homöstatisches System weiter beflügelt und fanden ihren Ausdruck in der bekannten Double-Bind-Theorie. Die Double-Bind-Theorie war einerseits bahnbrechend, weil sie eine Sichtweise auf die Schizophrenie versprach, die nicht durch den rückwärtsgewandten, psychoanalytischen Blick geprägt war, sondern durch einen kybernetischen Blick auf sichtbare Interaktionen. Andererseits blieb die Theorie aber zunächst auch in alten Mustern gefangen: So beschreibt *Toward a Theory of Schizophrenia* den Double Bind als Interaktion zwischen zwei Menschen, dem oder der Bindenden und dem oder der Gebundenen. Nicht zufällig gingen die Fallbeispiele alle von einer Mutter-Kind-Beziehung aus. Wie die internen Sitzungsprotokolle zeigen, war das Bateson-Team der Meinung, dass komplexere Beispiele ihre Leserinnen und Leser überfordern könnten. Die Rezeption der Theorie fiel entsprechend reduktionistisch aus, womit insbesondere Bateson stark haderte.

In den Jahren nach der Publikation von *Toward a Theory* beschrieben die Forscher zunehmend komplexe und zirkuläre Familiendynamiken, die kein organisierendes Zentrum hatten. Mit anderen Worten propagierten sie ein entpersonalisiertes Verständnis der Schizophrenie, die sie als rigiden «steady state» oder schizophrenogene Konstellation verstanden, in der eine gesamte Familie gefangen war. Diese Perspektive hatte zugleich einen normalisierenden Effekt: Niemand trug (allein) die Schuld daran, und jede und jeder konnte in eine solche Situation geraten.

Die Schizophrenietheorie des Bateson-Teams war mitunter stark politisch aufgeladen. Die Analogiebildung lief dabei in beide Richtungen: Die schizophrenogene, dysfunktionale und wandlungsresistente Familie diente einerseits als Erklärungsfolie für die festgefahrene Konstellation des weltpolitischen Ost-West-Antagonismus. Andererseits war die totalitäre Bedrohung des Kalten Krieges den Beschreibungen der schizophrenen Familien eingeschrieben: Watzlawick sprach von einer «Diktatur ohne Diktator», welche von einem Feindbild gestützt werde, und Weakland sah die Vorzeigefamilien der US-Vorstädte durch einen neuen Konformismus bedroht.

681 Vgl. Weakland: Fragebogen zum Ende der 4. Forschungsperiode (1959–1962), finanziert durch das National Institute of Mental Health, NIMH, des Bateson-Teams, 1962.

5. Ausbruch aus der Normalität: Das revolutionäre Potenzial der Schizophrenie

Im Zuge der neuen sozialen Bewegungen der 1960er Jahre wie etwa der Studentenunruhen, der Bürgerrechtsbewegung, des Second-Wave-Feminismus und der Stonewall Riots, die den Status quo der Gesellschaft herausforderten, geriet auch die Psychiatrie in den USA (und ebenso in Europa) in die Kritik. 1961 veröffentlichte der Psychiater Thomas Szasz das Buch *The Myth of Mental Illness,* in dem er die Meinung vertrat, dass in Zusammenhang mit der Psyche nicht von «Krankheiten» gesprochen werden könne, sondern nur von «problems in living».[682] Im selben Jahr erschien die Aufsatzsammlung des Soziologen Erving Goffman, *Asylums,* in welcher er Psychiatrien als «totale Anstalten» beschrieb.[683] Nicht nur Wissenschaftlerinnen nahmen die Psychiatrie und ihre Nosologie ins Visier, auch literarisch, filmisch und journalistisch wurde das Thema verarbeitet.[684] Eine der vielen Stimmen, die sich in diese Diskussion einbrachten, war die des schottischen Psychiaters Ronald D. Laing. Seine Beschäftigung mit Familien Schizophrener hatte ihn zu der These geführt, dass Schizophrenie nicht etwa eine psychische Störung, sondern eine normale Reaktion auf die Zumutung sei, die gegenwärtig als Normalität bezeichnet werde. Obwohl er hauptsächlich in Grossbritannien wirkte, illustriere Laing wie kein anderer die personalen und theoreti-

682 Szasz, Thomas S.: The Myth of Mental Illness: Foundations of a Theory of Personal Conduct, New York, NY 1961.

683 Goffman, Erving: Asylums. Essays on the Social Situation of Mental Patients and Other Inmates, Garden City, NY 1961.

684 Vgl. z. B. Halliwell: Therapeutic Revolutions, 2013, S. 222 ff.

schen Verflechtungen der entstehenden Gegenkultur[685] mit der Psychiatriekritik, schreibt der Historiker Martin Halliwell.[686]

1972 porträtierte Peter Mezan, damals ein junger Psychoanalytiker, Laing für die Zeitschrift *Esquire* unter dem provokanten Titel *After Freud and Jung, Now Comes R. D. Laing.*[687] Etwas nostalgisch erinnerte er sich im Artikel an seine Studententage in Harvard, oder wie er es poetisch formulierte, an die «occasionally revolutionary days of the late-awakening Sixties».[688] Er erinnere sich, schrieb er, wie Studierende auf dem Weg zu ihrer Psychoanalysesitzung, mit brandneuen Ausgaben von *The Divided Self* oder später *The Politics of Experience and The Bird of Paradise* in der Tasche, den Campus überquerten; mit Texten also, so Mezan, von denen manche damals glaubten, sie hätten die Macht, das Ende der Psychoanalyse einzuläuten:

> Here was sanction at last for that more or less secret, maybe small-minded pride in our potentialities for craziness; for the ticklish suspicion (or was it hope?) that crazy was a place one could legitimately go should things get any worse, a high-class resort where many of one's friends held advance reservations.

Laing, so argumentierte Mezan, habe Wahnsinn salonfähig gemacht. «R. D. Laing: the man who gave schizophrenia a good name and who seemed to have rationalized the freak-out»,[689] fasste er pointiert zusammen.

Wie ich in den vorherigen Kapiteln gezeigt habe, gab es insbesondere unter Psychoanalytikern, aber auch anderen Psychowissenschaftlerinnen in den USA spätestens seit dem Zweiten Weltkrieg Bestrebungen, Schizophrenie als Problem einer «sozialen Situation» zu verstehen, weil die unmittelbare Umgebung der

---

685 Der Begriff «Gegenkultur» wird in der Forschung nicht einheitlich verwendet. Gemeint ist hier eine verwobene Vielfalt an sehr heterogenen Kulturen, deren gemeinsamer Nenner eine Haltung ist, die als Antiestablishment bezeichnet werden kann, ein antiautoritärer Wille zu Opposition. Vgl. dazu Tanner, Jakob: «The Times They Are A-Changing»: Zur subkulturellen Dynamik der 68er Bewegungen, in: Geschichte und Gesellschaft 17, 1998, S. 207. Ein weiteres Charakteristikum der Gegenkultur der 1960er Jahre war, dass sie aus losen Netzwerken und Zusammenschlüssen bestand, die in erster Linie über individuelle Freundschaften gebildet wurden. Vgl. Wall: The British Anti-Psychiatrists, 2017, S. 95.

686 Vgl. Halliwell: Therapeutic Revolutions, 2013, S. 269.

687 Mezan, Peter: After Freud and Jung, Now Comes R. D. Laing, in: Esquire, 01.01.1972. Das Männermagazin *Esquire* war in den 1960er Jahren zum Publikationsorgan des «new journalism» geworden, einer Form der häufig persönlichen und literarisch anmutenden Reportage, die das soziale, kulturelle und politische Geschehen der damaligen Zeit interpretierte. Vgl. Pauly, John J.: The New Journalism, 1960–1980, in: Dow, William E.; Maguire, Roberta S. (Hg.): The Routledge Companion to American Literary Journalism, 2019, S. 149–162. Insofern war *Esquire* eine wichtige Plattform, um ein (eher) linksliberales, intellektuelles, politisch und kulturell interessiertes Publikum anzusprechen.

688 Mezan: After Freud and Jung, Now Comes R. D. Laing, 1972.

689 Ebd.

oder des Schizophrenen als Faktor in der Ätiologie und im Verlauf der Erkrankung gesehen wurde. Ich habe argumentiert, dass die Untersuchung von Schizophrenie in Beziehungen zu einer Aufweichung der Grenze zwischen «kranken» und «gesunden» Subjekten geführt hatte. Jedoch stellten keine Forschenden grundsätzlich in Frage, dass sie es bei Schizophrenen und/oder ihren Familien mit einer Pathologie oder zumindest pathologischem Verhalten zu tun hatten. Während Wissenschaftlerinnen und Wissenschaftler, deren Fokus auf der Mutter-Kind-Beziehung lag, dazu tendierten, die Mutter nicht nur als pathogen, sondern als mindestens ebenso pathologisch wie ihr Kind darzustellen, hatten solche wie Theodore Lidz und das Team um Gregory Bateson die gesamte Familiendynamik im Blick und sahen diese als pathogen und/oder pathologisch an. Dadurch verlor die Kategorie «Schizophrenie» an Schärfe, und die Krankheit der als «schizophren» diagnostizierten Person wurde zunehmend in Frage gestellt beziehungsweise auf ihre unmittelbare Umwelt ausgeweitet. Dennoch reichte diese Skepsis gegenüber dem psychiatrischen Krankheitsbild und gegenüber gesellschaftlichen Entwicklungen nie bis zur kompletten Umwertung der Schizophrenie, wie sie Laing ab den späten 1960er Jahren propagierte.

Wie aber gelangte Laing zu der Überzeugung, dass Schizophrenie nicht pathologisch, sondern im besten Fall eine Befreiung aus den Zwängen des Kleinbürgertums sein könne? Laing hatte 1958, fasziniert von der Forschung zu Schizophrenie und Familie in den USA, insbesondere von den Projekten Lidz' und Batesons, zusammen mit seinem ehemaligen Kommilitonen Aaron Esterson ein eigenes Forschungsprojekt aufgegleist. Wie seine amerikanischen Kollegen wollte Laing die Interaktionen in Familien Schizophrener untersuchen und, wie er in einem frühen Antrag formulierte, mehr über die Schizogenese herausfinden. Wieso gelangte er trotz einer ähnlichen Ausgangslage zu einer deutlich radikaleren Position als seine Kollegen? Und weshalb stiess er mit seiner Meinung anfangs der 1970er Jahre auf derart grosses Interesse, dass er nicht nur in der amerikanischen Zeitschrift *Esquire* porträtiert wurde, sondern in vollen Turnhallen und im Fernsehen auftreten konnte und in seiner Heimat zwei Filme[690] über ihn bzw. seine Theorien gedreht wurden? Was machte seine Theorie so anschlussfähig?

In diesem Kapitel zeige ich, wie Laings Auseinandersetzung mit der Schizophrenie gleich mehrere Grenzen sprengte: die Grenzen des Schizophreniekonzepts und die Grenzen der Psychiatrie als Wissenschaft. Auch nationale Grenzen überschritt sie und verband (wie viele der bereits erwähnten Forschenden) europäische und amerikanische Denk- und Forschungstraditionen. Diese Grenzüberschreitungen entstanden, so meine These, aus dem Zusammenspiel des Forschungsgegenstandes «Schizophrenie und Familie» und den wechselnden

690 *Family Life* von Ken Loach (UK 1971) und *Asylum* von Peter Robinson (UK 1972).

wissenschaftlichen, sozialen, kulturellen und ökonomischen Rahmenbedingungen, denen Laing als Akteur begegnete.

Die Verschiebungen in Laings Konzeptualisierung der Schizophrenie und ihrer Rolle in der Gesellschaft sowie die Veränderungen des Wirkungsfeldes, in dem Laing seine Theorien entwickelte und kundtat, lassen sich gut anhand des erwähnten Forschungsprojekts mit Esterson nachvollziehen, welches in der Publikation von *Sanity, Madness and the Family* mündete. Deswegen unterziehe ich in den ersten beiden Unterkapiteln (5.1 und 5.2) die Entstehung, Entwicklung und die Ergebnisse des Projekts einer genaueren Analyse: Was verband und was unterschied Laings und Estersons Familienforschung mit beziehungsweise von ihren Vorläufern? Wie änderte sich Laings Verständnis von Schizophrenie im Verlauf und infolge seines Forschungsprojektes? Im Unterkapitel 5.3 untersuche ich schliesslich, wie sich der Kontext der Gegenkultur ab 1964 verstärkt auf Laings Schaffen auswirkte und wie Laings verändertes Schizophrenieverständnis seinen Werdegang prägte.

5.1 Laings und Estersons Familienforschung

Lange bevor Laing anfangs der 1970er Jahre als «Mick Jagger of psychiatrists»,[691] als «Pop-Shrink, Rebel, Yogi, Philosopher-King» und sogar als die letzte Reinkarnation des griechischen Gottes der Heilkunst, Asklepios,[692] gehandelt wurde, bestritt er eine relativ gewöhnliche Karriere als Psychiater; relativ, weil sein Interesse für Phänomenologie ihn beinahe zu Karl Jaspers nach Basel gebracht hätte[693] und weil er sich nach Abschluss eines medizinischen Lehrgangs in London als Psychoanalytiker ausbilden liess. Er gehörte also nicht, wie er sich das in jungen Jahren (laut einem Tagebucheintrag) noch gewünscht hatte, zu den positivistischen Wissenschaftlern, wie sein damaliges Vorbild, der Nervenarzt und Begründer des heutigen Klassifizierungssystems psychischer Störungen, Emil Kraepelin.[694] Aber sein 1960 erschienenes Buch *The Divided Self* fand grossen Anklang unter Fachkolleginnen und -kollegen und wurde fast durchwegs positiv

691 Das Zitat stammt von einem langhaarigen Studenten mit Sonnenbrille auf einem kalifornischen Campus 1972 und wurde im Film *R. D. Laing in the USA* (1972) von Peter Robinson festgehalten. Das Gespräch über Laing fand im Vorfeld seines Auftritts im Auditorium der Universität statt. Vgl. Robinson, Peter (Reg.): R. D. Laing in the USA (Ausschnitt), 1972. Online: <https://www.youtube.com/watch?v=xxELyLj0348.>, Stand: 18.05.2020.

692 Vgl. Mezan: After Freud and Jung, Now Comes R. D. Laing, 1972.

693 Vgl. Kotowicz: R. D. Laing, 1997, S. 2. Laing wurde stattdessen in die Armee eingezogen und arbeitete zwei Jahre lang in Militärkliniken.

694 Vgl. Beveridge: Portrait of the Psychiatrist, 2011, S. 45.

rezensiert.[695] Darin verfolgte er das Ziel, Ansätze der Phänomenologie und des Existenzialismus mit der Psychologie zu verknüpfen, um das Erleben Schizophrener so wiederzugeben, dass es nicht mehr unverständlich schien, sondern in seinem Kontext erklärbar wurde. Die Kulturwissenschaftlerin Angela Woods fasst zusammen:

> Where catatonic, hebephrenic, and paranoid symptoms are only meaningful to psychiatrists as signs of an underlying disease process or evidence of psychic malfunction, to Laing they are rational, coded communiqués that can only be understood by returning the person diagnosed as schizophrenic to her existential status as being among others.[696]

Laing beschrieb Schizophrenie als zwischenmenschliches Problem, das das Selbst zu zerstören drohte. Er reihte sich also bei denjenigen Psychologinnen, Psychiatern und Psychoanalytikerinnen ein, die Schizophrenie nicht etwa als Gehirnkrankheit verstanden, sondern deren Ursprünge in der Umwelt der oder des Schizophrenen suchten. Neu an seiner Perspektive war die Verwendung von philosophischen Konzepten und Begriffen statt des psychiatrischen oder psychoanalytischen Jargons.

Ein weiteres Projekt, das aus Laings früher Biographie heraussticht, ist das «Rumpus-Room»-Experiment, das unter seiner Leitung am Gartnavel Royal Mental Hospital durchgeführt wurde: Elf schizophrene Patientinnen und zwei Pflegerinnen wurden fünf Tage die Woche während der Bürozeiten einem Zimmer zugeteilt und verbrachten so während eines Jahres intensiv Zeit miteinander. Die Patientinnen seien viel weniger verhaltensauffällig gewesen, und die Pflegerinnen seien nicht belästigt worden – anders als zuvor, als die Betreuung der Patientinnen ständig gewechselt hatte. Laing und seine Coautoren John Cameron und Andrew McGhie bilanzieren in der Publikation des Experiments in *The Lancet,* bei allen Patientinnen sei eine Verbesserung im sozialen Verhalten feststellbar gewesen, die in erster Linie auf die bessere Beziehung zu den Pflegerinnen zurückzuführen sei.[697] Sie reihten ihr Experiment in eine jüngere Forschungstradition ein, welche die Bedeutung des Milieus für das Wohlbefinden und Verhalten der Patientinnen und Patienten hochhielt.[698]

---

695 Vgl. Kotowicz: R. D. Laing, 1997, S. 13. Laing, Ronald D: The Divided Self. An Existential Study in Sanity and Madness, Harmondsworth 1990.

696 Woods: The sublime object of psychiatry, 2011, S. 137.

697 Vgl. Cameron, John L.; Laing, Ronald D.; Mcghie, Andrew: Patient and Nurse: Effects of Environmental Changes in the Care of Chronic Schizophrenics, in: The Lancet 266 (6905), 1955, S. 1386.

698 Vgl. ebd., S. 1384. Bemerkenswerterweise gibt es eine zweite, unveröffentlichte und längere Version des Lancet-Artikels, in welchem erwähnt wird, die Patientinnen hätten das neue Neuroleptikum Largactil erhalten, was den Umgang der Pflegerinnen mit ihnen erleichtert habe. Vgl. Abrahamson: R. D. Laing and long-stay patients, 2007, S. 210.

Laing war kein konservativer Psychiater und interessierte sich schon früh für soziale Aspekte psychischer Krankheiten. Seine Interessen und seine Praxis wichen jedoch nicht radikal von der konventionellen Psychiatrie ab, sondern liessen sich gut damit vereinbaren, wie der Erfolg von *The Divided Self* und die Durchführung des «Rumpus-Room»-Experiments zeigen. Das Forschungsprojekt zur Interaktion in Familien Schizophrener, welches er 1958 zusammen mit Aaron Esterson lanciert hatte, war in Grossbritannien zu diesem Zeitpunkt zwar das Einzige seiner Art, fiel aber nicht als besonders radikal oder aussergewöhnlich auf. Erst die Publikation der Ergebnisse führte, wie ich zeigen werde, Laing (und auch Esterson) in eine neue Richtung, die den akademisch akzeptierten Rahmen schliesslich zu sprengen drohte.

1958–1962: Schizophrene und ihre Interaktion in der Familie

Mit Aaron Esterson, den er bereits während seines Studiums in Glasgow kennengelernt hatte, verband Laing das Interesse für Phänomenologie. Ihr gemeinsames Forschungsprojekt von 1958 war am Londoner Tavistock Institute of Human Relations angesiedelt.[699] Ziel des Projekts war es, so schrieben die beiden in einem Antrag um weitere Forschungsgelder 1960, Schizophrene in ihrer «natürlichen Umgebung»[700] – sprich in ihrem familiären Umfeld – zu beobachten und so mehr Aufschluss über das Wesen der Schizophrenie und deren Bedingungen zu erhalten. Dem Antrag ist ein Wittgenstein-Zitat vorangestellt: «We must do away with explanation, and description alone must take its place».[701] Das Zitat bringt die phänomenologische Haltung Laings und Estersons zum Ausdruck: Sie waren der Meinung, dass die Beobachtung und Beschreibung der sichtbaren Interaktionen der Schizophrenen in ihrem Umfeld bereits ausreichten, um diese zu verstehen.

Damit stellten sie ihre Forschung in den Kontext einer neueren Art der Schizophrenieforschung mit dem Fokus auf Familien. In den letzten zwanzig Jahren, so Laing und Esterson, habe sich das Verständnis von Familienforschung in Bezug auf die Schizophrenie von genetischer Forschung zu psychogener Forschung entwickelt: «[F]amily research is nowadays being done as environmental research»,[702] behaupteten sie und zitierten dabei einen Forschungsbericht von

699 Vgl. Laing, Adrian Charles: R. D. Laing: A Biography, London 1994, S. 39–40, 77.

700 Sie sprechen vom «natural habitat» und vergleichen das Beobachten Schizophrener in der Klinik mit dem Beobachten von Wildtieren im Zoo und im Zirkus. Vgl. Laing, Ronald D.: Draft Application for a Grant for The Study of Schizophrenic Patients and Their Family Interactions, Januar 1960, University of Glasgow Archives and Special Collections, GB 247, MS Laing, L436/2, S. 5–6.

701 Ebd., S. 1.

702 Ebd., S. 4.

Manfred Bleuler. Laing und Esterson beschrieben damit insbesondere eine Forschungsrichtung, zu der einerseits auch das Lidz-Team gehörte, auf dessen Forschung ich in Kapitel 3 eingegangen ist, und andererseits die Palo-Alto-Gruppe, deren Arbeit ich in Kapitel 4 näher beschrieben habe.

Zu Bateson und seinem Team knüpfte Laing persönliche Kontakte: 1961 hatte Laing mit einem Reisestipendium des Tavistock Institute sämtliche Schauplätze der Familienforschung in den USA besucht und Bekanntschaft mit verschiedenen Forschungsteams gemacht.[703] Am meisten beeindruckte ihn sein Treffen mit der Palo-Alto-Gruppe, deren 1956 erschienenes Paper zum Double Bind wohl keinen unerheblichen Einfluss auf das zusammen mit Esterson entwickelte Forschungsprojekt hatte.[704] In seinem Artikel über Laing behauptet Peter Mezan gar, dass Bateson Laing für eine der wenigen Personen gehalten habe, die seine Theorie richtig verstanden und angewendet hätten.[705] Dies ist damit zu erklären, dass sich die Bateson-Gruppe mit menschlichen Interaktionen und Kommunikationsmustern befasste, was zu diesem Zeitpunkt (und darüber hinaus) zu Laings zentralen Forschungsinteressen gehörte.[706] Sehr beeindruckt war Laing auch von Batesons Vorwort zur 1961 neu herausgegebenen Autobiographie eines Psychotikers aus den 1830er Jahren, *Percevals Narrative.*[707] Bateson sah in Percevals Bericht einerseits ein vormodernes Beispiel für die Double-Bind-Theorie. Andererseits warf er die Frage auf, ob eine Psychose als eine Art Initiationsritual oder Reise zum Selbst interpretiert werden könne – ein Aspekt, den Laing, wie ich zeigen werde, ab 1964 aufgreifen sollte.[708]

In seinem Antrag von 1960 erläuterte Laing weiter, wie sich die Schizophrenieforschung in den letzten Jahren weiterentwickelt hatte. Sie habe sich kontinu-

---

703 Vgl. Laing, Ronald D.; Mullan, Bob: Mad to Be Normal: Conversations with R. D. Laing, London 1995, S. 166. Laing traf ebenfalls Erving Goffman.

704 In seinem Antrag von 1960 ging er ausführlich auf die Double-Bind-Hypothese ein. Vgl. Laing: Draft Application, 1960, S. 16–19. Ausserdem ging er auf Don Jacksons Methode der Familientherapie ein. Vgl. ebd., S. 23–24.

705 Mezan: After Freud and Jung, Now Comes R. D. Laing, 1972.

706 Vgl. Laing, Ronald D.: Wisdom, Madness and Folly: The Making of a Psychiatrist 1927–1957, London 1985, S. 146. 1961 war Laings zweites Buch *The Self and Others,* eine Art Fortsetzung von *The Divided Self* erschienen. Ausserdem arbeitete er zusammen mit Herbert Phillipson und Russel Lee an einem weiteren Buch mit dem Titel *Interpersonal Perception,* einem Versuch, die Psychologie von zwischenmenschlichen Beziehungen resp. der Wahrnehmung des Selbst durch andere zu schreiben. Das Buch erschien erst 1966, drei Jahre nach dem ursprünglich anvisierten Publikationstermin. In der Einleitung kritisierte Laing, dass die freudsche Theorie nur das Ich, das Es und das Über-Ich kenne, aber nicht das Du. Vgl. Laing, Ronald D.: Self and Others, London 1961; Laing, Ronald D.; Phillipson, Herbert; Lee, A. R.: Interpersonal Perception. A Theory and a Method of Research, London 1966.

707 Vgl. Perceval, John Thomas: Perceval's Narrative: A Patients's Account of His Psychosis 1830–1832, Stanford 1961.

708 Ebd.

ierlich wegbewegt von einer monadischen Sichtweise auf die Schizophrenie. Erst habe man die Hypothese einer «schizophrenogenen Mutter» geprüft, dann den Vater und die Ehebeziehung eingeschlossen und schliesslich sei man bei Familieninteraktionen angekommen.[709] Während man in der Psychologie früher Interaktionen als geradlinige Reiz-Reaktion verstanden habe, habe man nunmehr begonnen, von komplexeren Beziehungen auszugehen:

> We can now begin to think of «nexus»[710] of persons, in which relationships involve complicated reverberating circuits so that although A may stimulate B in a certain way, B's response may in turn influence A. This can lead to self-perpetuating systems which continually spiral in interlocked cycles.[711]

Laing bediente sich für diese Beschreibung wie das Bateson-Team der kybernetischen Vorstellung eines Regelkreises. Das Ziel des Projekts sah Laing darin zu untersuchen, welche Interaktionen innerhalb einer Familie mit einem schizophrenen Mitglied zu einem Umfeld beitrugen, in dem Schizophrenie verursacht wurde. Er formulierte sechs zu untersuchende Fragegruppen: 1. Welche Interaktionsmuster lassen sich bei den Familien erkennen? 2. Welche dieser Muster erscheinen als schizogen? 3. Weshalb scheinen diese Muster schizogen zu sein und nicht andere? 4. Gibt es Interaktionsmuster, die mit den Krankheitszeichen der Patienten korrelieren? 5. Können sie diese Interaktionsmuster ändern, und inwiefern würde dies die Symptome der Patientin beeinflussen? 6. Ist auch das «normale» Geschwisterkind Teil der schizogenen Interaktionsmuster? Hat es Techniken, damit umzugehen, die dem schizophrenen Kind fehlen?[712]

Laings Forschungsfragen unterschieden sich nicht von jenen seiner amerikanischen Kollegen. Vielmehr bauten sie auf deren Forschung auf. Bemerkenswert ist höchstens Laings Frage zu den Geschwisterkindern, da sich die meisten Forschungsteams zum Zeitpunkt des Antrags auf die Kernfamilie, bestehend aus Mutter, Vater und Kind, bezogen und Geschwisterbeziehungen ausklammerten. Lidz und sein Team etwa thematisierten Geschwister erst 1963.[713]

Laing vertrat im Antrag eine sehr pragmatische Definition von Schizophrenie, in welcher die Schizophrenie zwar pathologisch blieb, sich aber dem Bereich der Normalität annäherte. Schizophrenie sei aus Perspektive der Phänomenolo-

709 Laing: Draft Application, 1960, S. 10.

710 Laings Nexus-Begriff wird im Unterkapitel 5.2 unter «Schizophrenie- und Familienbegriff» erläutert. Laing verstand mitunter die Familie als «Nexus».

711 Laing: Draft Application, 1960, S. 11. Im Entwurf hatte Laing neben diesem Satz noch handschriftlich an den Rand gekritzelt, dass es sich bei dieser Beschreibung immer noch um eine viel zu starke Vereinfachung handle.

712 Vgl. Laing: Draft Application, 1960.

713 Vgl. Lidz, Theodore; Fleck, Stephen; Alanen, Yrjö O. u. a.: Schizophrenic Patients and Their Siblings, in: Psychiatry 26 (1), 1963, S. 1–18.

gie und der interpersonalen Dynamik eine Lebensbedingung («condition of living»)[714], bei der Menschen eine geringe Toleranz für schizogenen Stress hätten:

> Schizophrenia in this view would not be a static collection of signs and symptoms, or even disordered functions, but a tendency to lose personal unity under particular forms of «stress». [...] Many schizophrenics will retain unity of perception and action if the schizogenic stress is minimal. Under increased stress, they exhibit signs of disruption of personal unity.[715]

Das Auslösen eines schizophrenen Zustands nannte Laing in seinem Antrag «Schizogenese»: Eine Person oder ein Nexus von Personen könnten bewusst oder unbewusst, willkürlich oder unwillkürlich so handeln, dass die Fähigkeit einer anderen Person, frei zu handeln und ganzheitlich wahrzunehmen, oder ihre Fähigkeit oder Freiheit, sich selbst und andere Personen als «Personen» wahrzunehmen, beeinträchtigt werde.[716] Dieser Definition fügte Laing eine Liste mit Beispielen für schizogene Interaktionen oder Situationen an; dazu gehörten klassische psychoanalytische Sitzungen, Eintrittsgespräche in der Psychiatrie[717] und selbstverständlich die Familienumgebung. Um die schizogene Familiensituation zu beschreiben, griff Laing auf Konzepte aus Lidz' Forschung sowie auf die Double-Bind-Theorie von Bateson et al. zurück.[718] Laings Konzept der «Schizogenese» und sein Schizophreniebegriff waren von der Phänomenologie geprägt und wichen insofern geringfügig von denen seiner US-amerikanischen Kollegen ab. Dass er neben der Familiensituation ausgerechnet Erfahrungen im psychiatrisch-therapeutischen Kontext als «schizogen» bezeichnete, kann als Vorwegnahme seiner späteren antipsychiatrischen Position gelesen werden.

Auch methodisch unterschied sich Laings Unterfangen nicht signifikant von diesen Vorläufern. Er wollte Interaktionen und Kommunikation in Familien mit

---

714 Laing: Draft Application, 1960, S. 14. In einem Artikel, der nur einen Monat später erschien, als dieser Antrag datiert ist, beschrieb der US-amerikanische Psychiater Thomas S. Szasz psychische Krankheiten als «problems in living» – und sprach ihnen den Krankheitswert ab. Vgl. Szasz, Thomas S.: The Myth of Mental Illness, in: American Psychologist 15 (2), 1960, S. 113. (Seine These, dass im Zusammenhang mit der Psyche nicht von «Krankheiten» gesprochen werden könne, hatte Szasz bereits zuvor vertreten, den Ausdruck «problems in living» verwendete er aber m. W. erstmals 1960.) Laing bezog sich später häufig auf Szasz' Monographie *The Myth of Mental Illness,* die 1961 erschien und in der er dieselbe These vertrat.

715 Laing: Draft Application, 1960, S. 14.

716 Vgl. ebd., S. 13–14.

717 Hier könnte sich Laing auf Erving Goffman bezogen haben, der aus soziologischer Perspektive beschrieb, wie Menschen durch ihren Eintritt in die Psychiatrie zu Patientinnen und Patienten geworden seien. Vgl. Goffman, Erving: The Moral Career of the Mental Patient, in: Psychiatry 22 (2), 1959, S. 123–142. In späteren Texten bezog sich Laing häufig explizit auf Goffman.

718 Vgl. Laing: Draft Application, 1960, S. 15.

Schizophrenen untersuchen, indem er die verschiedenen Dyaden und Triaden analysierte (Mutter – Patient; Vater – Patientin; Vater – Mutter; Vater – Mutter – Patient; Vater – Mutter – Geschwisterkind etc.).[719] Die Gespräche hatten dabei möglichst bei der Familie zu Hause stattzufinden.[720] Vor den Gesprächen mit den Gruppen von Familienmitgliedern sollten Einzelgespräche mit der Patientin oder dem Patienten durchgeführt werden, bei denen der Therapeut Hypothesen zu ihrem oder seinem Verhalten formulieren konnte, um sie dann im Familiensetting zu überprüfen.[721] Die Gespräche sollten auf Tonband aufgezeichnet und transkribiert werden. Die Patientinnen oder Patienten sollten über achtzehn Jahre alt und nicht mehr als drei Monate hospitalisiert gewesen sein. Zudem durften sie zu Beginn des Forschungsprojekts nicht hospitalisiert sein, sie mussten mit Schizophrenie diagnostiziert worden sein und ein «normales» Geschwister haben. Eine Kontrollgruppe mit «normalen» Familien sei indes nicht notwendig, argumentierte Laing, denn dazu könne das «normale» Geschwisterkind genutzt werden. Beide Geschwister seien derselben Familie ausgesetzt, würden aber unterschiedlich mit diesem Einfluss umgehen. Laing fügte hinzu, dass die Spezifik von schizogenen Mechanismen zu einem späteren Zeitpunkt anhand einer Kontrollstudie untersucht werden könne, so z. B. mit Familien mit einem neurotischen oder einem chronisch kranken Mitglied.[722]

Laings Antrag von 1960 zeigt, wie sehr das Projekt von den amerikanischen Familienforschungen zu Schizophrenie aus den 1950er Jahren geprägt war. Obwohl Laing einen phänomenologischen Schizophreniebegriff vertrat, der Schizophrenie weniger als Pathologie denn als Lebensumstand konzeptualisierte, so existierte die Schizophrenie für ihn zu diesem Zeitpunkt noch als Zustand, der durch bestimmte soziale Umstände hervorgerufen werden konnte. Sein Projekt mit Esterson hatte zum Ziel, die Familie Schizophrener als schizogenen Faktor zu untersuchen. Dies ist deshalb bemerkenswert, weil sich Laing und Esterson, wie ich in Unterkapitel 5.2 zeigen werde, in *Sanity, Madness and the Family* komplett von diesem Vorhaben distanzierten.

1962–1965: Die Erforschung «normaler» Familien

Obwohl sich Laing im Antrag von 1960 noch gegen die Verwendung einer Kontrollgruppe ausgesprochen hatte, begannen Laing und Esterson im April 1962,

719 Vgl. Laing: Draft Application, 1960, S. 11.
720 Vgl. ebd., S. 22.
721 Vgl. ebd., S. 24.
722 Vgl. ebd., S. 29.

«normale» Familien in ihre Forschung einzubeziehen.[723] Weshalb sie sich dazu entschieden, geht aus den Quellen nicht hervor. Zur Anzahl der untersuchten Familien gibt es widersprüchliche Informationen. Ein Antrag von 1963 erwähnt zwölf, einer von 1964 fünf Familien.[724] Dabei wendeten sie dieselbe Methode an wie bei den Familien Schizophrener. Ziel war es, einerseits einen Kontrast zu den Familien mit Schizophrenen herzustellen. Andererseits wollten Laing und Esterson eine Art Typologie von Familien ausarbeiten, wie Laing in einem Antrag um weitere Gelder schrieb:

> At this phase we are particularly interested in pointing up and sharpening what distinguishes different types of families as social subsystems. [...] [N]o research has yet developed a generally accepted family typology relevant to the needs of schizophrenia family research.[725]

Geplant war ausserdem, Filme von Familien mit einem schizophrenen Mitglied und «normalen» Familien zu drehen und sie in die Analyse einzubeziehen.[726]

Die Ergebnisse dieser Forschung mit «normalen» Familien sollten wohl ursprünglich als zweiter Band publiziert werden. Der erste Band, der die Forschung mit Familien Schizophrener behandelt, erschien 1964 unter dem Titel *Sanity, Madness and the Family. Volume I: Families of Schizophrenics.* Noch im Oktober 1965 schrieb Laing in einem Jahresbericht für das Tavistock Institute, die Familienforschung mit normalen und schizophrenen Familien gehe weiter und laufe gut; *Sanity, Madness and the Family. Volume II* sei in Planung.[727] Weshalb der zweite Band nie erschien und welches die Forschungsergebnisse waren, ist unklar.[728] Die Auseinandersetzung mit diesen Fragen ist aber interessant, da sich

723 Esterson, Aaron; Laing, Ronald D.: Family and Schizophrenia: Research and Therapy. Application for Funds by Drs. A. Esterson and R. D. Laing, ca. 1963, University of Glasgow Archives and Special Collections, GB 247, MS Laing, A627, S. 1.

724 Vgl. Laing, Ronald D: Application to the Foundations Fund for Research in Psychiatry: Towards a Phenomenology of Family Life, März 1964, University of Glasgow Archives and Special Collections, GB 247, MS Laing, A627, S. 4; Esterson; Laing: Family and Schizophrenia: Research and Therapy. Application for Funds by Drs. A. Esterson and R. D. Laing, 1963, S. 1.

725 Laing: Application to the Foundations Fund for Research in Psychiatry: Towards a Phenomenology of Family Life, 1964, S. 8.

726 Vgl. Laing, Ronald D.: Protokoll eines Treffens mit John M. Bowlby, November 1962, University of Glasgow Archives and Special Collections, GB 247, MS Laing, L436/3.

727 Vgl. Laing, Ronald D.: Draft Annual Report of the Tavistock Institute of Human Relations. 30 Sep 1964–30 Sep 1965. Schizophrenia and Family Research Unit., Oktober 1965, University of Glasgow Archives and Special Collections, GB 247 MS Laing V224.

728 Der Zusatz «Volume I» war ab der zweiten Auflage 1969 aus dem Titel verschwunden und im Vorwort erklärten Laing und Esterson, sie hätten sich bewusst gegen die Verwendung einer Kontrollgruppe entschieden, da eine solche nichts mehr zu ihrer Forschungsfrage habe beitragen können. Vgl. Laing, Ronald D.; Esterson, Aaron: Sanity, Madness and the Family: Families of Schizophrenics [1964], Harmonsdsworth 1972, S. 13.

hier Ambivalenzen und Widersprüchlichkeiten zeigen, die, wie ich ausführen werde, zum einen Ausdruck einer Verschiebung im Denken und in den Ansprüchen der Autoren sind und die zum anderen auch mit institutionellen Logiken zusammenhängen.

Laing selbst behauptete 1995 gegenüber dem britischen Autor Bob Mullan, die «normalen» Familien seien schrecklich langweilig und eben «normal» gewesen:[729]

> It was like Samuel Beckett, reams and reams and reams of nothing. [...] I thought, how was I going to dress it up to publish it? I really couldn't publish a whole book of transcripts of people talking about margarine or fuck all. I could take on a particular family and characterize it but there was nothing really to characterize.[730]

Die Familien, so Laing in der Rückschau, seien so angepasst und belanglos gewesen, dass er seine Leserinnen und Leser nicht damit habe langweilen wollen. Auf Nachfrage von Mullan präzisierte Laing, der Verzicht auf eine Publikation sei auch seiner privaten Situation geschuldet gewesen.[731] Ausserdem sei es ihm nicht gelungen, eine kohärente, systematische theoretische Analyse von Familiensystemen und deren Verwicklung in weiteren Netzwerken zu bewerkstelligen, die besser sei als jene, die es zu diesem Zeitpunkt schon gegeben habe. In seiner Laing-Biographie erklärt Zbiginiew Kotowicz das Fehlen des zweiten Bandes von *Sanity, Madness and the Family* damit, dass Laing sich wohl nie wirklich für Normalität interessiert habe.[732] Ich möchte eine weitere Erklärung vorschlagen: Laing verlor das Interesse daran, den zweiten Band fertigzustellen, da er nach dem Erscheinen des ersten Bandes aufgrund verschiedener Faktoren einen Weg einschlug, der ihn weiter weg von der akademischen Forschung brachte. Auf diesen Richtungswechsel werde ich in Kapitel 5.3 eingehen.

1965 äusserte sich Laing noch optimistisch hinsichtlich der Ergebnisse der Kontrollstudie: «Preliminary findings seem to show that our indices do discriminate quite sharply between the families of schizophrenics and others».[733] Ein Jahr später, an der *Society-and-Psychosis*-Tagung, schien Laing die Resultate der Studie jedoch anders zu interpretieren: «[...] a little while ago, I thought that there were parents who didn't play this sort of game [mystification], but after recent studies of normal families I think this sort of game is much more extensive than I

729 Vgl. Laing; Mullan: Mad to Be Normal, 1995, S. 274.

730 Ebd., S. 281.

731 Vgl. ebd., S. 285–286. Laings Frau hatte sich von ihm getrennt, und er arbeitete sehr intensiv in seiner Privatpraxis.

732 Vgl. Kotowicz: R. D. Laing, 1997, S. 47.

733 Laing: Draft Annual Report of the Tavistock Institute of Human Relations. 30 Sep 1964–30 Sep 1965. Schizophrenia and Family Research Unit., 1965.

had believed.»[734] Diese recht unterschiedlichen Deutungen desselben Materials könnten einerseits mit dem Setting zusammenhängen, in denen Laing sie formulierte. Im Jahresbericht war es möglicherweise wichtig, die Resultate der Studie so darzustellen, wie sie zum einen erwartet wurden und zum anderen die Forschung und ihre Fortsetzung am besten legitimierten. Da Laing mit Geldern des amerikanischen Foundations Fund for Research in Psychiatry und des Tavistock Institute arbeitete, sah er sich vielleicht gezwungen, Resultate vorherzusagen, die den grössten Nutzen für die Behandlung von Schizophrenie versprachen. Eine möglichst grosse Diskrepanz zwischen gesunden und pathogenen Familien war in diesem Zusammenhang das attraktivere Resultat, da eine Intervention bei den pathogenen Familien einen therapeutischen Erfolg bei den Schizophrenen versprach. Die Feststellung, dass alle Familien gleichermassen krankhafte Interaktionen aufwiesen, erschien hingegen als therapeutische Sackgasse und somit als ein unerwünschtes Forschungsresultat. Anders verhielt es sich bei der *Society-and-Psychosis*-Tagung, wo sich alle Teilnehmenden mehr oder weniger einig waren, dass mit der Gesellschaft an sich etwas nicht stimme.

Die unterschiedlichen Deutungen können, besonders wenn Laings rückblickende Interpretation von 1995 einbezogen wird, auch als zwei Seiten einer Medaille angesehen werden. Die dröge Normalität der «normalen» Familien beschrieb Laing als «erstickend», es gehe den Familien zwar nicht besonders schlecht, aber auch nicht besonders gut, jegliche Form von Ausbruch in die eine oder andere Richtung sei nicht zu erwarten. Insofern waren für ihn diese Familien gesellschaftlich gesehen auch pathogen, jedoch in einem akzeptierten Rahmen. Als Mullan Laing fragte, ob er nie etwas zu dieser Banalität des Normalen habe schreiben wollen, antwortete Laing: «What's the alternative? State intervention? State planned social engineering to break up that family system and design another type where children are brought up not by their biological parents, but by some state appointees or experts in child rearing?»[735] David Cooper – ein anderer bekannter Vertreter der Antipsychiatriebewegung und kurzzeitiger Weggefährte von Laing – mochte den Tod der Familie verkündet haben,[736] aber trotz Sympathien für diese Position fand Laing diese Form von Kritik zu wenig konstruktiv.[737] Mit anderen Worten: Solange sich an der Gesellschaftsform als Ganzes nichts änderte, waren diese «normalen» Familien die adäquate Familienform; die Banalität der «normalen» Familien war lediglich ein Symptom für die Gesamtgesellschaft. Somit wären aus Laings Perspektive sowohl die Aussage, dass «normale» Familien normal seien, als auch die Aussage, dass «normale» Famili-

734 Laing, Ronald D., in: Conference on «Society and Psychosis», 15.10.1966, University of Glasgow Archives and Special Collections, GB 247 MS Laing A627, S. 131–132.

735 Laing; Mullan: Mad to Be Normal, 1995, S. 283.

736 Vgl. Cooper, David: The Death of the Family, London 1971.

737 Vgl. Laing; Mullan: Mad to Be Normal, 1995, S. 283.

en pathogen seien, wahr. Familien Schizophrener überschritten in Laings und Estersons Darstellung gesellschaftlich akzeptierte Formen dieser krankhaften Normalität und waren insofern anders als die «normalen» Familien, gleichzeitig äusserte sich ihre Pathogenität, wie ich im nächsten Unterkapitel zeigen werde, durch eine Steigerung dieser «Normalität» in eine übermässige Angepasstheit.

5.2 *Sanity, Madness and the Family*

1964 erschien schliesslich das Buch *Sanity, Madness and the Family* – zunächst im Hausverlag des Tavistock Institute.[738] Es besteht aus einer theoretisch-methodischen Einleitung und elf Kapiteln, in welchen je eine Familie detailliert beschrieben wird. Es handelt sich dabei um romanartige Erzählungen, ab und zu wird der Originalton einer Interaktion wiedergegeben oder eine Tabelle als Illustration verwendet, selten ziehen die Autoren zwischendurch ein Fazit oder setzen eine Fussnote mit einer weiterführenden Interpretation. Ziel dieser Beschreibungen, so Laing und Esterson, sei es gewesen zu zeigen, dass jene Verhaltensweisen, welche von den Familien und dem klinischen Personal als Schizophreniesymptome wahrgenommen würden, aus ihrem Kontext heraus nachvollziehbar seien.[739] Bei den als «schizophren» diagnostizierten Protagonistinnen handelte es ich durchwegs um Frauen, ein Umstand, auf den Laing und Esterson nicht eingehen. Kotowicz stellt deshalb die Frage, ob Laing und Esterson sich überhaupt bewusst für dieses Sample entschieden hätten.[740] Eine andere mögliche Erklärung wäre, dass sie sich damit weiter vom Narrativ der «schizophrenogenen Mutter» absetzen wollten, da Forschungen, die sich auf diese Diskursfigur bezogen, wie ich in Kapitel 2 gezeigt habe, überdurchschnittlich häufig die Mutter-Sohn-Beziehung untersuchten.

Schizophrenie- und Familienbegriff

Bereits im Antrag hatte Laing Schizophrenie nicht als Krankheit, sondern als Lebensbedingung definiert. In ihrer Einleitung zu *Sanity, Madness and the Family* gingen er und Esterson noch einen Schritt weiter: «We shall use the expression ‹schizophrenic› for a person or for his experience or behavior in so far as he, his experience, or his behavior, are clinically regarded as betokening the presence of

738 Die Neuauflage 1969 erschien bei Penguin und dürfte dadurch ein grösseres Publikum erreicht haben. Zur Rolle von Penguin bei der Verbreitung von sozialkritischen Psychiatrietheorien vgl. Miller, Gavin: Psychiatric Penguins: Writing on Psychiatry for Penguin Books, c.1950–c.1980, in: History of the Human Sciences 28 (4), 2015, S. 76–101.

739 Vgl. Laing; Esterson: Sanity, Madness and the Family, 1972, S. 27.

740 Vgl. Kotowicz: R. D. Laing, 1997, S. 46.

‹schizophrenia.›»[741] Den Begriff Schizophrenie und alle davon abgeleiteten Begriffe setzten sie durchwegs in Anführungszeichen und erklärten, dass sie den Begriff lediglich pragmatisch einsetzten. Das heisst, sie verwendeten ihn, um die realen sozialen Effekte zu beschreiben, welche die Zuschreibung als «schizophren» hatte. «[I]t is clear that ‹schizophrenia› is a social event in so far as something like one per cent of the population can be expected to be diagnosed as ‹schizophrenic› if they live long enough»,[742] schrieben sie weiter.

Sie selbst bezeichneten sich als agnostisch gegenüber der Frage, ob es Schizophrenie als organische Krankheit oder als Psychopathologie überhaupt gebe. Es sei bisher jedenfalls nicht gelungen wissenschaftlich zu beweisen, dass Schizophrenie eine Krankheit organischen oder psychischen Ursprungs sei, und insofern könne keinesfalls von ihr als Fakt gesprochen werden.[743] Im besten Fall sei Schizophrenie eine Hypothese, im schlimmsten Fall ein Urteil.[744] Es sei also wichtig, die diagnostizierten Patientinnen und Patienten nicht als Menschen anzusehen, die an einer Krankheit mit noch unklarer Ätiologie litten, sondern als Menschen, die eigenartige Erfahrungen gemacht hätten und sich in erster Linie aus Sicht ihrer Nächsten eigenartig verhielten.[745]

Die Frage, ob es Schizophrenie gebe und ob die Patientinnen in ihren Berichten tatsächlich schizophren seien, würden sie bewusst ausklammern, so Laing und Esterson.[746] Dies hatte zur Folge, dass ihr Buch auch nicht den Anspruch hatte, einen Beitrag zur Ätiologie der Schizophrenie zu leisten, anders als sie noch im Antrag behauptet hatten. Der gesamte Aspekt der «Schizogenese» fehlte in der Buchversion ihrer Untersuchung. Was bezweckten sie dann aber mit den Beschreibungen der Familien Schizophrener? In erster Linie wollten sie, wie weiter oben erwähnt, die Erfahrungen und das Verhalten der Schizophrenen im Lichte der Familieninteraktionen verständlich machen. Auf einer übergeordneten Ebene zielten sie ausserdem darauf ab, einen epistemologischen Wechsel von einem klinischen zu einem sozialphänomenologischen Blick zu bewirken; dies – so fügten sie wenig bescheiden hinzu – sei kein weniger radikaler und bedeutender Wechsel als derjenige vom dämonologischen zum klinischen Blick hundert Jahre zuvor.[747]

Trotzdem wurde das Buch hauptsächlich als Beitrag zur Ätiologie der Schizophrenie gelesen und als Beweis, dass Familien Schizophrenie auslösen wür-

741 Laing; Esterson: Sanity, Madness and the Family, 1972, S. 17.
742 Ebd.
743 Vgl. ebd., S. 17–18.
744 Vgl. ebd., S. 18.
745 Ebd.
746 Vgl. ebd., S. 19.
747 Vgl. ebd., S. 27.

den.[748] Im Antrag für eine Folgestudie mit «normalen» Familien aus dem Jahr 1964 beschrieb Laing das Ergebnis der Forschung mit den Familien Schizophrener wie folgt: «Our account of the first eleven families studied succeeds, we believe, in showing in detail in each case in turn how ‹schizophrenia› is an extrapolation from the social subsystem of the family».[749] Laing beschrieb also die Schizophrenie der untersuchten Patientinnen als Fortschreibung der Familiendynamik. In dem Buch *Sanity, Madness and the Family* vertraten sie nur insofern keine These zur Ätiologie der Schizophrenie, als dass Laing und Esterson die Legitimität der Kategorie «Schizophrenie» in Frage stellten. Sie waren aber durchaus der Meinung, dass das unter dem Label «Schizophrenie» gefasste Verhalten durch die jeweiligen Familien hervorgebracht werde.

Laing und Esterson definierten die Familie als «Nexus». Ein Familiennexus sei:

> [T]hat multiplicity of persons drawn from the kinship group, and from others who, though not linked by kinship ties, are regarded as members of the family. The relationships of persons in a nexus are characterized by enduring and intensive face-to-face reciprocal influence on each other's experience and behavior.[750]

Die entscheidende Charakteristik des Nexus war also die gegenseitige Beeinflussung. Laing hatte in einem früheren Artikel *Series and Nexus* sogar geschrieben, dass die Reziprozität, die Erwartung, dass jede Handlung eine Reaktion innerhalb des Nexus auszulösen hatte, das oberste Gebot des Nexus sei, gegen das nicht verstossen werden könne, ohne dass dies gravierende Folgen für dessen Stabilität habe: «Each person is expected to be controlled, and to control the others, by the reciprocal effect that each has on the other».[751] Deshalb müsse die Familie auf eine Art und Weise untersucht werden, bei der sowohl ihre Interaktion als auch das individuelle Verhalten in den Blick kämen, erklärten Laing und Esterson in

748 Vgl. Laing; Esterson: Sanity, Madness and the Family, 1972, S. 12. Dies behaupten Laing und Esterson zumindest in der Einleitung zur Neuauflage. Für mehr zur Rezeption vgl. weiter unten Kapitel 5.2, Abschnitt «Rezeption».

749 Laing: Application to the Foundations Fund for Research in Psychiatry: Towards a Phenomenology of Family Life, 1964, S. 6.

750 Laing; Esterson: Sanity, Madness and the Family, 1972, S. 21.

751 Laing, Ronald D.: Series and Nexus in the Family, in: New Left Review 1 (15), 1962, S. 14. Laing erklärt diese Annahme mit folgendem Beispiel: «Peter gives Paul something. If Paul is not pleased, or refuses the gift, he is ungrateful for what is being done for him. Or: Peter is made unhappy if Paul does something. Therefore if Paul does it he is making Peter unhappy. If Peter is made unhappy Paul is inconsiderate, callous, selfish, ungrateful: or, if Peter is prepared to make sacrifices for Paul, so Paul should be prepared to make sacrifices for Peter, or else he is selfish, ungrateful, callous, ruthless, etc. ‹Sacrifice› under these circumstances consists in Peter impoverishing himself to do something for Paul. It is the tactic of enforced debt. One way of putting this is that each person invests in the other.»

ihrer Einleitung. Sie behalfen sich dabei mit zwei Begriffen aus Jean-Paul Sartres *Kritik der dialektischen Vernunft*: «process» und «praxis». Das Verhältnis der beiden Begriffe zueinander brachten sie wie folgt auf den Punkt: «What happens in a group will be intelligible if one can retrace the steps from what is going on (process) to who is doing what (praxis).»[752]

Laing und Esterson wählten diese sozialphänomenologische Ausdrucksweise, um sich von den bisherigen psychologischen Familienforschungen abzugrenzen. Ohne Namen zu nennen, übten sie heftige Kritik am Familienbegriff insbesondere der Palo-Alto-Gruppe, indem sie sich gegen deren kybernetisches Vokabular richteten: Eine Familie könne sich anfühlen und aussehen wie ein Organismus, schrieben Laing und Esterson, aber ontologisch sei die Gleichsetzung der beiden falsch. Diese biologische Analogie sei Ausdruck eines seltsamen «medizinischen Organizismus», der in der Psychologie derzeit im Trend sei und damit den Organizismus der Soziologen ablöse. Auch das Konzept einer Pathologie der Familie («family pathology») sei ihrer Meinung nach verwirrend und übertrage lediglich die Unverständlichkeit des Individuums auf die Gruppe.[753] Eine solche Übertragung, so argumentierten sie, führe in letzter Konsequenz zu einem «Panklinizismus», zu einem allumfassenden klinischen Blick:

> Not the individual but the family is the unit of illness: not the individual but the family, therefore, needs the clinician's services to «cure» it: the family (or even society at large) is now a sort of hyperorganism, with a physiology and pathology, that can be well or ill. One arrives at a panclinicism, so to say, that is more a system of values than an instrument of knowledge.[754]

In *Series and Nexus* kritisiert Laing, dass die Unfähigkeit einer Familie zu Wandel mit der Organismusanalogie erklärt werde. Die Rigidität der Familie werde als Form der Gruppenpathologie angesehen, die sich aus der übertriebenen Arbeitsweise von homöostatischen Prinzipien ergebe. Diese Erklärung sei jedoch lediglich eine durch die biologische Metapher verschleierte Tautologie.[755] Die Gruppe verhalte sich nicht zum Individuum wie ein Hyperorganismus zu einem Organismus, und sie sei auch kein Mechanismus, schlossen Laing und Esterson ihre Kritik in der Einleitung.[756]

Inwiefern ging diese Abgrenzung in ihrem Verständnis der Familie und der Schizophrenie über einen blossen semantischen Streit hinaus? Worin unterschied sich ihre Forschungsperspektive von den bisherigen Forschenden? Die Verschiebungen waren nicht gross, aber sie lassen sich an zwei Punkten festma-

752 Laing; Esterson: Sanity, Madness and the Family, 1972, S. 22.
753 Vgl. ebd., S. 22–23.
754 Ebd., S. 23.
755 Vgl. Laing: Series and Nexus in the Family, 1962, S. 13.
756 Vgl. Laing; Esterson: Sanity, Madness and the Family, 1972, S. 23.

chen: Erstens gehen Laing und Esterson in ihrer Dekonstruktion der Kategorie «Schizophrenie» weiter als ihre Kollegen. Während Schizophrenie zum Beispiel für das Bateson-Team in ihrer späten Phase zumindest noch als Bezeichnung für krankhafte Familieninteraktionen herhalten konnte, entschieden sich Laing und Esterson für eine radikal-sozialkonstruktivistische Definition, die der Kategorie nur insofern Gültigkeit als Tatsache zuschrieb, als dass ihre Verwendung reale Auswirkungen hatte. Zweitens interessierten sie sich zwar ebenfalls für die Funktionsweise von Familien, lehnten aber die sehr instrumentelle kybernetische Perspektive zugunsten einer «sozialphänomenologischen» ab. Dies hatte zur Folge, dass sie sich für das Erleben und die Erfahrungen der Familienmitglieder und insbesondere der Patientinnen interessierten. In ihren Beschreibungen sind die Schizophrenen ausserdem nicht mehr die Symptomträgerinnen der pathologischen Familie, sie erscheinen im Kontrast zur gestörten Familie vielmehr als die «Normalen». Dieser Perspektivenwechsel zeigt sich in den Familienportraits.

Familienportraits

Wie oben beschrieben, besteht *Sanity, Madness and the Family* nach der Einleitung aus elf Familienportraits, denen je ein Kapitel gewidmet ist. Der Laing-Biograph Kotowicz beschreibt die Kapitel als «pictures of devastation».[757] In einer Notiz fasste Laing bereits 1962 die im Buch vermittelten Eigenschaften dieser Familien prägnant zusammen: Die Familien seien sehr lustfeindlich, die Privatsphäre der Kinder werde nicht respektiert, Sexualität werde tabuisiert, Gefühle würden nicht eingestanden. Sie seien humorlos, und es bestehe keine wahre Intimität zwischen ihren Mitgliedern. Ausserdem würden sie Funktionen und Rollen innerhalb der Familie stereotyp zuteilen und alle Eltern hätten intensive und enge doppelbindende Beziehungen zueinander.[758] In den elf Erzählungen hegten die Eltern stets den Wunsch nach Konformität, dem die als «schizophren» Diagnostizierten nicht entsprechen konnten oder wollten. Die Familien waren in Widersprüche verstrickt und hatten oft rigide Vorstellungen davon, wie ihre Kinder sein sollten. Die Eltern verleugneten oft Dinge, die sie nicht wahrhaben wollten und die sie überforderten. Dadurch verwirrten, respektive «mystifizierten» sie ihre Kinder. Laings und Estersons Konzept der «Mystifizierung» weist grosse Ähnlichkeiten zum «Double Bind», aber auch zu Jules Henrys Konzept von «Sham»[759] auf.

Im Folgenden möchte ich etwas genauer auf diese Portraits, insbesondere auf die Beschreibung der Familie Gold, eingehen und daran im Detail aufzeigen,

757 Vgl. Kotowicz: R. D. Laing, 1997, S. 46.

758 Laing, Ronald D.: Notiz, 06.05.1962, University of Glasgow Archives and Special Collections, GB 247 MS Laing DS94.

759 Vgl. dazu die Einleitung.

welche Themen und Thesen Laing und Esterson in ihrer Untersuchung verhandeln.

Die Golds hätten ihre 28-jährige Tochter Ruth rückblickend als ein sehr pflegeleichtes Kind beschrieben: «She is described as very good, not difficult, very considerate, very respectful, causing no anxiety, easy to bring up, very thoughtful, if she had tantrums they were over in a minute or two, very affectionate and very close to her mother», so Laing und Esterson.[760] Dann sei im Alter von 20 Jahren alles anders geworden. Ruth habe sich beklagt, sich «unecht» zu fühlen, sie sei immer wieder krank geworden. Ihre alte, «gute» Persönlichkeit sei nur noch zwischen den Wutanfällen hervorgetreten. Als Zeichen für Ruths «Krankheit» hätten die Golds hauptsächlich Ruths Abneigung ihnen gegenüber und ihr unkontrollierbares Verhalten gesehen. Ausserdem hätten sie eine klare Ansicht darüber gehabt, wer Ruth wirklich sei, nämlich die liebe, angepasste Tochter, die sie ihrer Meinung nach bis zum 21. Lebensjahr gewesen sei. Jedes Verhalten Ruths, das nicht ihrem Bild von Ruths «wahrer Persönlichkeit» entsprochen habe, hätten die Golds als Anfall betrachtet.[761] «When she [Ruth] is her ‹real› self, that is, when she is ‹well›, she is not to be seriously interested in writers or in art, not to wear coloured stockings, no to listen to jazz in a jazz club, not to bring friends home, not to stay out late»,[762] fassen Laing und Esterson zusammen. Sobald Ruth mit diesen Regeln breche, werde ihr gesagt, sie sei schwierig, rücksichtslos, respektlos und unbedacht, weil sie ihren Eltern so viel Sorgen bereite. Zugleich würden die Golds Ruth nicht offen Schuld zuweisen, da Ruth ja nichts dafür könne, dass sie krank sei.[763] «Thus mystified and put in an intolerable position she becomes exited and desperate, makes ‹wild› accusations that her parents do not want her to live, and runs out of the house in a dishevelled state»,[764] erklären Laing und Esterson. In ihren Augen ist Ruths Verhalten, welches ihr die Diagnose Schizophrenie eingebracht hat, leicht aus ihren Lebensumständen erklärbar. Zu Ruths Mystifizierung trage Laing und Esterson zufolge auch bei, dass ihre Mutter ihr nie erzählt habe, dass sie zur Auflösung von Ruths langjähriger Liebesbeziehung beigetragen habe. Die Mutter, die Ruths Freund nicht mochte, habe diesen mehrmals aufgefordert, die Beziehung zu beenden. Die Eltern hätten auch Ruth gebeten, ihren Freund zu verlassen. Als die Beziehung schliesslich beendet worden sei, und es Ruth deswegen schlecht gegangen sei, hätten ihre Eltern mit ihr mitgelitten, ohne ihr gegenüber jemals einzugestehen, dass sie ihre Finger im Spiel gehabt hatten. Das sei so weit gegangen, dass Ruth sich, als sie von Laing

760 Laing; Esterson: Sanity, Madness and the Family, 1972, S. 161–162.
761 Vgl. ebd., S. 168.
762 Ebd.
763 Vgl. ebd.
764 Ebd.

und Esterson interviewt wurde, nicht mehr habe erinnern können, weshalb oder von wem die Beziehung beendet worden sei.

Zum Schluss ihres Berichts über die Golds beschreiben Laing und Esterson ein erneutes Treffen mit Ruth. Sie lebe zuhause und sei gesund, ihre Eltern seien sehr zufrieden. «She has given up the dress, the haunts, the friends, her parents disapprove of. She understands her parents love her, and knows what is for the best»,[765] erzählen Laing und Esterson. Und doch kämen Ruth manchmal Zweifel: Sie sei nicht richtig einverstanden damit, so zitierten sie Laing und Esterson, dass Leute die Beatniks und «dergleichen» geringschätzen würden. Auf die Frage hin, ob sie denn das Gefühl habe, die Meinung der meisten Menschen teilen zu müssen, antwortete Ruth: «Well if I don't I usually land up in the hospital».[766]

Diese Episode illustriert die verschiedenen Aspekte, die Laing und Esterson in den Familienportraits verhandeln. Erstens entspricht das auffällige Verhalten der Jugendlichen aus Laing und Estersons Perspektive ihrer altersgemässen Entwicklung und ist Ausdruck des Erwachsenwerdens. Das, was die Eltern als Verlust des Selbst wahrnähmen, sei eigentlich die Entwicklung des Selbst.[767] Bei Ruth ist es ihr Wunsch nach Autonomie, der sich etwa in ihrem nonkonformistischen Kleidungsstil und ihrem Interesse an der Jugendkultur zeigt, den ihre Eltern als Verlust des Selbst und als Symptome einer Krankheit wahrnehmen.

Zweitens ist die Reaktion der Eltern auf diese Irritation die Negierung derselben. Die Golds verstecken ihren Ärger gegenüber Ruth hinter Mitgefühl für ihre «Krankheit». Ein anderes Beispiel für eine solche «Mystifizierung» findet sich etwa im Kapitel über die Abbotts. Ihre Tochter Maya habe im Alter von 14 Jahren ihre Sexualität entdeckt, indem sie sexuelle Phantasien entwickelt und zu masturbieren begonnen habe. Die Abbotts hätten nicht damit umgehen können und hätten so reagiert, dass sie Mayas Gedanken und ihr Verhalten schlicht abgestritten hätten, was dazu geführt habe, dass Maya ihren Gefühlen, Wahrnehmungen und Erinnerungen zu misstrauen begonnen habe.[768] Die beschriebenen Familien haben häufig Geheimnisse vor den Patientinnen oder anderen Familienmitgliedern, was eine offene Kommunikation verunmöglicht und ebenfalls mystifizierend wirkt. Dies zeigt sich bei den Golds daran, dass Ruth die Trennung von ihrem Ex-Freund nicht richtig verarbeiten kann, da sie nie erfahren hat, wie es dazu kam, und welche Rolle ihre Eltern darin spielten.

Drittens wird (psychische) Gesundheit von Laing und Esterson als Anpassung und letztlich als Entfremdung beschrieben. Ruth wird von ihren Eltern dann als gesund und «sie selbst» wahrgenommen, wenn sie sich so verhält, wie ihre Eltern es von ihr erwarten und wenn sie alles in ihr unterdrückt, was diesen

765 Laing; Esterson: Sanity, Madness and the Family, 1972, S. 175.

766 Ebd.

767 Vgl. ebd., S. 48.

768 Vgl. Laing; Esterson: Sanity, Madness and the Family, 1972, S. 41–22.

Erwartungen nicht entspricht. Dies zeigt sich in ihrer Aussage, dass jede Äusserung eines eigenen divergierenden Standpunktes sie in die Psychiatrie bringen würde. Das in den Augen ihrer Eltern «wahre Selbst», so die Interpretation von Laing und Esterson, sei in Wahrheit ein Ausdruck von Anpassung und Entfremdung gegenüber ihrem autonomen Selbst.

Dies wird auch bei der Beschreibung der Fields deutlich. June Field sei wie Ruth von ihren Eltern als zunächst nettes und pflegeleichtes Kind dargestellt worden. Als sie dann plötzlich begonnen habe, ihre Meinung über ihre Mutter, die Schule, Gott und andere Menschen kundzutun – wenn auch, wie Laing und Esterson finden, ziemlich kleinlaut –, sei sie von ihrer Mutter als krank und nicht mehr «sie selbst» angesehen worden.[769] Als June sich in der Folge zurückgezogen habe und deshalb in die Klinik kam, habe sich ihre Mutter bestätigt gefühlt. Gleichzeitig habe ihre Mutter die Zeit von Junes krankheitsbedingter Abhängigkeit als harmonische Zeit erlebt, und als June zu genesen begann, habe die Mutter versucht, dies mit allen Mitteln zu bekämpfen. June gelang es dennoch, gesund aus der Klinik entlassen zu werden. «She can see that her mother is opposed to her independence [...,] she realizes her mother does not understand her, and she is not too frightened at perceiving this»,[770] schreiben Laing und Esterson. June habe die Mystifizierung durch ihre Mutter durchschaut und sich gegen die von ihr verlangte Anpassung gesträubt. Dadurch sei es ihr gelungen, eine, so Laing und Esterson, «brüchige» Autonomie zu wahren.[771] Das Fazit der Forscher lautet: «It takes a lot of courage on June's part to take the risk of not being what her parents call ‹well›».[772] June gehe es zwar gut, aber sie müsse sich selbst unter Kontrolle halten, um nicht negativ aufzufallen, da sie ansonsten wieder als krank gelten werde. Junes Beispiel zeigt, dass selbst dann, wenn es den Patientinnen gelang, sich der Entfremdung ein Stück weit zu entziehen und sich nicht den Erwartungen der Eltern zu beugen, sie dennoch ständig damit rechnen mussten, als krank eingestuft zu werden. Ihre erkämpfte Autonomie blieb somit stets prekär.

Neben einer Liste mit den negativen Eigenschaften, die in Familien Schizophrener anzutreffen seien, erstellte Laing 1962 auch eine Liste mit positiven Eigenschaften. Da es sich lediglich um eine Notiz handelt, ist unklar, worauf sich das Dokument bezog. Ist es eine Liste mit erwünschten Eigenschaften für eine positive Familienumgebung, oder hatte Laing diese bei der Beobachtung der «normalen» Familien erstellt? Auf ihr sind folgende Eigenschaften aufgeführt: Respekt, ein flexibleres Normsystem, ein Bewusstsein und Respekt für sozialen Wandel, Heuchelei (aber die Bereitschaft, diese anzuerkennen), offeneres Strei-

---

769 Vgl. Laing; Esterson: Sanity, Madness and the Family, 1972, S. 151.

770 Ebd., S. 158.

771 Vgl. ebd., S. 157.

772 Ebd., S. 158.

ten und Zanken, mehr Anerkennung für die Wertvorstellungen und das Verhalten von Teenagern, Anerkennung von Beziehungen zu Gleichaltrigen, Eingeständnis von Phantasien für ausserehelichen Sex.[773] Diese Eigenschaftensammlung zeichnet nicht das Bild einer perfekten Familie, sondern einer ehrlichen Familie, die zu ihren Schwächen steht und offen mit ihren Problemen umgeht. Ausserdem ist es eine Familie, die Verständnis für die unterschiedlichen Bedürfnisse von Jugendlichen hat und deren Autonomie respektiert. Dies verstärkt den Eindruck, dass Laing und Esterson in ihren Familienportraits den kleinbürgerlichen Konformismus in erster Linie als Unterdrückung des Individuums und entfremdete Lebensform denunzierten.

Sanity, Madness and the Family unterschied sich also, wie weiter oben dargelegt, durch das sozialkonstruktivistische Schizophrenieverständnis von den vorherigen Schizophreniestudien. Aber wichtiger noch war Laings und Estersons Parteinahme für die mit Schizophrenie diagnostizierten jungen Frauen. Die Frauen gerieten deshalb in eine Situation, die Laing als unhaltbare Situation («untenable position») beschreibt, weil ihr Streben nach Authentizität und Freiheit im Vergleich zu den Erwachsenen noch nicht komplett gebrochen sei. Sie erscheinen als unschuldige Subjekte, die von ihren repressiven und verlogenen Familien manipuliert werden. Anstatt sich anzupassen und die verlogene Wirklichkeit ihrer Familien zu akzeptieren, gehen die jungen Frauen den einzigen Weg des Widerstands, der sich ihnen eröffnet: entweder in den totalen Rückzug oder in die Rebellion; beides hat eine psychiatrische Diagnose zur Folge.

Die in den eben diskutierten Beispielen aufscheinenden Motive – Entfremdung, Autonomiestreben, Nonkonformismus, Sexualität und versuchte Selbstverwirklichung Jugendlicher in einer in Zwängen und Tabus erstarrten bürgerlichen Gesellschaft – waren auch zentral für die sich in den 1960er Jahren formierende gegenkulturelle Jugendbewegung. Ruth Gold wird explizit als Teil dieser neuen Jugendbewegung beschrieben. Ich werde in Unterkapitel 5.3 genauer darlegen, wie Laings Werk von der Gegenkultur der 1960er Jahre geprägt und schliesslich zu einem Teil von ihr wurde. Laings und Estersons in *Sanity, Madness and the Family* angewandtes Interpretationsmuster, so werde ich weiter zeigen, basierte auf einer erweiterten Form der in Freuds Kulturtheorie entwickelten «Repressionshypothese», welche sich in den 1960er Jahren in linksintellektuellen Kreisen grosser Beliebtheit erfreute.[774]

773 Vgl. Laing: Notiz, 1962.

774 Michel Foucault prägte den Begriff der Repressionshypothese, die er 1976 in seinem Buch *La volonté de savoir* analysierte und kritisierte. Vgl. Foucault, Michel: La volonté de savoir, Paris 1976.

Rezeption

Sanity, Madness and the Family war aufgrund der eben erwähnten Unterschiede sowie durch die deskriptive («sozialphänomenologische») Darlegung der Familiengeschichten und die eher implizite Analyse eine etwas aussergewöhnliche Schizophreniestudie. Dennoch fügte sie sich in die gleiche Forschungstradition ein wie die Publikationen der Gruppen um Theodore Lidz und Gregory Bateson, auf die sich Laing und Esterson bezogen. Dies zeigt sich auch an ihrer Rezeption: Laing und Esterson nahmen im Vorwort zur zweiten Ausgabe 1969 Bezug auf Kontroversen, welche die erste Ausgabe von *Sanity, Madness and the Family* ausgelöst hatte.[775] Tatsächlich waren die Rezensionen durchwachsen. Einige Kritiker nahmen das Buch durchwegs positiv auf,[776] andere waren mehrheitlich einverstanden, monierten aber, dass Laing und Esterson die Reziprozität der Beziehungen zwischen den Patientinnen und ihren Familien nicht berücksichtigt hätten. So werde dem Umstand keine Bedeutung geschenkt, dass die Schizophrenen für die «schrägen» Familieninteraktionen verantwortlich sein könnten.[777] Manche kritisierten die angewandte Methode als unwissenschaftlich.[778] Ein Rezensent schrieb lakonisch: «In 14–50 hours of interviewing with members of average families it is scarcely conceivable that many ‹abnormalities› would not be discovered.»[779] Die meisten Kritikerinnen und Kritiker erwähnten, dass sie von Band II einerseits mehr Analyse erwarten würden. Andererseits vermissten sie eine Beweisführung, dass Familien Schizophrener anders seien als «normale» Familien und anders auch als Familien mit Mitgliedern, die an anderen psychischen Störungen litten.[780] Es fällt auf, dass sich die Rezensentinnen und Rezensenten nicht an Laings und Estersons sozialkonstruktivistischer Sicht auf den Schizophreniebegriff oder an den implizit gesellschaftskritischen Familienporträts störten. Laing und Esterson beklagten 1969 denn auch, sie seien von ihren Kritikerinnen und Kritikern missverstanden worden. Ihre eigentliche Frage, ob die Erfahrungen und das Verhalten von Schizophrenen in ihrem familiären Umfeld erklärbar würden, hätten diese wohl überlesen oder ignoriert. Tatsächlich scheint es, dass

775 Vgl. Laing; Esterson: Sanity, Madness and the Family, 1972, S. 11.

776 Vgl. z. B. Page, Ian: Review of «Sanity, Madness and the Family», in: Social Work 21 (4), 1964, S. 22–23.

777 Vgl. z. B. Lomas, P.: Sanity, Madness and the Family: Vol. 1. Families of Schizophrenics. By R. D. Laing and A. Esterson. (London: Tavistock, 1964. Pp. 272. 30s.), in: International Journal of Psychoanalysis 46, 1965, S. 390–392.

778 Wing, John K.: Sanity, Madness, and the Family: Volume 1 – Families of Schizophrenics (Book Review), in: New Society; London 3 (84), 1964, S. 28–29; Little, A.: Sanity, Madness and the Family (Book Review), in: British Journal of Sociology 16 (3), 1965, S. 277.

779 Wing: Sanity, Madness, and the Family, 1964, S. 28.

780 Vgl. z. B. Kafka, John S.: Intelligible Madness, in: Contemporary Psychology: A Journal of Reviews 11 (10), 1966, S. 472–473.

die Rezensionen den Rahmen, den Laing und Esterson für ihre Studie absteckten, ignorierten und die Studie stattdessen im Rahmen dessen interpretierten, was bereits zu Schizophrenie und Familie publiziert worden war. Neben der Methodologie war der Hauptkritikpunkt an Laings und Estersons Studie die Behauptung eines ätiologischen Zusammenhangs zwischen Schizophrenie und Familie. «Such criticism would be justified if we had set out to test the hypothesis that the family is a pathogenic variable in the genesis of schizophrenia. But we did not set out to do this, and we have not claimed to have done so»,[781] protestierten Laing und Esterson. Dass in den Rezensionen dieser ätiologische Zusammenhang moniert wurde, zeigt tatsächlich, dass sie Laings und Estersons Ablehnung der Schizophrenie als Krankheitsbegriff keine besondere Aufmerksamkeit geschenkt hatten.

Die radikalere Sichtweise, die in *Sanity, Madness and the Family* implizit und bisweilen auch explizit entwickelt wurde, fand in den Rezensionen also kaum Beachtung. Stattdessen wurde das Werk so gelesen wie die Publikationen aus der konventionellen Psychiatrie, an die es anknüpfte. Das Buch war auch, obwohl es über Fachgrenzen hinweg rezipiert wurde, in erster Linie noch an ein wissenschaftliches Publikum adressiert. Dies änderte sich, wie ich im folgenden Unterkapitel zeigen werde, zusehends mit Laings nachfolgenden Publikationen sowie mit den weiteren Auflagen seiner bereits publizierten Werke. In diesen spitzte sich seine radikale Sichtweise weiter zu und war nicht mehr zu ignorieren.

5.3 Zwischen dem politischen und dem spirituellen Trip

«The times they are a-changing», sang Bob Dylan 1964, in dem Jahr, in dem der Cannabiskonsum markant zunahm, LSD vom Psychopharmakon für den klinischen Gebrauch zum Mittel der Selbsterfahrung für rebellierende Jugendliche wurde, und in dem sich die Anti-Baby-Pille durchsetzte.[782] Der Historiker Oisín Wall bezeichnet das Jahr 1964 als einen Wendepunkt in der Geschichte der britischen Antipsychiatrie.[783] Wall meint damit sowohl das gegenkulturelle Engagement ihrer Exponenten als auch ihre Analyse in ihren Schriften. Für den Soziologen Nick Crossley steht das Jahr 1964 gar für den eigentlichen Beginn der Antipsychiatrie und ebenso der Gegenkultur in Grossbritannien.[784] Tatsächlich, so argumentiere ich im Folgenden, wurde Laing im Verlauf des Jahres 1964 zum Antipsychiater und schloss sich ab 1964 immer mehr der Gegenkultur an. Der marxistische Autor und Kommentator Peter Sedgwick bezeichnet die darauffolgende Phase in Laings Schaffen als seinen «radical trip»,[785] während Laings Kol-

781 Laing; Esterson: Sanity, Madness and the Family, 1972, S. 12.
782 Vgl. Tanner: Times They Are, 1998, S. 210.
783 Vgl. Wall: The British Anti-Psychiatrists, 2017, S. 122.
784 Vgl. Crossley: Laing and the British Anti-Psychiatry, 1998, S. 886.
785 Sedgwick, Peter R.: Psycho Politics, London 1982, S. 66.

lege, der Antipsychiater David Cooper in der Rückschau behauptete, während er selbst auf dem politischen Trip gewesen sei, sei Laing auf dem spirituellen Trip gewesen.[786] Beide Zuschreibungen sind zutreffend und letztlich ein Ausdruck davon, wie stark Laing die Gegenkultur der 1960er Jahre verkörperte, in der neomarxistische, psychoanalytische, existenzialistische und von fernöstlichen Philosophien und Religionen geprägte New-Age-Ideen zusammenkamen. Im Folgenden möchte ich untersuchen, wie ebendiese Ideen aus der Gegenkultur sich in Laings Konzeptionalisierung der Schizophrenie niederschlugen, indem ich die Entwicklung in Laings Schriften und seinem öffentlichen Auftreten 1964 und darüber hinaus verfolge. Ausserdem werde ich aufzeigen, wie das Wissen über Schizophrenie und Familie über neue Kanäle in neue Gesellschaftsbereiche hin verbreitet wurde.

Weiterentwicklung und Politisierung des Schizophreniebegriffs

1964 war nicht nur ein Wendepunkt in Laings Karriere, sondern für ihn zudem ein äusserst produktives Jahr. Neben *Sanity, Madness and the Family* erschien im selben Jahr auch *Reason and Violence*, das er zusammen mit Cooper verfasst hatte.[787] Es handelte sich dabei um eine englische Zusammenfassung sämtlicher bis dato erschienenen Werke Jean-Paul Sartres, in deren Zentrum eine existenzialistische Entfremdungstheorie steht, die Laings weitere Werke stark beeinflussen sollte. Weiter publizierte Laing drei Artikel zu Schizophrenie: einen in *New Society*, einen für das *International Journal of Social Psychiatry* und der dritte erschien in der *New Left Review*.[788] Bereits diese Auswahl an Publikationsorganen zeigt, dass Laing sich zu diesem Zeitpunkt immer stärker aus dem akademischen Kontext löste. *New Society* war ein neu gegründetes, politisch unabhängiges Magazin, das britischen Intellektuellen ein Forum bot. Die *New Left Review* war ebenfalls ein sehr junges Magazin, das 1960 von Stuart Hall gegründet worden war und zu einer der einflussreichsten Zeitschriften einer Neuen Linken in Grossbritannien (und darüber hinaus) avancierte. Eine Rezension Laings von Herbert Marcuses *One-Dimensional Man* erschien ebenfalls 1964 in der *New Left Review*.[789] Nicht zuletzt verfasste Laing 1964 ein neues Vorwort für *The Divided Self*, das im fol-

786 Vgl. Cooper, zitiert in: Crossley: Laing and the British Anti-Psychiatry, 1998, S. 886.

787 Vgl. Laing, Ronald D.; Cooper, D. G.: Reason and Violence. A Decade of Sartre's Philosophy, 1950–1960, London 1964.

788 Vgl. Laing, Ronald D.: Schizophrenia and the Family, in: New Society, 3 (81), 1964, S. 14–17; Laing, Ronald D.: Is Schizophrenia a Disease?, in: International Journal of Social Psychiatry 10 (3), 1964, S. 184–193; Laing, Ronald D.: What is Schizophrenia?, in: New Left Review 1 (28), 1964, S. 63–68.

789 Vgl. Laing, Ronald D.: One-Dimensional Man, in: New Left Review 26 (1), 1964, S. 78–80.

genden Jahr neu aufgelegt wurde. In all diesen Publikationen lässt sich eine Weiterentwicklung und Politisierung von Laings Schizophreniebegriff nachvollziehen.

Sein Artikel für die *New Society* war im Prinzip eine Zusammenfassung und Popularisierung derjenigen Theorien, die ihn in den letzten Jahren am stärksten geprägt hatten: Thomas Szasz' Kritik an psychiatrischen Diagnosen aus *The Myth of Mental Illness*, Erving Goffmans Labeling-Theorie aus *Asylums* und die Double-Bind-Theorie aus *Toward a Theory of Schizophrenia* von Bateson et al.[790] Diese Texte, befand Laing, seien Einblicke in eine Revolution der Konzeption von Wahnsinn und psychischer Gesundheit, die gerade innerhalb und ausserhalb der Psychiatrie stattfinde. In diesem optimistischen Fazit ist eine gewisse Aufbruchsstimmung spürbar, die wohl auf den von Wall beschriebenen Wendepunkt in der Antipsychiatrie 1964 zurückzuführen ist.[791]

Aufbauend auf den Theorien, die er im *New-Society*-Artikel beschrieben hatte, verfolgte Laing in *Is Schizophrenia a Disease* das Ziel, einem akademischen Publikum näherzubringen, weshalb der Schizophreniebegriff grundsätzlich hinterfragt werden müsse.[792] Erst argumentierte Laing, ähnlich wie in *Sanity, Madness and the Family*, dass Schizophrenie nicht als Krankheit verstanden werden könne, sondern als Label für eine bestimmte Art eigenartigen Verhaltens gesehen werden müsse.[793] Anschliessend ging Laing zu einer grundsätzlichen Kritik dessen über, was im Bereich psychischer Erfahrung als Norm gelten könne. Es sei naiv, argumentierte Laing, die eigene Norm für psychische Gesundheit als Massstab für psychische Krankheit zu nehmen. Hingegen müsse die eigene psychische Gesundheit als Zustand «extremer Entfremdung» («extreme alienation») anerkannt werden. Erst dann könne die Annahme überwunden werden, dass Schizophrene von der Realität entfremdeter seien als man selbst.[794] Was er genau mit

---

790 Vgl. Szasz: Myth of Mental Illness, 1961; Goffman: Asylums, 1961; Bateson u. a.: Toward a Theory, 1956.

791 Vgl. Laing: Schizophrenia and the Family, 1964, S. 17.

792 Schizophrene seien wörtlich übersetzt Menschen mit einem gebrochenen Herzen, meint Laing zum Schluss des Aufsatzes und plädiert für eine Rückbesinnung auf diese Bedeutung. Vgl. Laing: Is Schizophrenia a Disease ?, 1964, S. 193.

793 Vgl. ebd., S. 186.

794 Vgl. ebd., S. 190. Diese Annahme sollte zu einem humaneren Umgang mit Schizophrenen führen. Laing vertrat die Ansicht, dass nicht unbedingt Psychiaterinnen und Psychiater die richtigen Bezugspersonen für «Schizophrene» seien, sondern vielmehr Menschen, die ähnliche Erfahrungen gemacht hätten. Er befürwortete die Verwendung von Beruhigungsmitteln in Fällen, in denen die Personen, die «schizophrene» Erfahrungen machten, sich zu sehr erschöpften, und postulierte eine adäquate Vorbereitung der Person auf ihre Rückkehr in die Gesellschaft. Insgesamt plädierte er für die Installierung therapeutischer Gemeinschaften und von Akutzentren, die einen ganzheitlichen und respektvollen Umgang mit diesen Personen pflegten. Vgl. ebd., S. 192–193.

dieser «extremen Entfremdung» meinte, offenbart sich in einem weiteren Text Laings von 1964: der Einleitung zur Neuauflage von *The Divided Self*:

> In the context of our present pervasive madness that we call normality, sanity, freedom, all our frames of reference are ambiguous and equivocal.
>
> A man who prefers to be dead rather than Red is normal. A man who says he has lost his soul is mad. A man who says that men are machines may be a great scientist. A man who says he is a machine is «depersonalized» in psychiatric jargon. A man who says that Negroes are an inferior race may be widely respected. A man who says his whiteness is a form of cancer is certifiable. A little girl of seventeen in a mental hospital told me she was terrified because the Atom Bomb was inside her. That is a delusion. The statesmen of the world who boast and threaten that they have Doomsday weapons are far more dangerous, and far more estranged from «reality» than many of the people on whom the label ‹psychotic› is affixed.[795]

Laing stellt in diesem Zitat gesellschaftlich sanktionierte Wahnvorstellungen von Psychotikerinnen und Psychotikern radikalem Antikommunismus, Rassismus und der Bedrohung eines Atomkriegs gegenüber, die eine weit grössere Bedrohung darstellten, jedoch gesellschaftlich akzeptiert seien. Damit hinterfragte er den Bezugsrahmen, an dem gemessen werde, was «normal» und was «wahnsinnig» sei. Die Wahnvorstellungen der Psychotikerinnen und Psychotiker würden im Kontext des «normalen» Wahnsinns als normal erscheinen oder sogar als normaler, weil sie den realen Wahnsinn nicht verdrängten, sondern ihm einen durchaus adäquaten Ausdruck verleihen würden.

Seine Kritik an einer komplett entfremdeten Gesellschaft, die ihren eigenen Wahnsinn nicht erkenne, fügte sich nahtlos sowohl in eine freudomarxistische als auch eine existenzialistische Gesellschaftskritik der 1960er Jahre ein. Laing bezog sich insbesondere auf Marcuses *One-Dimensional Man*[796] sowie auf Jean-Paul Sartre.[797] Wie Sartre und Marcuse glaubte Laing, dass die Menschen in einer entfremdeten Gesellschaft ihre verdinglichte Lebenswelt verinnerlichten. Die verinnerlichte Aussenwelt ersetze das authentische Selbst, von dem sich die Menschen komplett entfremdet hätten.[798] Laing, so zeigt sich in der neuen Einleitung zu *The Divided Self*, schloss an die freudomarxistische Kulturtheorie an, welche die kulturelle Triebunterdrückung als Quelle von Leid identifizierte. Diese Repressionshypothese weitete Laing aber aus: Nicht nur die menschlichen «Instink-

795 Laing: The Divided Self, 1990, S. 11–12. Das Vorwort ist mit September 1964 datiert, erschien aber erst 1965.

796 Vgl. Marcuse, Herbert: One-Dimensional Man: Studies in the Ideology of Advanced Industrial Society, Boston, MA1964. Laing rezensierte das Buch für die New Left Review: Vgl. Laing: One-Dimensional Man, 1964.

797 Vgl. Laing; Cooper: Reason and Violence, 1964.

798 Vgl. DeKoven, Marianne: Utopia Limited: The Sixties and the Emergence of the Postmodern, Durham, NC 2004, S. 202.

te» und nicht nur die Sexualität würden von der Gesellschaft unterdrückt, sondern jegliche transzendentale Erfahrung:

> Among one-dimensional men, it is not surprising that someone with an insistent experience of other dimensions, that he cannot entirely deny or forget, will run the risk either of being destroyed by the others, or of betraying what he knows.[799]

Die Bedeutung der Erfahrung in dieser Argumentation zeigt den Einfluss Sartres auf Laings Freud-Rezeption. Was er mit transzendentalen Erfahrungen meinte, erschliesst sich in *What is schizophrenia?*, seinem Artikel für die *New Left Review.*[800] Laing vertrat darin die Ansicht, dass manche als schizophren bezeichnete Menschen aussergewöhnliche Erfahrungen machen würden, die eigentlich Teil einer planmässigen, natürlichen Sequenz von Erfahrungen seien. Es handle sich bei dieser Sequenz um eine Reise ins Innere, eine Reise zum Selbst.[801] Hier bezog sich Laing auf Batesons Beschreibung von *Percevals Narrative* als Erfahrungsbericht einer Reise zum Selbst. Diese innere Reise sei gesellschaftlich nicht akzeptiert und werde als pathologisch betrachtet, so entfremdet sei die Gesellschaft von ihrem Innenleben:[802]

> We are far more out of touch with even the nearest approaches of the infinite reaches of inner space, than we now are with the reaches of outer space. We respect the voyager, the explorer, the climber, the space man. It makes far more sense to me as a valid project – indeed, as a desperately urgently required project for our time – to explore the inner space of consciousness.[803]

Anstatt diese Reise ins innere Bewusstsein abzuwerten und die Reisenden in Anstalten einzuweisen, brauche man ein Initiationsritual und eine ermutigende Begleitung für diese Personen, plädierte Laing.[804] Das Abspielen dieser natürlichen Sequenz, so schloss er seine Überlegungen, sei der Kern einer wirklich gesunden («truly sane») Gesellschaft. Falls die Menschheit überleben werde, dann werde sie auf die sogenannte aufgeklärte Zeit als eine Zeit der Dunkelheit zurückblicken. «They will see what we call ‹schizophrenia› was one of the forms in which, often through quite ordinary people, the light began to break through the cracks in our all-too-closed minds.»[805]

799 Laing: The Divided Self, 1990, S. 11. Laing bezog sich hier direkt auf Freuds *Unbehagen in der Kultur,* seine Lektüre war jedoch offensichtlich von der jüngeren linken Rezeption geprägt.

800 Der Artikel ist ein Abdruck eines Referats, das Laing an der ersten internationalen Tagung für Sozialpsychiatrie hielt.

801 Vgl. Laing: What is Schizophrenia?, 1964, S. 65–66.

802 Vgl. ebd., S. 66.

803 Ebd., S. 66–67.

804 Vgl. ebd., S. 67.

805 Ebd., S. 68.

Mit anderen Worten betrachtete Laing Schizophrene als Menschen, die in einer Gesellschaft, die jegliche transzendentale Erfahrung unterdrücke und die von ihrem authentischen Selbst komplett entfremdet sei, als Einzige Zugang zu einem wahren Bewusstsein hätten und somit der Schlüssel zu einer gesunden Gesellschaft seien. Diese Vorstellung, dass der Mensch sein Potenzial aufgrund der Entfremdung durch die Gesellschaft nicht voll entfalten könne und dass seine Befreiung in der Zuwendung zum Selbst und in einer radikalen Subjektivität zu suchen sei, weist starke Parallelen zum New-Age-Diskurs auf, der in den 1960er Jahren eine Renaissance erlebte.[806]

Mit der radikal positiven Umwertung der Schizophrenie und Laings Fokus auf die Befreiung des Selbst unterschied sich seine Position jetzt sehr deutlich von der seiner Kollegen. Dies zeigt sich in einem Interview mit Theodore Lidz im Kulturmagazin *Salmagundi*. Laing, so kritisierte Lidz, befinde sich in einer Denktradition, welche die freudsche Hypothese der kulturellen Repression viel zu ernst nehme:

> Laing's tradition stresses the fact that civilization impedes the development of human potential, and concludes that if we can only get rid of the repression foisted upon us we will all be happy. All we need are conditions that will allow the primitive, innate child within us to develop without restraint.[807]

Diese Vorstellung sei naiv, kritisierte Lidz, denn der Mensch müsse sich anpassen können, um in einer Gesellschaft zu überleben. Für Lidz zeigte Laings Vorstellung von einem unschuldigen, authentischen Selbst, das befreit werden müsse, wie wenig Laing von der menschlichen Entwicklung verstehe.[808] Laing hatte tatsächlich eine sehr andere Vorstellung von Anpassung als Lidz. 1967 schrieb er in *The Politics of Experience,* dass die soziale Anpassung an eine dysfunktionale Gesellschaft hochgefährlich sei. So sei etwa ein angepasster Kampfflieger weit gefährlicher für die Gesellschaft als ein hospitalisierter Schizophrener.[809]

Laing unterschied sich aber auch von Lidz und anderen Schizophrenieforschenden, weil ihn seine Forschungsfrage aus dem Familienumfeld heraus auf eine politische Ebene führte. In *What is Schizophrenia* forderte er:

> Socially, this work must now move to further understanding, not only of the internal disturbed and disturbing patterns of communication within families, of the double-binding

806 Vgl. Miller, Gavin: R. D. Laing's Theological Hinterland. The Contrast Between Mysticism and Communion, in: History of Psychiatry 23 (2), 2012, S. 145.

807 Lidz, Theodore; Orrill, Robert; Boyers, Robert: Schizophrenia, R. D. Laing, and The Contemporary Treatment of Psychosis: An Interview with Dr. Theodore Lidz, in: Salmagundi (16), 1971, S. 107.

808 Vgl. ebd., S. 121.

809 Vgl. Laing, Ronald D.: The Politics of Experience, And, The Bird of Paradise, Harmondsworth 1970, S. 120.

> procedures, the pseudo-mutuality, of what I have called the mystifications and the untenable positions, but also to the meaning of all this within the larger context of the civic order of society – that is, of the *political* order, of the ways persons exercise control and power over one another.[810]

Pathogene oder entfremdende Verhaltensmuster in Familien zu betrachten, genüge Laings Meinung nach nicht mehr, es sei an der Zeit, Machtstrukturen auf gesellschaftlicher Ebene zu analysieren. Wie auch der Soziologe Nick Crossley feststellt, hatte sich das Framing seiner Fragen verschoben.[811] Nicht der familiäre Kontext konnte die Schizophrenie erklären, sondern sowohl Familie als auch Schizophrenie waren Teil desselben Wahnsinns, der nur auf gesellschaftlicher Ebene verstanden werden konnte.

Laings radikale Auslegung der freudschen Kulturtheorie und seine Beschreibung der Schizophrenie als transzendentale Erfahrung ebneten ihm, wie angedeutet, den Weg für ein neues Publikum. Lidz sprach in seinem Interview auch den durchschlagenden (und aus seiner Sicht besorgniserregenden) Erfolg an, den Laing bei jungen Menschen hatte.[812]

Wie die Kulturwissenschaftlerin Marianne DeKoven feststellt, spiegelten Laings Schriften ab Mitte der 1960er Jahre das Gefühl der Gegenkultur jener Zeit, nämlich dass die bestehenden Verhältnisse unerträglich seien und komplett verändert werden müssten; dies nicht nur, damit die Menschheit ihr «authentisches Potenzial» befreien könne, sondern auch, damit das Leben überhaupt auf sinnhafte Weise weitergehen könne.[813] Laings Weiterentwicklung seines Schizophreniekonzeptes muss also, wie seine theoretischen Bezüge zeigen, im Kontext des gesellschaftlichen und kulturellen Wandels der langen 1960er Jahre gelesen werden. Seine Einschreibung in den Diskurs der linken Gegenkultur und seine damit einhergehende politische Radikalisierung führten, wie ich als Nächstes zeigen werde, im Verlauf der 1960er Jahre zu Laings Rückzug aus der Wissenschaft und seinem Wirken in neuen Feldern sowie zur Popularisierung und Verbreitung seiner Theorien.

---

810 Laing: What is Schizophrenia?, 1964, S. 65. Hervorhebung im Original.

811 Vgl. Crossley: Contesting psychiatry, 2006, S. 115.

812 Lidz; Orrill; Boyers: Schizophrenia, R. D. Laing, and The Contemporary Treatment of Psychosis: An Interview with Dr. Theodore Lidz, 1971, S. 107.

813 Vgl. DeKoven: Utopia Limited, 2004, S. 203. Für DeKoven ist Laings Suche nach dem authentischen Selbst ein letztes Aufblühen des modernen Glaubens an eine einheitliche, transzendentale, aber in einer entfremdeten Gesellschaft unerreichbare Wahrheit in der Postmoderne.

Laing als «Groovy Scientist» und politischer Akteur

Crossley zufolge hatte Laings bereitwillige Aufnahme seiner Position als Antipsychiater in der Gegenkultur mit verschiedenen Push- und Pull-Faktoren zu tun. Zu den Push-Faktoren gehörte seine zunehmend marginale Stellung in der Wissenschaft. Laing versuchte seit 1962, einen Artikel im *British Journal of Psychiatry* zu veröffentlichen, der jedoch mehrfach abgelehnt wurde.[814] Crossley sieht dies als Zeichen dafür, dass Laing innerhalb der Wissenschaft immer stärker marginalisiert worden sei und er sich schliesslich zurückgezogen habe. Für diese Deutung spricht auch, dass Laings Vertrag mit dem Tavistock Institute 1966 auslief und er fortan in seiner Privatpraxis arbeitete, die er seit anfangs der 1960er Jahre betrieb. Wall sieht allerdings keinen klaren Bruch zur konventionellen Psychiatrie.[815] So sei Laing 1966 von D. W. Winicott dazu eingeladen worden, unbedingt der British Psychoanalytical Society beizutreten, und 1968 sei Laing Copräsident des Second Congress of Social Psychiatry gewesen.[816] Eindeutiger sind die Pull-Faktoren zu identifizieren: In der Gegenkultur der 1960er Jahre erwiesen sich Laings Ideen als äusserst anschlussfähig und er stiess auf viele offene Ohren. Ausserdem hegte er selbst eine Faszination für die berühmten Exponenten dieser Kultur. So reiste er 1964 ein zweites Mal in die USA, wo er unter anderen dem Harvard-Psychologen und LSD-Guru Timothy Leary und dem Poeten der Beat-Generation Allen Ginsberg begegnete.[817]

Ob freiwillig oder (teilweise) unfreiwillig, Laing wandte sich seit 1964 immer stärker von der konventionellen Psychiatrie ab. In seiner neuen Einleitung zu *The Divided Self* kritisierte er seine Berufskollegen und psychiatrische Anstalten scharf.[818] Während Crossley diese Schrift als «point of no return»[819] beschreibt, in dem Laing mit der Psychiatrie gebrochen habe, sieht Kotowicz diesen Punkt erst mit dem Erscheinen von *The Politics of Experience and The Bird of Paradise* 1967 erreicht.[820] Dieses Büchlein enthielt eine erweiterte und kombinierte Fassung aller drei Artikel über Schizophrenie von 1964, zusammen mit weiteren Texten, welche das Verhältnis von Wahnsinn und Normalität auf den Kopf stellten und von der Entfremdung vom und der Suche nach einem authentischen, inneren Selbst sowie nach einer transzendentalen Wahrheit handelten.[821] Laut Kotowicz führte das Erscheinen dieses schmalen Bandes zu einer veränderten Wahrnehmung Laings in der Öffentlichkeit, er sei damit zu einer Art eigen-

814 Vgl. Crossley: Laing and the British Anti-Psychiatry, 1998, S. 882.
815 Vgl. Wall: The British Anti-Psychiatrists, 2017, S. 11.
816 Vgl. ebd.
817 Vgl. Crossley: Laing and the British Anti-Psychiatry, 1998, S. 885.
818 Vgl. Laing: The Divided Self, 1990, S. 12.
819 Crossley: Laing and the British Anti-Psychiatry, 1998, S. 884.
820 Vgl. Kotowicz: R. D. Laing, 1997, S. 3.
821 Vgl. Laing: The Politics of Experience, And, The Bird of Paradise, 1970.

willigem Guru der Schizophrenen geworden.[822] Die darin vertretenen Ansichten weichen jedoch nicht signifikant von denjenigen ab, die Laing schon 1964 vertreten hatte. Was sich verändert hatte, war der Rezeptionskontext. Einerseits beschleunigte sich in den Jahren zwischen 1964 und 1967 der gesellschaftliche Wandel und führte mitunter dazu, dass die Psychiatriekritik, deren Verbreitung in Europa und den USA ab den späten 1950er Jahren begonnen hatte, einem grösseren Publikum zuteil wurde.[823] Andererseits adressierte Laing nun kein wissenschaftliches Publikum mehr, sondern direkt die Vertreterinnen und Vertreter einer intellektuellen Gegenkultur.[824] In der Laing gewidmeten Sonderausgabe des New Yorker Kulturmagazins *Salmagundi* von 1971, aus der ich weiter oben das Interview mit Lidz zitiert habe, beschrieb der Herausgeber der Zeitschrift (und Englischprofessor) Robert Boyers Laings Registerwechsel wie folgt: Laing habe sich einen Ruf als Psychiater erarbeitet, der Schizophrene behandle, aber sein heutiges Publikum verstehe nicht viel von psychischer Krankheit oder Psychoanalyse. «[I]t is as a culture critic, a new species of the psychiatrist as a prophet, that Laing would be known [...].»[825] Weil Laing die Analyse psychischer Krankheiten mit einem Angriff auf das Fundament der westlichen Zivilisation verbinde, habe er sowohl Philosophinnen, Soziologen, Literatinnen, Religionswissenschaftler sowie jede Gruppe von Menschen angesprochen, die sich für die Ideengeschichte und die gegenwärtige Kultur interessierten – mit Ausnahme der Kolleginnen aus der Psychiatrie.[826] Laing hatte also ein neues Publikum – und ein neues Auftreten.

In ihrer Analyse der wissenschaftlichen Akteurinnen und Akteure und deren Rolle in der Gegenkultur in den USA entwickeln die Historiker David Kaiser und Patrick McCray das Konzept des «Groovy Scientist». Mit diesem Konzept, so schlage ich vor, kann Laings Persona in den 1960er und 1970er Jahren am treffendsten umschrieben werden. «Groovy Scientists» sind gemäss Kaiser und McCray meist charismatische Persönlichkeiten und selbsternannte Gurus mit hybriden Identitäten: Sie sind einerseits Wissenschaftlerinnen und Wissenschaftler und andererseits gegenkulturelle Ikonoklasten. Sie zeichnen sich ausserdem durch ihr Geltungsbedürfnis und ihre Suche nach medialer Aufmerksamkeit aus.[827] Die Wissenschaft dieser «Groovy Scientists» war geprägt durch eine Mischung aus Verspieltheit und Ernsthaftigkeit und dem Gefühl, dass eine Revoluti-

822 Vgl. Kotowicz: R. D. Laing, 1997, S. 3.

823 Vgl. Majerus: Mapping Antipsychiatry Elemente für die Geschichte einer transnationalen Bewegung, 2010. Vgl. Tanner: Times They Are, 1998, S. 216.

824 Vgl. Harrington, Anne: The Fall of the Schizophrenogenic Mother, in: The Lancet 379 (9823), 2012, S. 1292.

825 Boyers, Robert: Preface, in: Salmagundi Laing and Anti-Psychiatry (16), 1971, S. 3.

826 Vgl. ebd.

827 Vgl. Kaiser, David; McCray, W. Patrick: Groovy Science: Knowledge, Innovation, and American Counterculture, Chicago, IL 2016, S. 5.

on kurz bevorstehe.[828] Als Beispiel eines «Groovy Scientists» führen Kaiser und McCray in ihrem Sammelband unter anderen Timothy Leary an, der eine ähnliche Neuausrichtung erfuhr wie Laing.

Laings Neuausrichtung zeigte sich nicht nur im Wechsel der bevorzugten Publikationsorgane und seiner Adressaten, sondern auch in seinem neuen Wirkungsfeld. 1965 gründete Laing zusammen mit Aaron Esterson, David Cooper und anderen die Organisation *Philadelphia Association*, in deren Namen sie eine therapeutische Gemeinschaft in Kingsley Hall, einem alten Gebäude im Londoner East End, betrieben. Kingsley Hall war mit den Worten Coopers, der mit der Villa 21 bereits ein ähnliches Experiment gewagt hatte, ein «anti-hospital».[829] In einem solchen existierten – zumindest theoretisch – keine Hierarchien zwischen Patientinnen, Patienten und medizinisch Ausgebildeten und es gab keine Zwangseinweisungen oder -massnahmen. Hier war es allen gestattet, sich auf ihre Reise ins Selbst zu begeben, ohne durch therapeutische Interventionen gestört zu werden.[830] Kingsley Hall war jedoch mehr als eine therapeutische Gemeinschaft. Es wurden dort Seminare zu Themen wie Devianz, Psychiatriekritik, dem Double Bind, Familienstudien und Psychiatriegeschichte abgehalten. Dazu gab es Aktivitäten wie Malen, Weben, Yoga, Rezitationen von Gedichten, indischer Tempeltanz, Ausstellungen, Filmprojektionen usw.[831] Ausserdem waren viele Prominente hier zu Gast.[832] Mit anderen Worten: Kingsley Hall war ein Treffpunkt der Londoner Gegenkultur. Darüber hinaus stand dieser Ort aber auch für eine Form sozialer Experimente, die typisch für die 1960er Jahre waren. Crossley spricht von Kingsley Hall als einer «working utopia»,[833] das heisst von einem utopischen Projekt, dass immer eine realitätsferne Dimension behalte, da seine Ziele nie vollständig verwirklicht werden könnten.

Neben Kingsley Hall als Begegnungsort identifiziert Wall drei antipsychiatrische Ereignisse, in denen das Wirken der Antipsychiater mit der Gegenkultur verschmolz: ein Treffen mit der situationistischen Gruppierung Project Sigma in Braziers Park 1964, den Kongress *Dialectics of Liberation* 1967 und die Grün-

---

828 Vgl. Kaiser; McGray: Groovy Science, 2016, S. 8.

829 Vgl. Wall, Oisín: The Birth and Death of Villa 21, in: History of Psychiatry 24 (3), September 2013, S. 326–340.

830 Vgl. Crossley, Nick: Working Utopias and Social Movements: An Investigation Using Case Study Materials from Radical Mental Health Movements in Britain, in: Sociology 33 (4), 1999, S. 810.

831 Vgl. Laing, Ronald D.: The Politics of the Family and Other Essays, Bd. 5, London 1999, S. 59–60.

832 Vgl. z. B. Paton, Maureen: RD Laing: Was the Psychiatrist a Renegade or a Visionary?, in: The Independent, 30. 11. 2015. Online: <https://www.independent.co.uk/life-style/health-and-families/rd-laing-was-counterculture-s-favourite-psychiatrist-dangerous-renegade-or-true-visionary-a6755021.html>, Stand: 30. 11. 2020.

833 Vgl. Wall: The British Anti-Psychiatrists, 2017, S. 90 ff.

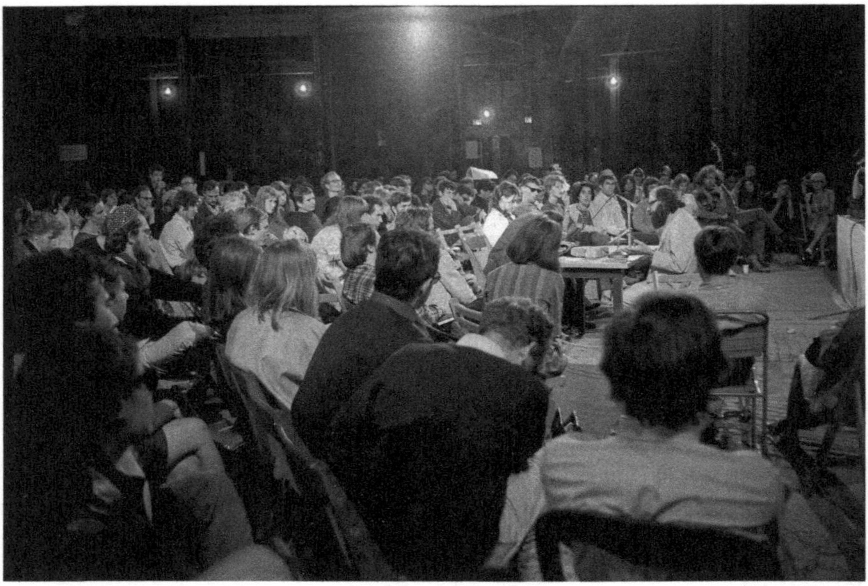

Abb. 6: Allen Ginsberg trägt am *Dialectics of Liberation*-Kongress 1967 im Londoner Roundhouse vor. Foto: John Haynes

dung der Londoner Antiuniversität 1968.[834] Ich werde an dieser Stelle nur kurz auf *Dialectics of Liberation* eingehen, da es sich dabei um ein besonders wirkmächtiges Ereignis handelte, das weit über die britische Szene hinaus Wellen schlug. Der Kongress wurde organisiert vom *Institute of Phenomenological Studies*, einer Gruppe bestehend aus Laing, Cooper sowie den Psychiatern Joseph Berke, John Heaton, Leon Redler und Paul Senft. Er dauerte zwei Wochen (15.–30. Juli 1967) und die morgendlichen Hauptvorträge wurden vor bis zu 750 Personen in der Londoner Chalk Farm gehalten.[835] Der Flyer für den Kongress kündigte das folgende Thema an:

> A reign of terror is now perpetrated and perpetuated on a global scale. In the affluent societies, it is masked. There, children are conditioned by violence called love to assume their position as the would-be inheritors of the fruits of the earth. But, in the process, they are reduced to little more than hypothetical points on a dehumanized co-ordinate system. [...] We shall meet in London on the basis of a wide range of expert knowledge. The dialectics of liberation begin with the clarification of our present condition.[836]

834 Vgl. Wall: The British Anti-Psychiatrists, 2017, S. 98–99.

835 Vgl. ebd.

836 Zit. nach: Ebd., S. 100. Auslassung von Wall.

Laings Theorie, dass Kinder durch ihre Familien in eine entfremdete bürgerliche Ordnung überführt würden, erschien hier losgelöst von ihrem Bezug auf Schizophrenie, dafür mit apokalyptischer Dringlichkeit. Am Kongress waren, wie der Flyer propagiert, Expertinnen und Experten aus allen wissenschaftlichen und soziokulturellen Bereichen eingeladen, die dazu beitragen konnten, die «present condition» zu klären.[837] Das Spektrum der Vortragenden reichte von den abstraktesten Theoretikerinnen zu den engagiertesten Aktivisten, wie beispielsweise Marcuse, Bateson, Jules Henry, Ginsberg und Black-Power-Aktivist Stokely Carmichael.[838] Entsprechend herrschte am Kongress keine Einigkeit, weder in Bezug auf ein geteiltes Vokabular noch darüber, wie eine «Dialektik der Befreiung» genau aussehen solle.[839] Vielmehr zeigten sich auch bei diesem Ereignis die vielen gegensätzlichen Ideen und Stossrichtungen der Gegenkultur, die vom Marxismus verschiedenster Prägung – über New Age, Psychoanalyse bis hin zum Existenzialismus – inspiriert waren und in deren Tradition sich Laing und die Antipsychiatrie einfügten.[840]

Laings Status als «Groovy Scientist» zeigt sich zudem in der grossen medialen Aufmerksamkeit, welche ihm zuteil wurde. Dazu gehörten neben Zeitungs- und Magazinartikeln von Underground- sowie Mainstreammedien auch Radio- und Fernsehauftritte.[841] Wie Jakob Tanner zeigt, sei den Massenmedien eine äusserst wichtige Rolle in der «Multiplikation und Ausbreitung»[842] gegenkultureller Aktivität zugekommen. Insofern wurde Laings Position in der Gegenkultur auch durch die Massenmedien geschaffen. Den Höhepunkt seiner Bekanntheit erreichte er wohl in den frühen 1970er Jahren, als er in den USA auf Vorlesungstournee durch die Universitätscampus ging und dabei ganze Turnhallen füllte.[843]

---

837 Vgl. Wall: The British Anti-Psychiatrists, 2017, S. 100.

838 Jervis, Giovanni: Vorwort. Rückblick auf einen Kongress, in: Dialektik der Befreiung, Bd. 1274, Reinbek bei Hamburg 1969, S. 7.

839 Vgl. ebd.

840 Giovanni Jervis zeichnet ein interessantes Stimmungsbild des Kongresses: «Einem wenig aufmerksamen Zuschauer hätte das ‹Drum und Dran› des Kongresses ausschliesslich wie eine Hippie-Folklore-Vorstellung erscheinen können. Von der Galerie aus regnete es Seifenblasen, Flötentöne waren zu hören, Manifeste mit provozierenden Slogans oder rotbeschriebene Klosettpapierbänder wurden herabgelassen; sogar lange Seile, an denen eine Schaukel hing. Aber der langhaarige Junge, der sich auf der Schaukel hin- und herschwang, erwies sich als ein politisch recht aktiver Student der London School of Economics, und die Slogans bezogen sich zuweilen sehr genau auf Worte des Vorsitzenden Mao.»

841 Vgl. Chapman, Adrian: Rocking Psychiatry with R. D. Laing, Wellcome Collection. Online: <https://wellcomecollection.org/articles/XbHAhhAAAPbSzJ0w>, Stand: 30.11.2020.

842 Tanner: Times They Are, 1998, S. 212.

843 Vgl. Chapman, Adrian: R. D. Laing in the USA, 1972 – and His Message to the Smartphone-Obsessed 21st Century, University of Glasgow Library Blog, 08.11.2019. Online: <https://universityofglasgowlibrary.wordpress.com/2019/11/08/r-d-laing-in-the-usa-1972-and-his-message-to-the-smartphone-obsessed-21st-century/>, Stand: 30.11.2020.

In diesen Zeitraum erschienen auch zwei Filme, denen eine besondere Bedeutung bei der Verbreitung und Popularisierung von Laings Schizophrenieverständnis zukam: Der Spielfilm *Family Life*[844] von Ken Loach, bei dem Laing beratend zur Seite gestanden hatte und auf dessen Schriften der Film basierte, sowie der Dokumentarfilm *Asylum* von Peter Robinson, in dem eine therapeutische Gemeinschaft der Philadelphia Association zusammen mit Laing portraitiert wurde. Ironischerweise hatte Laing zu diesem Zeitpunkt, nach einem längeren Aufenthalt in Sri Lanka, Indien und Japan, wo er unter anderem Meditation und Yoga gelernt hatte, sowohl das Interesse an der Schizophrenie als auch an der Politik (oder jeglicher Form schärferer Gesellschaftskritik) verloren.[845] Ferner popularisierten Portraits von Laing in der *New York Times* und den Magazinen *Esquire* und *Life* anfangs der 1970er Jahre Laings Theorien über Schizophrenie. Der Artikel im *Life*-Magazin bestand aus einer halben Seite Text und viereinhalb Seiten Fotostrecke, die etwa Laing beim Kopfstand (siehe Abb. 7), Laing im abgedunkelten Arbeitszimmer und den barfüssigen Laing auf einem Baum sitzend zeigte.

Seine Ideen, so scheint es, waren bereits bekannt, im Vordergrund stand jetzt nunmehr seine Person. Laing war zu einem Star der Gegenkultur geworden, der als Kuriosum in den Mainstreammedien seinen Platz fand. Trotzdem durfte auf dieser halben Seite Text Laings Kernthese nicht fehlen: Die Grenze zwischen Wahnsinn und psychischer Gesundheit könne in einer Gesellschaft, die in den letzten 50 Jahren rund 100 Millionen ihrer Mitmenschen getötet habe, nicht klar gezogen werden; Schizophrenie könne statt eines «breakdown» auch als «breakthrough» verstanden werden.[846] Trotz Laings Abkehr von der konventionellen Psychiatrie fanden also seine Texte und Theorien weiterhin Verbreitung und erreichten gar ein weit grösseres Publikum.

---

844 Family Life basierte auf dem Fernsehfilm *In Two Minds*, den Loach zusammen mit dem Drehbuchautor David Mercer und dem Produzenten Tony Garnett 1967 gedreht hatte. Der Fernsehfilm wurde sehr kritisch aufgenommen, und David Mercer stritt damals in der BBC-Talk Show *Late Night Up* ab, von Laings Ideen inspiriert worden zu sein. Sechs Jahre später, als wohl der soziale Druck gewichen war, gab Mercer gegenüber *Theatre Quarterly* zu, dass Laing der offizielle Berater für das Stück gewesen sei. Vgl. El Mubarak Mustafa, Khalid: David Mercer, in: Brandt, George W. (Hg.): British Television Drama, Cambridge, MA 1981; Moat, Janet: BFI Screenonline: In Two Minds (1967). Online: <http://www.screenonline.org.uk/tv/id/557285/>, Stand: 30.11.2020. Wie aus einem Briefwechsel zwischen dem Produzenten Irving Teitelbaum mit Laings Sekretärin Mary Simon hervorgeht, war Laing auch für *Family Life* beratend tätig, ausserdem hätten seine Schriften als Vorlage für den Film gedient. Vgl. Teitelbaum, Irving: Schreiben an Mary Simon, o. D., University of Glasgow Archives and Special Collections, GB 247 MS Laing L238/121–124.

845 Vgl. Wall: The British Anti-Psychiatrists, 2017, S. 16; Mezan: After Freud and Jung, Now Comes R. D. Laing, 1972.

846 Vgl. Haynes, John: Philosopher of Madness, in: Life, 08.10.1971, S. 87.

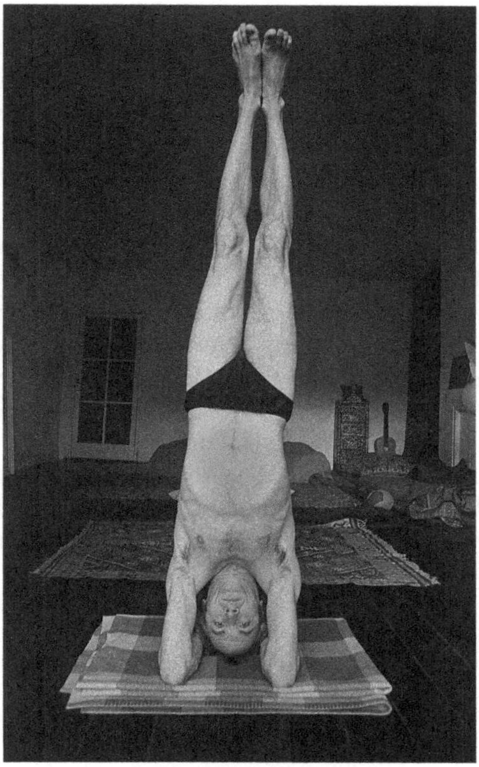

Abb. 7: Laing steht Kopf. Fotografiert von John Haynes für das *Life*-Magazin vom 08. 10. 1971

5.4 Fazit

Seine Theorien entwickelte Laing nicht abseits der Psychiatrie, sie entstanden, wie ich anhand seiner Schizophrenieforschung mit Esterson gezeigt habe, in einem psychiatrischen Rahmen, dem sie schliesslich entwachsen sind. Seine Forschung wies zwar einige Besonderheiten auf – etwa durch die sozialphänomenologische Perspektive –, wich aber in ihrer Anlage nicht signifikant von ähnlichen Forschungsprojekten in den USA ab, die durchaus im Rahmen der konventionellen Psychiatrie entstanden und rezipiert worden waren. Zum Zeitpunkt der Publikation der Resultate nahmen Laing und Esterson jedoch eine dezidiert andere Position ein als ihre Kollegen: Sie definierten Schizophrenie nur noch als Label, das zwar reale Auswirkungen habe, aber keine reale Grundlage (zumindest sei eine solche bis anhin nicht wissenschaftlich erwiesen). Ausserdem suggerierten ihre Familienporträts, dass die als krank bezeichneten jungen Frauen weit normaler und weniger von der Realität entfremdet waren als ihre Familien. In seinen folgenden Publikationen spitzte Laing diese Deutung von «Schizophrenie» weiter zu und entwickelte die Theorie, dass es sich bei der Schizophrenie um eine Art Befreiung des Selbst handeln könne, um eine heilsame Reise ins Innere. Dadurch seien mit Schizophrenie Diagnostizierte in einer entfremdeten und repressiven Massengesellschaft die Einzigen, die eine Art Durchblick und Zugang zu einer authentischeren Ebene hätten. Somit wandelte sich in den Jahren zwischen 1960 und 1965 Laings Schizophreniekonzept: Er verstand Schizophrenie nicht mehr als pathologische Reaktion auf eine pathogene Umwelt, sondern als normale Reaktion, die durch eine wahnsinnige Umwelt als pathologisch betrachtet wird.

Die Themen, die Laing in seinen Texten zu Schizophrenie verhandelte, wie die Repression durch eine konformistische Gesellschaft und die Suche nach einer transzendentalen Wahrheit in der radikalen Subjektivität, waren stark beeinflusst durch und anschlussfähig an die Gegenkultur der 1960er Jahre und ermöglichten es Laing, eine wirkmächtige Position als «Groovy Scientist» einzunehmen. Durch das grosse mediale Interesse an seiner Person und seinen Ideen fanden seine Theorien auch darüber hinaus in der Populärkultur eine sehr grosse Verbreitung.

Schluss

Vielleicht, überlegte Marc Vonnegut, werde er R. D. Laing in die Hand beissen, falls er ihm begegne. Der Nachteil sei allerdings, dass Leute ihre Hände sehr schnell bewegen würden. Vielleicht werde es sich daher doch eher anbieten, sich auf die Knie fallen zu lassen und ihn rasch in die Ferse zu beissen.[847]

Diese Überlegungen teilte der Sohn des berühmten amerikanischen Schriftstellers Kurt Vonnegut im April 1974 mit den Leserinnen und Lesern des traditionsreichen *Harper's Magazine,* einer monatlich erscheinenden Zeitschrift für Literatur, Politik, Wirtschaft und Kunst. Marc Vonnegut war zum Zeitpunkt der Veröffentlichung des Kommentars Medizinstudent an der Harvard Medical School und publizierte im folgenden Jahr das Buch *The Eden Express,* ein Memoire seines ersten schizophrenen Schubs, den er kurz nach Erhalt seines Bachelordiploms 1971 erlitt.[848] Sein, im wahrsten Sinne des Wortes, bissiger Kommentar richtete sich gegen Laings Schizophrenietheorie.

Um Laing so lange hinzuhalten, dass er ihn beissen könne, räsonierte Vonnegut weiter im *Harper's Magazine,* dürfe er das Gespräch nicht gleich mit einer Unhöflichkeit beginnen, wie «You're theories are full of shit»,[849] obwohl dies in seinen Augen durchaus der Wahrheit entsprach. Schlauer sei es wohl zu behaupten, er, Vonnegut, sei zu Laings Sichtweise bekehrt worden und ihm so die Chance zu geben, ihn durch seine spirituelle Erweckungsreise zu begleiten. Dies werde genug Zeit lassen, ihn zu beissen.

Vonnegut führte im Wesentlichen zwei Argumente ins Feld, Laing beissen zu wollen, denn – darauf legte er wert – wenn er jemanden beisse, dann nur mit gutem Grund. Laing, so Vonnegut, verkläre die Schizophrenie romantisch. Für ihn seien Schizophrene die einzigen gesunden Mitglieder einer kranken Gesellschaft, sie hätten tiefe Einsichten, seien prophetische, mutige Erforscher des Innenlebens usw. «He implies that a schizophrenic is simply someone who sees things a little differently and is subjected to all sorts of nastiness by the intolerant,

847 Vgl. Vonnegut, Mark: Why I want to bite R. D. Laing, in: Harper's Magazine, April 1974, S. 90–92, hier S. 90.

848 Vgl. Vonnegut, Mark: The Eden Express. A Personal Account of Schizophrenia, New York, NY 1975.

849 Vonnegut: Why I want to bite R. D. Laing, 1974, S. 90.

fascist, insensitive no-goodnicks»,[850] fuhr Vonnegut fort. Dies sei zwar nett gemeint, aber dabei ignoriere Laing, dass mit der Schizophrenie Leiden verbunden sei. «I kind of like being sane»,[851] erklärte Vonnegut, und was ihm missfalle, sei die Implikation von Laings Theorie, dass seine psychische Gesundheit vom soziopolitischen und religiösen Zustand der USA abhängig sei. Damit kam er zu seinem zweiten Argument: Gesprächstherapie, wie sie Laing etwa betreibe, habe keinen Einfluss auf die Schizophrenie. «It makes about as much sense to try to talk people out of it [schizophrenia] as to talk them out of diabetes or cancer»,[852] meinte Vonnegut trocken. Wolle man Schizophrenie heilen, so sei Fortschritt aus dem Lager der Biochemiker zu erwarten, nicht von den Dichtern, so sein Fazit. Schizophrenie, das war Vonnegut klar, sei ein biochemisches, vermutlich genetisches Phänomen, und so faszinierend es auch sei, die Verstrickungen von Schizophrenie mit Religion, Kunst, Psychologie, Politik und so weiter zu untersuchen, so bringe dies letztlich keine Linderung für das Leiden der Betroffenen.

Während Vonnegut seine Kritik an Laing in die Schreibmaschine tippte, traf sich an der gegenüberliegenden Küste der USA eine Gruppe von Eltern in regelmässigen Zeitabständen, um über ihre mit Schizophrenie diagnostizierten Töchter und Söhne und die Probleme mit ihrer Versorgung zu sprechen. Eve Oliphant und das Ehepaar Tony und Fran Hoffman gründeten 1974 die Organisation Parents of Adult Schizophrenics (PAS), aus der später die San-Mateo-County-Abteilung der National Alliance for Mental Health (NAMI), der grössten basisdemokratischen Organisation für das Wohl von psychisch kranken Menschen in den USA, werden sollte. Die Eltern Schizophrener, die sich ab Ende der 1970er Jahre in den USA zu organisieren begannen und politische Lobbyarbeit betrieben, hatten im Grunde zwei Hauptanliegen: erstens die Füllung der durch die Deinstitutionalisierung der 1960er und 1970er Jahre entstandenen Versorgungslücke für psychisch Kranke auf kommunaler Ebene, etwa durch die Gründung von Wohngemeinschaften mit betreutem Wohnen; und zweitens die Entstigmatisierung der Familien von Schizophrenen durch die Investition in Gehirnforschung.[853] 1977 wurde Oliphant als erste Angehörige eingeladen, am Weltkongress der Psychiatrie zu sprechen. Sie nutzte die Gelegenheit, um Psychiater und Psychiaterinnen für ihr Verhalten gegenüber Angehörigen von Schizophrenen anzuklagen.[854] Die Eltern Schizophrener würden nicht einsehen, weshalb ih-

---

850 Vonnegut: Why I want to bite R. D. Laing, 1974, S. 91.

851 Ebd.

852 Ebd., S. 92.

853 Vgl. Padwa, Howard; Meldrum, Marcia; Friedman, Jack, R. u. a.: A Mental Health System in Recovery: The Era of Deinstitutionalisation in California, in: Kritsotaki, Despo; Long, Vicky; Smith, Matthew (Hg.): Deinstitutionalisation and After: Post-War Psychiatry in the Western World, 2016, S. 246–247.

854 Vgl. Harrington: Mother Love and Mental Illness, 2016, S. 112.

nen nicht mehr Verständnis entgegengebracht werde, empörte sich Oliphant in ihrer Rede: «We failed to understand why parents of a child with leukemia were treated with sympathy and understanding, while parents of a child with schizophrenia were treated with scorn and condemnation».[855]

Oliphant, die Hoffmans und gleichgesinnte Eltern Schizophrener fühlten sich von den damaligen Psychiaterinnen und Psychiatern für die Schizophrenie ihrer Kinder verantwortlich gemacht. Dies stellte für sie nicht nur eine doppelte Belastung dar, weil sie einerseits mit dem kranken Kind und andererseits mit ihren Schuldgefühlen respektive mit dem Stigma zu kämpfen hatten, das dadurch auf ihnen lastete. Ebenso schlimm fanden sie das Konzept, das die Patientin oder den Patienten lediglich als Symptomtragende der Familie postulierte: «To the parents, it means not only that they have driven their child crazy but also that the whole family is crazy».[856] Die Eltern fühlten sich von den Fachleuten nicht ernst genommen. Und sie kritisierten die Psychiatrie dafür, bei der Suche nach den richtigen Ursachen für Schizophrenie versagt zu haben.[857]

Vonneguts Kritik an Laings Romantisierung der Schizophrenie als Befreiung (eine Deutung, die er aus eigener Erfahrung ablehnte) und das Engagement der PAS und der NAMI gegen die von ihnen als beschuldigend gegenüber Familien empfundenen Schizophrenietheorien sind Beispiele für einen Richtungswechsel in den späten 1970er und frühen 1980er Jahren in der amerikanischen Psychiatrie. Soziogene Schizophrenietheorien wie jene, die ich in der vorliegenden Arbeit untersucht habe, wurden stark kritisiert und stattdessen wurde Hoffnung in die Neurowissenschaften gesetzt. In seinem Ratgeber für Familien Schizophrener bezeichnete der Psychiater Edwin Fuller Torrey 1983 die Suche nach den Ursachen für Schizophrenie in familiären Beziehungen als «Original Psychiatric Sin».[858] Schizophrenie sei klar eine Gehirnkrankheit: «It is a real scientific and biological entity as clearly as diabetes, multiple sclerosis, and cancer are scientific and biological entities».[859] Dieser Richtungswechsel habe jedoch, wie die Wissenschaftshistorikerin Anne Harrington zeigt, nichts damit zu tun, dass sich plötzlich neue naturwissenschaftliche Erkenntnisse durchgesetzt hätten. Vielmehr sei die «biologische Revolution» in der amerikanischen Psychiatrie rhetorisch herbeigerufen worden.[860] Dieser Meinung sind auch der Politologe Rick Mayes und der Soziologe Allan Horwitz.[861] Unter der Vorherrschaft der Psycho-

855 Oliphant, zitiert in: Harrington: Mother Love and Mental Illness, S. 112.

856 Lamb, H. Richard; Oliphant, Eve: Schizophrenia Through the Eyes of Families, in: Psychiatric Services 29 (12), 01. 12. 1978, S. 803.

857 Vgl. ebd.

858 Fuller Torrey, Edwin: Surviving Schizophrenia: A Family Manual, New York, NY 1983, S. xv. Torrey arbeitete zeitweise mit NAMI zusammen.

859 Ebd., S. 2.

860 Vgl. Harrington: Harrington, A, 2019, S. xiv.

861 Vgl. Mayes; Horwitz: DSM-III, 2005.

analyse, so Harrington, habe sich die amerikanische Psychiatrie in der Nachkriegszeit übernommen, indem sie sich als Fachgebiet für jede gesellschaftliche Herausforderung positioniert habe. Dies habe in den 1970er Jahren zu einem Gefühl der Krise beigetragen, die es den biologisch ausgerichteten Psychiaterinnen und Psychiatern ermöglicht habe, gehört zu werden. In der Zwischenzeit hatten diese nämlich mit der Entdeckung der Neuroleptika anfangs der 1950er Jahre und der Forschung zur Genetik von psychischen Krankheiten durchaus Erfolge verzeichnen können.[862] Markiert wurde dieser Richtungswechsel durch die Publikation der dritten Ausgabe des amerikanischen Diagnosemanuals 1980, des DSM III. Anders als das DSM I und II präsentierte das DSM III kategorische, symptombasierte Diagnosen statt breiterer ätiologisch definierter Krankheitsbilder, die sich auf einem Kontinuum zur Normalität bewegten.

In diesem Kontext ist auch der «Niedergang» soziogener Schizophrenietheorien zu sehen. Harrington identifiziert zusätzlich drei Gründe, die spezifisch zum Verlust ihrer Glaubwürdigkeit in der Wissenschaft beigetragen hätten.

1. Die Deinstitutionalisierung der amerikanischen Psychiatrie habe die Familie als erste Instanz der Fürsorge psychisch kranker Menschen gemacht. Dies habe dazu geführt, dass sich Gruppen Angehöriger formierten, wie die beiden hier beschriebenen Organisationen PAS und NAMI. Diese Angehörigengruppen hätten kein Interesse an soziogenen Theorien der Schizophrenie gehabt, die ihnen die Schuld an der psychischen Störung zuschoben.[863]

2. Es seien innerhalb der Psychowissenschaften zunehmend Zweifel am Nutzen der Psychotherapie und Familientherapie für Schizophrene entstanden.[864]

3. Die Politisierung der Schizophrenietheorien in den 1970er Jahren habe dazu geführt, dass diese zunehmend ausserhalb der Klinik rezipiert wurden und stattdessen einen Platz in der linken, gegenkulturellen Ideologie gefunden hätten.[865]

Zusammenfassung der wichtigsten Ergebnisse

Wie kam es zu der Politisierung der soziogenen Schizophrenietheorien, die Harrington zu den Gründen für ihren Untergang Ende der 1970er Jahren zählt? Wie und weshalb weitete sich der Gegenstand der Schizophrenieforschung immer stärker auch auf allgemeine gesellschaftliche Fragen aus? Und wie kam es zum Bedeutungsüberschuss und zur gleichzeitigen Sinnentleerung des Schizophreniebegriffs, mit dem sowohl Marc Vonnegut als auch die Eltern Schizophrener, die

862 Vgl. Harrington: Harrington, A, 2019, S. xvi.

863 Vgl. Harrington: The Fall, 2012, S. 1293.

864 Vgl. ebd.

865 Vgl. ebd., S. 1292.

sich bei PAS und NAMI engagierten, mit ihrem Wunsch nach einem nüchternen, klaren und pragmatischen Schizophreniekonzept haderten? Diesen Fragen möchte ich im Folgenden nachgehen und dabei wichtige Ergebnisse der vorliegenden Untersuchung zusammenfassen.

Auflösung des Schizophreniebegriffs

Eine These dieser Arbeit ist, dass das Schizophreniekonzept im untersuchten Zeitraum zwischen 1948 und 1980 zunehmend an Schärfe verlor. Schizophrenie wurde normalisiert, entpathologisiert und schliesslich als gültige Kategorie in Frage gestellt. Die Grenzen zwischen Normalität und Gesundheit auf der einen und Anormalität und Krankheit auf der anderen Seite wurden zunehmend verwischt und von der Antipsychiatrie schliesslich weitgehend aufgelöst. Durch die Identifikation der Mutter-Kind-Beziehung respektive der Diskursfigur der «schizophrenogenen Mutter» als Faktor in der Ätiologie der Schizophrenie kam in der Forschung bereits zu Beginn meines Untersuchungszeitraums die Frage auf, welcher von beiden Akteuren der pathologische sei. Schizophrenie bezeichnete dabei je nachdem nur das Symptom einer «schizophrenogenen Mutter» (oder «schizophrenogenen» primären Bezugsperson). Auch bei den Forschungsgruppen um Theodore Lidz und Gregory Bateson wurde Schizophrenie zum Symptom, bei Letzterer gar zu einem Synonym eines dysfunktionalen Beziehungsgeflechts. Dadurch erschien Schizophrenie auch nicht mehr als Gegenpol zu Gesundheit oder Normalität, sondern nahm eine Position in einem Spektrum zwischen Wahnsinn und Gesundheit, Anormalität und Normalität ein. Laing normalisierte die schizophrene Erfahrung als eine mögliche Lebenserfahrung und stellte damit die Schizophreniediagnose und die Gültigkeit von Schizophrenie als Krankheitsbegriff in Frage. Gleichzeitig pathologisierte er die normale Erfahrung aufgrund der für ihn wahnsinnigen Zustände, in der sie stattfand. Dadurch kam es zu einer Annäherung von Wahnsinn und Gesundheit, Normalität und Anormalität und letztlich zu einer Umkehrung der Bedeutung dieser Begriffe.

Diese Auflösung des Schizophreniebegriffs beflügelte seine Verwendung ausserhalb des klinischen Kontextes und seine Überführung in neue Gesellschaftsbereiche. Dies manifestierte sich etwa an der *Schizo-Culture*-Tagung, die der Herausgeber der Theorie- und Kulturzeitschrift *Semiotext(e)* Sylvère Lotringer 1975 an der Columbia University in New York organisierte. Dieses Happening brachte neben einflussreichen französischen und amerikanischen Theoretikern auch Akteure aus Kunst, Kultur und Politik zusammen. Lotringer wählte den Begriff «Schizo» in Anlehnung an Gilles Deleuzes und Félix Guattaris *Capi-*

talisme et schizophrénie 1: L'Anti-Œdipe.[866] Dadurch blieb über den Psychiater Guattari zwar ein Bezug zur Psychiatrie, dieser spiegelte sich aber nicht in den Beiträgen der Tagung. Der Beat-Schriftsteller William S. Burroughs erklärte die Verwendung des Begriffs an der Tagung als «[n]ot refering to clinical schizophrenia but to the fact that the culture is divided up into all sorts of classes and groups, etc., and that some of the old lines are breaking down, and that this is a healthy sign».[867]

Diese gleichzeitige Unter- und Überdeterminierung des Schizophreniebegriffs war es, die von den Angehörigen Schizophrener kritisiert wurde und den Wunsch nach einer Fixierung des Begriffs als Diagnose einer Krankheit organischen Ursprungs weckte.[868] Sie machte aber auch seine Produktivität und Attraktivität aus: Schizophrenie diente sowohl als Ausgangspunkt, um gesellschaftliche Probleme zu verhandeln, als auch als Vehikel, um eigene theoretische Ansätze zu erproben und zu profilieren.

Diese Aufweichung bis hin zur Auflösung der Grenzen zwischen dem Pathologischen und dem Normalen im Nachdenken über Schizophrenie im Untersuchungszeitraum schuf den Raum für die psychotherapeutische Behandlung von Psychosen, wie sie fast alle hier erwähnten Forschenden betrieben. Damit zeigt sich in Bezug auf die Schizophrenie ein genereller Trend der Nachkriegszeit: die zunehmenden Alternativen zur psychiatrischen Anstalt. Die in der vorliegenden Arbeit behandelten Schizophrenietheorien können so als ein Dominostein in der Deinstitutionalisierung gesehen werden, sie trugen dazu bei, die Voraussetzungen dafür zu schaffen, dass eine Behandlung psychisch kranker Personen ausserhalb der Anstalt nicht nur als möglich, sondern gar als vorteilhaft gesehen wurde. Diese Möglichkeit wurde umso greifbarer, als Medikamente auch die psychotherapeutische Behandlung unruhiger Patientinnen und Patienten ermöglichte: In einer Vorlesung zu Ehren Frieda Fromm-Reichmanns 1968 erklärte Lidz, die an Fromm-Reichmann anschliessende Forschung zur Familie als Umwelt Schizophrener sei letztlich dafür verantwortlich, dass sich heute dank neuer Konzepte von Familientherapie und beruhigender Medikamente das Leben Schizophrener grundlegend verbessert habe.[869] In den untersuchten Texten wurde die Rolle von Medikamenten in der Behandlung kaum erwähnt, was vielleicht damit zu tun hat, dass sich die Verwendung von Medikamenten bei einer Stö-

866 Vgl. Lotringer, Sylvère: Introduction to Schizo-Culture, in: Lotringer, Sylvère; Morris, David (Hg.): Schizo-Culture. The Event 1975, Los Angeles, CA 2013, S. 15.

867 Burroughs, William S.: William Burroughs Q&A, in: Lotringer, Sylvère; Morris, David (Hg.): Schizo-Culture. The Event 1975, Los Angeles, CA 2013, S. 161.

868 Vgl. Lamb; Oliphant: Schizophrenia Through the Eyes of Families, 1978, S. 803.

869 Vgl. Lidz, Theodore: The Influence of Family Studies on the Treatment of Schizophrenia, in: Psychiatry 32 (3), 1969, S. 237. Online: <https://doi.org/10.1080/00332747.1969.11023588>, Stand: 12.10.2022.

rung, deren Ursprung im Zwischenmenschlichen liegt, schlecht rechtfertigen lässt. Trotzdem gibt es vereinzelt Hinweise darauf, dass zumindest manche Patientinnen und Patienten der hier behandelten Forschenden als Begleitmassnahme Psychopharmaka einnahmen. Insofern sind Psychopharmaka nicht nur als Grund für das Scheitern der soziogenen Schizophrenietheorien zu werten, wie das Harrington tut, sondern trugen möglicherweise zunächst auch zu ihrem Erfolg bei. Eine umfassende Untersuchung dieses Zusammenhangs steht noch aus.

Schizophrenie als Anpassungsstörung

Schizophrenie, so möchte ich vorschlagen, wurde im Untersuchungszeitraum im doppelten Sinne als Anpassungsstörung verstanden: einerseits als Regulierungsstörung und andererseits als Störung der Sozialisation oder, mit den Worten Eugen Bleulers und anschliessend an Brigitta Bernets Analyse, als Assoziationsstörung. Ich werde im Folgenden beide Interpretationen kurz ausführen.

1. Beziehungen wie die Mutter-Kind-Beziehung oder die Kernfamilienbeziehung wurden von den Forschenden überwiegend als einfache oder komplexe Mechanismen beschrieben, bei denen sich Handlungen eines Teils auf die anderen Teile auswirken. Diese Sichtweise war durch die Physiologie und die sich ausbildende Kybernetik geprägt. Für viele wiesen schizophrenogene Mutter-Kind-Beziehungen oder Familienkonstellationen auf eine Regulierungsstörung, eine Störung des Gleichgewichts hin.

Diese Bezüge sind bei der Palo-Alto-Gruppe mit ihrer Verwendung des Homöostasekonzepts am offensichtlichsten, aber die Vorstellung eines familiären Gleichgewichts und die Sichtweise der Kernfamilie oder der Mutter-Kind-Dyade als Organismus zieht sich durch die meisten Theorien. Dieses Gleichgewicht beruhte dabei meistens nicht auf der Gleichheit aller Beteiligten, sondern eher auf ihren spezifischen Rollen oder Funktionen, die komplementär zueinander gedacht wurden. Laing lehnte als Einziger der im zweiten Teil dieses Buchs untersuchten Forschenden die Analogie von Familie und Organismus explizit ab, was mitunter mit seinem sozialphänomenologischen Ansatz zusammenhing und mit seiner Ablehnung biologischer Semantik, welche in seinen Augen die Vorstellung von Pathologie reifizierte.

Die Störung des familiären Gleichgewichts oder des Gleichgewichts der Mutter-Kind-Dyade wurde von vielen als Faktor oder Ausdruck der Schizophrenie gesehen. Die Diskursfigur der «schizophrenogenen Mutter» etwa verwies stets auf eine Beziehung zwischen Mutter und Kind, die aus dem Gleichgewicht geraten war, da die Mutter entweder überbehütend oder zurückweisend oder gar beides zugleich war. Die Forschung lotete damit das Verhältnis von Autonomie und Nähe aus, das für die Ausbildung einer gesunden Persönlichkeit vonnöten war.

Lidz und Bateson, und bis zu einem gewissen Grad auch Laing, vertraten ein systemisches, funktionalistisches Modell von Familie. Dadurch verschob sich ihr epistemologisches Interesse von der psychoanalytischen Frage nach dem «Warum?» der Schizophrenie zur Frage nach dem «Wie?» – nach der Funktionsweise von («schizophrenogenen») Familien. Stärker als Forschende, die nur die Mutter-Kind-Beziehung untersuchten, ging ihr Verständnis von Beziehungen über ein einfaches Reiz-Reaktions-Schema hinaus. Vielmehr hatte das Handeln einer oder eines Einzelnen stets Auswirkungen auf das gesamte Familiengefüge, so dass letztlich kein Ausgangspunkt für das Handeln mehr fixiert werden konnte. Während die Familienmitglieder bei der Bateson-Gruppe keine besonderen Rollen oder Funktionen einzunehmen hatten, sondern einfach als gleichwertige Teile des Familienmechanismus gesehen wurden, war Lidz' Familienmodell geprägt durch die Zuordnung verschiedener Funktionen für die einzelnen Familienmitglieder, die in ihrer Gesamtheit zu einem Gleichgewicht führen sollten. Die Aufrechterhaltung der familiären Ordnung war für Lidz zentral: Jedes Familienmitglied musste auf seiner Position bleiben, um ein Ungleichgewicht in der Ordnung der Familie zu vermeiden. Die Bateson-Gruppe beurteilte eine starre familiäre Ordnung dagegen weitaus kritischer: Das rigide Gleichgewicht als «steady state», der keinen Raum für Wandel lässt, stand in ihren Augen der Möglichkeit der freien Entfaltung im Weg. Obwohl Laing sich von der Homöostase als organischer Metapher distanzierte und er nicht mit der Semantik des Gleichgewichts operierte, sah auch er die Starrheit der Familien, die er an ihrer obsessiven Orientierung an sozialen Normen festmachte, als Hindernis für die Freiheit der Individuen.

Besonders wichtige Stützen der Familienordnung stellten für Lidz die generationelle Trennung zwischen Eltern und Kindern und die Aufteilung der Funktionen nach Geschlecht dar. Der letzte Punkt wurde von vielen Schizophrenieforschenden geteilt, wie ich anhand der Diskursfigur der «schizophrenogenen Mutter» im ersten Teil des vorliegenden Buchs veranschaulichen konnte. Diese trug männlich konnotierte Charakterzüge, stellte die väterliche Autorität in Frage und brachte so auch das Gleichgewicht der Elternbeziehung durcheinander. Im Hintergrund stand die Vorstellung, dass die korrekte Ausbildung einer Geschlechtsidentität – die für die Forschenden an der korrekten Ausübung der Geschlechterrollen der Eltern hing – eine wichtige Voraussetzung einer gesunden, integrierten Persönlichkeit ist. Folglich wurde eine unklare Geschlechtsidentität häufig als Merkmal der Schizophrenie genannt. Dazu zählten auch «homosexuelle Tendenzen». In den Schizophrenietheorien wurden also auch Geschlechterrollen verhandelt, wobei die Aufweichung der als bewährt und evolutionär sinnvoll erachteten Geschlechterordnung bei Lidz und anderen Forschenden als Bedrohung für die Stabilität von Familie und Gesellschaft wahrgenommen wurde.

2. Schizophrenie wurde auch als soziale Anpassungsstörung konzeptualisiert. Lidz sah Schizophrene als Menschen, bei denen die Sozialisation und En-

kulturation gescheitert waren. Weil ihnen falsche Werte und Bedeutungen vermittelt worden waren, konnten sie sich gesellschaftlich nicht integrieren. Anders bei der Bateson-Gruppe: Diese Forscher sahen den übermässigen Wunsch nach Anpassung oder Konformität seitens der Familien Schizophrener als Hindernis für die individuelle Entfaltung der Familienmitglieder und somit als das eigentliche Problem. In diese Kerbe schlug auch Laing: Die Anpassung an eine in seinen Augen komplett von der Wirklichkeit entfremdete Gesellschaft war für ihn der pure Wahnsinn, während Schizophrenie eine ehrliche Reaktion auf die verlogene Umgebung war.

Die Suche nach den Ursprüngen der Schizophrenie in zwischenmenschlichen Beziehungen, so eine weitere These der vorliegenden Arbeit, verschob den Fokus der Forschenden von der Schizophrenie auf die Beziehungen. Die Suche nach den Ursprüngen der Schizophrenie wurde dabei gleichbedeutend mit einer Suche nach Störungen in zwischenmenschlichen Beziehungen und im Zusammenleben. Dieser Perspektivenwechsel führte dazu, dass in den Schizophrenietheorien immer implizit oder explizit auch die Familie sowie die Gesellschaft als Ganzes reflektiert wurden. Familien wurden dabei als Scharnier zwischen Individuum und Gesellschaft begriffen und wurden somit zum bevorzugten Eingriffsort, um die Gesellschaft zu verändern.

Das Familienideal, das von den Forschenden ex negativo anhand der Familien Schizophrener formuliert wurde, war das Ideal einer demokratischen Familie, deren Nachwuchs zu unabhängigen, unternehmerischen, offenen und toleranten Bürgern heranwuchs. Diese Idealfamilie sollte im Kontext des Kalten Krieges die Überlegenheit des «American Way of Life» sichern und die «freie Welt» vor den Gefahren des Totalitarismus schützen. Die totalitäre Bedrohung ging in den Augen der Forschenden aber nicht nur von der Sowjetunion und ihren Agentinnen und Agenten im Inland aus. Insbesondere die vielen europäischen Psychiaterinnen und Psychoanalytiker, die während des Zweiten Weltkriegs in die USA geflüchtet waren, warnten auch vor einem neuen Faschismus, den es proaktiv durch die Vermittlung richtiger Werte zu vermeiden galt. Auf einer konkreteren Ebene waren es vor allem der gesellschaftliche Konformismus und als dessen Folge die mangelnde Authentizität und die gesellschaftliche Entfremdung, welche als Gefahr für die persönliche und gesellschaftliche Freiheit erachtet wurden. Wie sich jedoch an meiner Untersuchung zeigt, bedeuteten dieses gemeinsame Feindbild und das gemeinsame Ideal der demokratischen Familie nicht, dass Einigkeit über das konkrete Aussehen des familiären und demokratischen Ideals herrschte. So konzipierten die Forschenden das Verhältnis von Freiheit, Autonomie, Gemeinschaft, Konformismus und Authentizität verschieden. Die diesbezüglichen Unterschiede, welche mitunter auch auf der unterschiedlichen methodischen Konzeptualisierung der Familie beruhten, werde ich nun abschliessend zusammenfassen:

Alle untersuchten Forschenden brachten Schizophrenie mit Unehrlichkeit, Falschheit oder fehlenden Authentizität der Familie, ihrer Mitglieder oder der Gesellschaft in Verbindung, die sie mitunter auch als Erfahrung der Entfremdung beschrieben. Der «schizophrenogenen Mutter» etwa mangelte es an Intuition, da sie nicht auf sich selbst, sondern auf die Wissenschaft hörte und versuchte, gesellschaftlichen Erwartungen gerecht zu werden. Ihr authentisches Gegenstück bildete die «libidinal mother», die in sich selbst ruht, sich nicht verstellt, sondern sich auf ihre Intuition verlässt und «natürlich» handelt und so dem Kind das richtige Mass an Mutterliebe und -sorge zukommen lassen kann.

Lidz beschrieb ein Phänomen, das er «masking» nannte: Das falsche Benennen von Tatsachen und das Verstecken von Problemen führe zu einem «training in irrationality». Die Kluft zwischen der gesellschaftlichen Realität und dem, was dem Kind durch die Eltern vermittelt wurde, hatte ihm gemäss Verwirrung und die Ausbildung einer instabilen Persönlichkeit zur Folge. Dabei ging es Lidz aber nicht nur um die mangelnde Authentizität, sondern vor allem auch um das Vermitteln von sozial abweichenden Bedeutungen und Klassifikationen. «Masking» war insbesondere deshalb ein Problem, weil es die mangelnde Anpassung versteckte und die Offenlegung der Diskrepanz zu gesellschaftlichen Normen verhinderte, was zu zusätzlichen Schwierigkeiten für die Sozialisation des Kindes führte. Lidz' Konzept des «masking» zielte also nicht in erster Linie gegen den gesellschaftlichen Konformismus.

Die Bateson-Gruppe hingegen sah fehlende Authentizität zusammen mit Engstirnigkeit als Attribute von übertriebenem Konformismus, wie sie diesen beispielsweise in den amerikanischen Suburbs repräsentiert sahen. Damit erkannten sie pikanterweise gerade im Herzen des «American Way of Life» totalitäre Tendenzen. Auch Laing sah im kleinbürgerlichen Lebensstil und in der «Mystifizierung» die grösste Bedrohung für die Freiheit des Subjekts. Anschliessend an die Frankfurter Schule und an Jean-Paul Sartre deutete er dieses Leben als komplett entfremdet von der Realität. Die schizophrene Episode als Reise zum authentischen Selbst bildete dabei einen möglichen Ausweg. Schizophrene waren für ihn folglich näher an der Realität und ihrem authentischen Selbst als «normale» Menschen. Während Schizophrenie bei Lidz also eine Anpassungsstörung ist, wird sie bei Laing zu einer positiv gefassten Verweigerung der Anpassung.

In diesen divergierenden Positionen spiegeln sich die Ambivalenzen des liberaldemokratischen Ideals während der Zeit des Kalten Krieges – ein Ideal, das zwischen individueller Freiheit und Verantwortung für die Gemeinschaft lavierte. Bei Lidz, dessen Gesellschaftskritik konservativ geprägt war, stand die Verantwortung der Gesellschaft im Vordergrund: Er sah Nonkonformismus und Wertezerfall als die grösseren Bedrohungen für die Demokratie als die Anpassung an die sozialen Normen, welche in seinen Augen vielmehr das eigentliche Ziel von Erziehung darstellte. Für die Bateson-Gruppe und für Laing stellte der Konformismus hingegen das grösste Übel dar. Sie betonten also die individuelle Freiheit, ihre Vorstellung von Demokratie war deutlich liberaler und partizipativer und deshalb auch anschlussfähiger für die Gegenkultur der 1960er Jahre. Laing formulierte ein Idealbild der Familie mit einer offenen und ehrlichen Diskussionskultur und teilte damit die Vorstellung der Bateson-Gruppe. Spätere Texte Laings lassen hingegen vermuten, dass er eine Auflösung von jeglichen Machtverhältnissen befürwortete und somit kein demokratisches Ideal mehr vor Augen hatte. Freiheit in einem individuellen wie in einem sozialen Sinne war für ihn wichtiger als Ordnung.

Wissen

Das Wissen, das an der Schnittstelle von Schizophrenie, Familie und Gesellschaft zwischen 1948 und 1980 produziert wurde, kombinierte, wie ich gezeigt habe, Wissensbestände aus verschiedenen Wissenschaften wie etwa unterschiedliche Strömungen der Psychoanalyse, der Phänomenologie, der Kybernetik, der Physiologie und der Erziehungswissenschaft. Darüber hinaus war es geprägt durch Debatten zu Mutterschaft und zur Rolle der Familie, zur Frage nach der richtigen Erziehung und zur Entfremdung in der Massengesellschaft. Es zirkulierte sowohl in der Wissenschaft als auch in popularisierter Form in Zeitungen, Ratgeberliteratur und Filmen. Die enorme Anschlussfähigkeit dieses Wissens und seine kulturelle Aufladung, die in den Theorien ab Ende der 1960er Jahre, zum Beispiel bei Laing, augenfällig wurden, führten letztlich zum Ausschluss dieses Wissens aus der Psychiatrie. Die zunehmende Popularität biologischer Erklärungen ab Mitte der 1970er Jahre und die zunehmende Kritik an den soziogenen Theorien, wie sie von Vonnegut und den Angehörigen Schizophrener geäussert wurde, ist also auch Ausdruck des Wunschs nach einer «Entschlackung» der Schizophrenie und einfacheren Antworten mit (vermeintlich) weniger weitreichenden Folgen.

Bibliographie

Abbildungsverzeichnis

Abb. 1: Frieda Fromm-Reichmann ca. 1955. Fotograf*in unbekannt (PVDE / Bridgeman Images).

Abb. 2: Theodore Lidz und Stephen Fleck ca. 1985. Fotograf*in unbekannt. Objektnummer 16787729 der Medical Historical Library, Cushing/Whitney Medical Library. https://collections.library.yale.edu/catalog/16787729?child_oid=32340036

Abb. 3: Gregory Bateson am Dialectics of Liberation-Kongress 1967 im Londoner Roundhouse. Fotografiert von John Haynes. Mit freundlicher Genehmigung und zur Verfügung gestellt von John Haynes.

Abb. 4: Ross Ashbys Homöostat. Abbildung aus dem W. Ross Digital Archive (http://rossashby.info) mit der Genehmigung des Estate W. Ross Ashby.

Abb. 5: Schaltplan des Homöostaten von Ross Ashby. Abbildung aus dem Buch von Ashby: Design for a Brain: The Origin of Adaptive Behaviour, New York, NY 1960, S. 102. Digitalisiert im W. Ross Digital Archive (http://rossashby.info). Mit der Genehmigung des Estate W. Ross Ashby.

Abb. 6: Allen Ginsberg trägt am *Dialectics of Liberation*-Kongress 1967 im Londoner Roundhouse vor. Fotografiert von John Haynes. Mit freundlicher Genehmigung und zur Verfügung gestellt von John Haynes.

Abb. 7: Laing steht Kopf. Fotografiert von John Haynes für das Life Magazin vom 08.10.1971. Mit freundlicher Genehmigung und zur Verfügung gestellt von John Haynes.

Quellenverzeichnis

Ungedruckte Quellen

Don D. Jackson Archive, University of Louisiana at Monroe

Bateson, Gregory; Haley, Jay; Weakland, John H. u. a.: Schizophrenic Communication: A Theoretical Discussion and a Proposal for Research, ca. 1954.

Bateson, Gregory: Minimal Requirements For a Theory of Schizophrenia, Second Annual Albert D. Lasker Memorial Lecture, Michael Reese Hospital, Chicago 07.04.1959.

Bateson, Gregory: Schreiben an Paul Watzlawick und Co-Autoren, 13.05.1966.

Bateson Team Meeting, Transkript, 23.03.1955.
Bateson Team Meeting, Transkript, 27.04.1955.
«Family Therapy in Schizophrenia» Project, Instructions on Family Data Sheet Preparation, 28.04.1960.
Final Report on Mental Health Project Grant OM324 C2 [01.09.1959–31.08.1962], National Institute of Mental Health, Family Therapy in Schizophrenia, o. D.
Haley, Jay: Family: Journal for the Study and Treatment of Group Interaction, Antrag, ca. 1960–1962.
Heily, Kay: Schreiben an Don D. Jackson, 26.10.1965.
Highlights from the Campus Conference «What's Happening to the Family in Suburbia?» Sponsored by San Fernando Valley State College and Welfare Planning Council, San Fernando Valley Area, 22.04.1961.
Jackson, Don D.: Schreiben an Richard Fisch, 30.09.1965.
Structured Interview Work, 20.11.1962.
Watzlawick, Paul: Schizophrenic Interaction, Entwurf, ca 1967/1968.
Weakland, John H.: Fragebogen zum Ende der 4. Forschungsperiode (1959–1962), finanziert durch das National Institute of Mental Health, NIMH, des Bateson-Teams, Juli 1962.
Weakland, John: Schreiben an Jules Henry, 17.01.1961.

University of Glasgow Archives and Special Collections

GB 247, MS Laing: Papers of Ronald David Laing.
A–B: Papers Relating to Works Written by Laing.
D: Patients' Records.
L–N: Autobiographical and Personal Papers.
V: Drafts and Offprints by Others Sent to Laing.

Archives at Yale University

MS 895 Theodore and Ruth Lidz Papers
Series II: General Files, 1939–2000
Box 3, Folder 22.
Series III: Writings and Research, 1936–2000
Box 20, Folder 39.
Box 22, Folder 86.
Box 22, Folder 81.
Box 22, Folder 94.
Box 23, Folder 144.
Box 24, Folder 139.

Gedruckte Quellen

Adorno, Theodor W.; Frenkel-Brunswik, Else; Levinson, Daniel u. a.: The Authoritarian Personality, New York, NY 1950.

American Psychiatric Association (Hg.): Diagnostic and Statistical Manual: Mental Disorders, Washington, D. C. 1952.
Armstrong, John D.: The Search for the Alcoholic Personality, in: The Annals of the American Academy of Political and Social Science 315 (1), 1958, S. 40–47.
Ashby, W. Ross: Design for a Brain: The Origin of Adaptive Behaviour, New York, NY 1960.
Bateson, Gregory: Minimal Requirements for a Theory of Schizophrenia, in: A.M.A. Archives of General Psychiatry 2 (5), 1960, S. 477–491.
Bateson, Gregory: Minimal Requirements for a Theory of Schizophrenia, in: Ders.: Steps to an Ecology of Mind, Northvale, NJ 1987, S. 249–275.
Bateson, Gregory: Steps to an Ecology of Mind. Collected Essays in Anthropology, Psychiatry, Evolution, and Epistemology, Northvale, NJ 1987.
Bateson, Gregory; Jackson, Don D.; Haley, Jay u. a.: Toward a Theory of Schizophrenia, in: Behavioral Science 1 (4), 1956, S. 251–264.
Bateson, Gregory; Jackson, Don D.; Haley, Jay u. a.: A Note on the Double Bind – 1962, in: Family Process 2 (1), 1963, S. 154–161.
Beckett, Peter G. S.; Robinson, D. B.; Frazier, S. H. u. a.: Studies in Schizophrenia at the Mayo Clinic. I. The Significance of Exogenous Traumata in the Genesis of Schizophrenia, in: Psychiatry 19 (2), 1956, S. 137–142.
Bettelheim, Bruno: The Empty Fortress. Infantile Autism and the Birth of the Self, New York, NY 1967.
Bleuler, Eugen: Dementia praecox, oder, Gruppe der Schizophrenien, Leipzig 1911 (Handbuch der Psychiatrie).
Bleuler, Eugen: Textbook of Psychiatry, Oxford 1924.
Bowlby, John: Maternal Care and Mental Health, in: Bulletin of the World Health Organization 3, 1951, S. 355–533.
Boyers, Robert: Preface, in: Salmagundi: Laing and Anti-Psychiatry (16), 1971, S. 3–4.
Burroughs, William S.: William Burroughs Q&A, in: Lotringer, Sylvère; Morris, David (Hg.): Schizo-Culture. The Event 1975, Los Angeles, CA 2013, S. 161–165.
Cameron, John L.; Laing, Ronald D.; Mcghie, Andrew: Patient and Nurse: Effects of Environmental Changes in the Care of Chronic Schizophrenics, in: The Lancet 266 (6905), 1955, S. 1384–1386.
Cannon, Walter B.: The Body Physiologic and the Body Politic, in: Science 93 (2401), 1941, S. 1–10.
Chess, Stella: Editorial: Mal de mère, in: American Journal of Orthopsychiatry 34 (4), 1964, S. 613–614.
Children's Bureau/United States Department of Labour: Infant Care, Washington 1929.
Ciompi, Luc: The Psyche and Schizophrenia: The Bond Between Affect and Logic, Cambridge, MA 1988.
Clardy, E. R.: A Study of the Development and Course of Schizophrenia in Children, in: The Psychiatric Quarterly 25 (1), 1951, S. 81–90.
Cooper, David: The Death of the Family, London 1971.
Dunn, William L.: Visual Discrimination of Schizophrenic Subjects as a Function of Stimulus Meaning, in: Journal of Personality 23 (1), 1954, S. 48–64.
Dworin, Jack; Wyant, Oakley: Authoritarian Patterns in the Mothers of Schizophrenics, in: Journal of Clinical Psychology 13 (4), 1957, S. 332–338.

Eisenberg, Leon: The Past 50 Years of Child and Adolescent Psychiatry: A Personal Memoir, in: Journal of the American Academy of Child & Adolescent Psychiatry 40 (7), 2001, S. 743–748.

Ellison, E. Alden; Hamilton, Donald M.: The Hospital Treatment of Dementia Præcox: Part II, in: American Journal of Psychiatry 106 (6), 1949, S. 454–461.

Engels, Friedrich: Der Ursprung der Familie, des Privateigentums und des Staats, in: Marx, Karl; Engels, Friedrich: Werke, Bd. 21, Berlin 1975[5], S. 36–84. Online: <http://www.mlwerke.de/me/me21/me21_036.htm>, Stand: 20. 10. 2020.

Foucault, Michel: Madness and Civilization: A History of Insanity in the Age of Reason, New York, NY 1965.

Foucault, Michel: La volonté de savoir, Paris 1976.

Frazee, Helen Elizabeth: Children Who Later Became Schizophrenic, in: Smith College Studies in Social Work 23, 1953, S. 125–149.

Freeman, Richard V.; Grayson, Harry M.: Maternal Attitudes in Schizophrenia, in: The Journal of Abnormal and Social Psychology 50 (1), 1955, S. 45–52.

Freud, Sigmund: Das Ich und das Es, Leipzig 1923.

Fromm, Erich: Die psychoanalytische Charakterologie und ihre Bedeutung für die Sozialpsychologie, in: Zeitschrift für Sozialforschung 1 (3), 1932, S. 253–277.

Fromm-Reichmann, Frieda: Notes on the Mother Rôle in the Family Group, in: Bulletin of the Menninger Clinic 4 (5), 1940, 132–148.

Fromm-Reichmann, Frieda: Notes on the Development of Treatment of Schizophrenics by Psychoanalytic Psychotherapy, in: Psychiatry 11 (3), 1948, S. 263–273.

Fromm-Reichmann, Frieda: Basic Problems in the Psychotherapy of Schizophrenia, in: Psychiatry 21 (1), 1958, S. 1–6.

Fry, William F.: The Schizophrenogenic «Who»?, in: Psychoanalytic Review 49, 1962, S. 68–73.

Fuller Torrey, Edwin: Surviving Schizophrenia: A Family Manual, New York, NY 1983.

Galvin, James: Mothers of Schizophrenics, in: The Journal of Nervous and Mental Disease 123 (6), 1956, S. 568–572.

Gerard, Donald L.; Siegel, Joseph: The Family Background of Schizophrenia, in: Psychiatric Quarterly 24 (1), 1950, S. 47–73.

Glueck, Sheldon; Glueck, Eleanor Touroff: Unraveling Juvenile Delinquency, Cambridge, MA 1950.

Goffman, Erving: The Moral Career of the Mental Patient, in: Psychiatry 22 (2), 1959, S. 123–142.

Goffman, Erving: Asylums. Essays on the Social Situation of Mental Patients and Other Inmates, Garden City, NY 1961.

Green, Hannah: I Never Promised You a Rose Garden, London 1975.

Hajdu-Gimes, Lilly: Contribution to the Etiology of Schizophrenia, in: The Psychoanalytic Review 27, 1940, S. 421–438.

Haley, Jay: The Family of the Schizophrenic. A Model System, in: The Journal of Nervous and Mental Disease 129 (4), 1959, S. 357–374.

Harris, Jesse G.: Size Estimation of Pictures as a Function of Thematic Content for Schizophrenic and Normal Subjects, in: Journal of Personality 25 (6), 1957, S. 651–671.

Healy, William; Bronner, Augusta F.: Delinquents And Criminals, New York, NY 1926.

Henry, Jules: The Naturalistic Observation of the Families of Psychotic Children, in: Ojemann, Ralph H. (Hg.): Recent Research Looking Toward Preventive Intervention, Iowa City, IA 1961, S. 119–137.

Henry, Jules: Sham, in: The North American Review 252 (3), S. 6–8.
Hotchkiss, Georgina D.; Carmen, Lida; Ogilby, Anne u. a.: Mothers of Young Male Single Schizophrenic Patients as Visitors in a Mental Hospital, in: The Journal of Nervous and Mental Disease 121 (5), 1955, S. 452–462.
Institut für Sozialforschung, Goethe-Universität Frankfurt am Main: Studien über Autorität und Familie: Forschungsberichte aus dem Institut für Sozialforschung, Bd. 5, Paris 1936.
Jackson, Don D.: A Note on the Importance of Trauma in the Genesis of Schizophrenia, in: Psychiatry 20 (2), 1957, S. 181–184.
Jackson, Don D.: The Question of Family Homeostasis [1957], in: International Journal of Family Therapy 3 (1), 1981, S. 5–15.
Jackson, Don D.: Fear of Change [1967], in: Journal of Systemic Therapies 29 (2), 2010, S. 69–73.
Jakobson, Roman: Linguistik und Poetik [1960], in: Poetik, Frankfurt a. M. 1979, S. 83–120.
Jenkins, Richard L.: The Schizophrenic Sequence: Withdrawal, Disorganization, Psychotic Reorganization, in: American Journal of Orthopsychiatry 22 (4), 1952, S. 738–748.
Jervis, Giovanni: Vorwort. Rückblick auf einen Kongress, in: Dialektik der Befreiung, Bd. 1274, Reinbek bei Hamburg 1969, S. 7–26.
Kafka, John S.: Intelligible Madness, in: Contemporary Psychology: A Journal of Reviews 11 (10), American Psychological Association, 1966, S. 472–473.
Kallmann, Franz Josef: The Genetics of Schizophrenia. A Study of Heredity and Reproduction in the Families of 1087 Schizophrenics, New York, NY 1938.
Karon, Bertram P.; Rosberg, Jack: Study of the Mother-Child Relationship in a Case of Paranoid Schizophrenia, in: American Journal of Psychotherapy 12 (3), 1958, S. 522–533.
Kasanin, Jacob; Knight, Elizabeth; Sage, Priscilla: The Parent-Child Relationship in Schizophrenia, in: The Journal of Nervous and Mental Disease 79 (3), 1934, S. 249–263.
Key, Ellen: Das Jahrhundert des Kindes: Studien, Berlin 1902.
Kohn, Melvin L.; Clausen, John A.: Parental Authority Behavior and Schizophrenia, in: American Journal of Orthopsychiatry 26 (2), 1956, S. 297–313.
Laing, Ronald D.: Self and Others, London 1961.
Laing, Ronald D.: Series and Nexus in the Family, in: New Left Review 1 (15), 1962, S. 7–14.
Laing, Ronald D.: Is Schizophrenia a Disease?, in: International Journal of Social Psychiatry 10 (3), 1964, S. 184–193.
Laing, Ronald D.: What is Schizophrenia?, in: New Left Review 1 (28), 1964, S. 63–68.
Laing, Ronald D.: One-Dimensional Man, in: New Left Review 26 (1), 1964, S. 78–80.
Laing, Ronald D.: Schizophrenia and the Family, in: New Society 3 (81), 1964, S. 14–17.
Laing, Ronald D.: The Politics of Experience, and, The Bird of Paradise, Harmondsworth 1970.
Laing, Ronald D.: Wisdom, Madness and Folly: The Making of a Psychiatrist 1927–1957, London 1985.
Laing, Ronald D.: The Divided Self. An Existential Study in Sanity and Madness, Harmondsworth 1990.
Laing, Ronald D.: The Politics of the Family and Other Essays, Bd. 5, London 1999.
Laing, Ronald D.; Cooper, D. G.: Reason and Violence. A Decade of Sartre's Philosophy, 1950–1960, London 1964.
Laing, Ronald D.; Esterson, Aaron: Sanity, Madness and the Family: Families of Schizophrenics [1964], Harmonsdsworth 1972.
Laing, Ronald D.; Mullan, Bob: Mad to Be Normal: Conversations with R. D. Laing, London 1995.

Laing, Ronald D.; Phillipson, Herbert; Lee, A. R.: Interpersonal Perception. A Theory and a Method of Research, London 1966.

Lamb, H. Richard; Oliphant, Eve: Schizophrenia Through the Eyes of Families, in: Psychiatric Services 29 (12), 01. 12. 1978, S. 803–806.

Levy, David M.: Maternal Overprotection and Rejection, in: Archives of Neurology and Psychiatry 25 (4), 1931, S. 886–889.

Lidz, Ruth Wilmanns; Lidz, Theodore: The Family Environment of Schizophrenic Patients, in: The American Journal of Psychiatry 106, 1949, S. 332–345.

Lidz, Theodore: The Family and Human Adaptation: Three Lectures, London 1964.

Lidz, Theodore; Cornelison, Alice R.; Fleck, Stephen u. a.: The Intrafamilial Environment of Schizophrenic Patients: II. Marital Schism and Marital Skew, in: American Journal of Psychiatry 114 (3), 1957, S. 241–248.

Lidz, Theodore; Cornelison, Alice R.; Fleck, Stephen: Schizophrenia and the Family, New York, NY 1965.

Lidz, Theodore; Fleck, Stephen; Alanen, Yrjö O. u. a.: Schizophrenic Patients and Their Siblings, in: Psychiatry 26 (1), 1963, S. 1–18.

Lidz, Theodore; Orrill, Robert; Boyers, Robert: Schizophrenia, R. D. Laing, and the Contemporary Treatment of Psychosis: An Interview with Dr. Theodore Lidz, in: Salmagundi (16), 1971, S. 105–136.

Lidz, Theodore; Parker, Buelah; Cornelison, Alice: The Role of the Father in the Family Environment of the Schizophrenic Patient, in: The American Journal of Psychiatry 113, 1956, S. 126–132.

Limentani, Davide: Symbiotic Identification in Schizophrenia, in: Psychiatry 19 (3), 1956, S. 231–236.

Little, A.: Sanity, Madness and the Family (Book Review), in: British Journal of Sociology 16 (3), 1965, S. 277.

Lomas, P.: Sanity, Madness and the Family: Vol. 1. Families of Schizophrenics. By R. D. Laing and A. Esterson (London: Tavistock, 1964. Pp. 272. 30s.), in: International Journal of Psychoanalysis 46, 1965, S. 390–392.

Mahler, Margaret: On Child Psychosis and Schizophrenia. Autistic and Symbiotic Infantile Psychoses, in: The Psychoanalytic Study of the Child 7 (1), 1952, S. 286–305.

Marcuse, Herbert: One-Dimensional Man: Studies in the Ideology of Advanced Industrial Society, Boston, MA1964.

Mark, Joseph C.: Attitudes of Mothers of Male Schizophrenics Toward Child Behavior, Ph.D. Dissertation, New York University, 1951.

Mark, Joseph C.: The Attitudes of the Mothers of Male Schizophrenics Toward Child Behavior, in: The Journal of Abnormal and Social Psychology 48 (2), 1953, S. 185–189.

Mead, Margaret: On the Institutionalized Rôle of Women and Character Formation, in: Zeitschrift für Sozialforschung 5 (1), 1936, S. 69–75.

Oltman, Jane E.; Mcgarry, John J.; Friedman, Samuel: Parental Deprivation and the «Broken Home» in Dementia Præcox and Other Mental Disorders, in: American Journal of Psychiatry 108 (9), 1952, S. 685–694.

Page, Ian: Review of «Sanity, Madness and the Family», in: Social Work 21 (4), 1964, S. 22–23.

Parsons, Talcott; Robert F. Bales; Olds, James: Family, Socialization and Interaction Process, Glencoe, IL 1955.

Pederson-Krag, Gillian: The Family and Human Adaptation: By Theodore Lidz, M.D. New York: International Universities Press, Inc., 1963. 120 pp., in: Psychoanalytic Quarterly 33, 1964, S. 442–444.

Perceval, John Thomas: Perceval's Narrative: A Patients's Account of His Psychosis 1830–1832, Stanford 1961.

Perr, Herbert M.: Criteria Distinguishing Parents of Schizophrenic and Normal Children: An Initial Study with the Interpersonal Diagnostic System, in: A.M.A. Archives of Neurology & Psychiatry 79 (2), 1958, S. 217–224.

Pious, William L.: The Pathogenic Process in Schizophrenia, in: Bulletin of the Menninger Clinic 13 (5), 1949.

Plank, Robert: The Family Constellation of a Group of Schizophrenic Patients, in: American Journal of Orthopsychiatry 23 (4), 1953, S. 817–825.

Prout, Curtis T.; White, Mary Alice: A Controlled Study of Personality Relationships in Mothers of Schizophrenic Male Patients, in: The American Journal of Psychiatry 107, 1950, S. 251–256.

Reich, Wilhelm: Massenpsychologie des Faschismus. Zur Sexualökonomie der politischen Reaktion und zur proletarischen Sexualpolitik, Kopenhagen 1934.

Reichard, Suzanne; Tillman, Carl: Patterns of Parent-Child Relationships in Schizophrenia, in: Psychiatry 13, 1950, S. 247–257.

Rosen, John Nathaniel: The Treatment of Schizophrenic Psychosis by Direct Analytic Therapy, in: Psychiatric Quarterly 21 (1), 1947, S. 3–37.

Rosen, John N.: Direct Analysis: Selected Papers, New York, NY 1953.

Rosenblueth, Arturo; Wiener, Norbert; Bigelow, Julian: Behavior, Purpose and Teleology, in: Philosophy of Science 10 (1), 1943, S. 18–24.

Ross, Alan O.: A Schizophrenic Child and His Mother, in: The Journal of Abnormal and Social Psychology 51 (1), 1955, S. 133–139.

Ruesch, Jurgen; Bateson, Gregory: Communication: The Social Matrix of Psychiatry, New York, NY 1951.

Searles, H. F.: Positive Feelings in the Relationship Between the Schizophrenic and his Mother, in: The International Journal of Psycho-Analysis 39 (6), 1958, S. 569–586.

Sedgwick, Peter R.: R. D. Laing: Self, Symptom and Society, in: Salmagundi (16), 1971, S. 5–37.

Sedgwick, Peter R.: Psycho Politics, London 1982.

Spock, Benjamin: The Common Sense Book of Baby and Child Care, New York, NY 1946.

Strecker, Edward Adam: Their Mothers' Sons: The Psychiatrist Examines an American Problem, New York, NY 1946.

Sullivan, Harry Stack: The Onset of Schizophrenia, in: American Journal of Psychiatry 84 (1), 1927, S. 105–134.

Sullivan, Harry Stack: Environmental Factors in Etiology and Course Under Treatment of Schizophrenia, in: Medical Journal and Record, 07.01.1931, S. 19–22.

Szalita-Pemow, Alberta B.: Further Remarks on the Pathogenesis and Treatment of Schizophrenia, in: Psychiatry 15 (2), 1952, S. 143–150.

Szasz, Thomas S.: The Myth of Mental Illness, in: American Psychologist 15 (2), 1960, S. 113–118.

Szasz, Thomas S.: The Myth of Mental Illness: Foundations of a Theory of Personal Conduct, New York, NY 1961.

Szasz, Thomas S.: Schizophrenia. The Sacred Symbol of Psychiatry, New York, NY 1976.

Tietze, Trude: A Study of Mothers of Schizophrenic Patients, in: Psychiatry 12 (1), 1949.

Torrey, E. Fuller: Schizophrenia and Civilization, Lanham, MD 2008.
U.S. Department of Health, Education, and Welfare (Hg.): 100 Years of Marriage and Divorce Statistics. United States, 1867–1967, in: Vital and Health Statistics 21 (24), 1973.
Vonnegut, Mark: The Eden Express. A Personal Account of Schizophrenia, New York, NY 1975.
Wahl, C. W.: Some Antecedent Factors in the Family Histories of 392 Schizophrenics, in: The American Journal of Psychiatry 110, 1954, S. 668–676.
Watzlawick, Paul: A Review of the Double Bind Theory, in: Family Process 2 (1), 1963, S. 132–153.
Weakland, John H.: The «Double-Bind» Hypothesis of Schizophrenia and Three-Party Interaction, in: Jackson, Don D. (Hg.): The Etiology of Schizophrenia, Oxford, England 1960, S. 373–388.
Winder, C. L.; Kantor, Robert E.: Rorschach Maturity Scores of the Mothers of Schizophrenics, in: Journal of Consulting Psychology 22 (6), 1958, S. 438–440.
Wing, John K.: Sanity, Madness, and the Family: Volume 1 –Families of Schizophrenics (Book Review), in: New Society 3 (84), 1964, S. 28–29.
Wynne, Lyman C.; Ryckoff, Irving M.; Day, Juliana u. a.: Pseudo-Mutuality in the Family Relations of Schizophrenics, in: Psychiatry 21 (2), 1958, S. 205–220.
Zuckerman, Marvin; Oltean, Mary; Monashkin, Irwin: The Parental Attitudes of Mothers of Schizophrenics, in: Journal of Consulting Psychology 22 (4), 1958, S. 307–310.

Zeitungsartikel

Abel, Ruth: Schizophrenia as a Way of Life, in: The Guardian, 04. 10. 1966.
Barclay, Dorothy: Home Discipline, in: The New York Times, 25. 05. 1952.
Bender, James F.: About Marriage, Divorce, Etcetera, in: The New York Times, 08. 12. 1946.
Bender, James F.: How to Stay Married, in: The New York Times, 20. 06. 1948.
Daniel, Jere: The Whys of War Divorces, in: The New York Times, 03. 02. 1946.
Haas, Albert Jr.: Keeping It in the Family, in: San Francisco Sunday Examiner & Chronicle, 21. 10. 1979.
Haynes, John: Philosopher of Madness, in: Life, 08. 10. 1971, S. 86–90.
Laurence, William L.: Science in Review: Cybernetics, a New Science, Seeks the Common Elements in Human and Mecahnical Brains, in: The New York Times, 19. 12. 1948.
Mackenzie, Catherine: Child and Parent, in: The New York Times, 24. 11. 1940.
Mackenzie, Catherine: Child and Parent, in: The New York Times, 24. 03. 1940.
Mackenzie, Catherine: Home and School, in: The New York Times, 02. 02. 1941.
Mackenzie, Catherine: When Discipline Is Overdone, in: The New York Times, 25. 05. 1941.
Mackenzie, Catherine: The Second Baby vs. the First, in: The New York Times, 02. 03. 1941.
Mackenzie, Catherine: The Right to Play War, in: The New York Times, 01. 02. 1942.
Mackenzie, Catherine: Common Concerns, in: The New York Times, 04. 11. 1945.
Mackenzie, Catherine: Common «Behavior Problems» of Children are Avoidable, Booklet for Parents Says, in: The New York Times, 31. 12. 1945.
Mackenzie, Catherine: First Aid to Parents, in: The New York Times, 14. 07. 1946.
Mackenzie, Catherine: Mothers-to-Be and Fathers, in: The New York Times, 22. 09. 1946.
Mackenzie, Catherine: Catching Up on the Years's News, in: The New York Times, 28. 12. 1947.

Mackenzie, Catherine: Determined Baby, Uncertain Mother, in: The New York Times, 18.09.1949.
Mezan, Peter: After Freud and Jung, Now Comes R. D. Laing, in: Esquire, 01.01.1972.
Millet, Ruth: «Subtly Dominating» Mother Thinks She Is Good to Child, in: Pittsburgh Press, 28.05.1949.
Moffat, Samuel: Area Psychiatrists Study New Schizophrenia Theory, in: Palo Alto Times, 07.05.1958.
Neill, A. S.: Love-Discipline, Yes – Hate-Discipline, No, in: The New York Times, 07.11.1948.
N.N.: «Moms» Denounced as Peril to Nation, in: The New York Times, 28.04.1945.
Stendler, Celia B.: Changing Styles, Unchanged Youngsters, in: The New York Times, 23.07.1950.
Strecker, Edward Adam: What's Wrong with American Mothers?, in: Saturday Evening Post, 26.10.1946, S. 15.
Vonnegut, Mark: Why I want to bite R. D. Laing, in: Harper's Magazine, April 1974.

Filme

Haley, Jay: Birth and Development of Family Therapy: An Interview with Mony Elkaim, Triangle Productions, 1994. Online: <https://search.alexanderstreet.com/lti/view/work/bibliographic_entity%7Cvideo_work%7C1874659>, Stand: 16.08.2019.
Loach, Ken: Family Life, Drama, 1 h48 m, EMI Films, Kestrel Films, 18.02.1972.
Robinson, Peter: Asylum, Documentary, 1 h 35 m, Peter Robinson Associates, Surveillance Films, 12.03.1975.
Robinson, Peter: R. D. Laing in the USA (Ausschnitt), 1972. Online: <https://www.youtube.com/watch?v=xxELyLj0348.>, Stand: 18.05.2020.
Science in Action, Beitrag für KQED auf Channel 9, ausgestrahlt am 3. Januar 1966, Don D. Jackson Archive, University of Louisiana at Monroe.
The Fine Line, Fernsehfilm produziert 1959 für KPIX auf Channel 5 von Robert Novak (KPIX), Ko-Produziert von Stanley T. Donner (Stanford), John Upston (MRI), Don D. Jackson Archive, University of Louisiana at Monroe.

Darstellungen

Abrahamson, David: R. D. Laing and Long-Stay Patients: Discrepant Accounts of the Refractory Ward and «Rumpus Room» at Gartnavel Royal Hospital, in: History of Psychiatry 18 (2), 2007, S. 203–215.
Baer, Rolf: Themen der Psychiatriegeschichte, Stuttgart 1998.
Balz, Viola; Malich, Lisa (Hg.): Psychologie und Kritik: Formen der Psychologisierung nach 1945, Wiesbaden 2020.
Bernet, Brigitta: Assoziationsstörung. Zum Wechselverhältnis von Krankheits- und Gesellschaftsdeutung im Werk Eugen Bleulers (1857–1939), in: Fangerau, Heiner; Nolte, Karen (Hg.): «Moderne» Anstaltspsychiatrie im 19. und 20. Jahrhundert – Legitimation und Kritik, Bd. 26, Stuttgart 2006, S. 167–192.
Bernet, Brigitta: Schizophrenie: Entstehung und Entwicklung eines psychiatrischen Krankheitsbilds um 1900, Zürich 2013.

Berrios, German E; Luque, Rogelio; Villagrán, José M: Schizophrenia: A Conceptual History, in: International Journal of Psychology and Psychological Therapy 3 (2), 2003, S. 111–140.

Bertram, Hans: Talcott Parsons. «Familien sind Fabriken, die menschliche Persönlichkeiten produzieren», in: Nave-Herz, Rosemarie (Hg.): Die Geschichte der Familiensoziologie in Portraits, Bd. 25, Würzburg 2010, S. 239–262.

Beveridge, Allan: Portrait of the Psychiatrist as a Young Man. The Early Writing and Work of R. D. Laing, 1927–1960, Oxford 2011.

Bloch, Ruth H.: American Feminine Ideals in Transition: The Rise of the Moral Mother, 1785–1815, in: Feminist Studies 4 (2), 1978, S. 100–126.

Boyle, Mary: Schizophrenia: A Scientific Delusion?, London 1990.

Brand, Stewart: For God's Sake, Margaret. Conversation with Gregory Bateson and Margaret Mead, in: CoEvolutionary Quarterly 10 (21), 1976, S. 32–44.

Breines, Wini: Young, White, and Miserable: Growing up Female in the Fifties, Boston, MA 1993.

Bretherton, Inge: The Origins of Attachment Theory: John Bowlby and Mary Ainsworth, in: Developmental Psychology 28 (5), 1992, S. 759–775.

Brink, Cornelia: Grenzen der Anstalt: Psychiatrie und Gesellschaft in Deutschland 1860–1980, Bd. 20, Göttingen 2010.

Buhle, Mari Jo: Feminism and its Discontents: A Century of Struggle with Psychoanalysis, Cambridge, MA1998.

Burke Odland, Sarah: Unassailable Motherhood, Ambivalent Domesticity: The Construction of Maternal Identity in Ladies' Home Journal in 1946, in: Journal of Communication Inquiry 34 (1), 2010, S. 61–84.

Burnham, John C.: After Freud Left. A Century of Psychoanalysis in America, Chicago, IL 2012.

Burston, Daniel: The Crucible of Experience: R. D. Laing and the Crisis of Psychotherapy, Cambridge, MA 2000.

Castel, Françoise; Castel, Robert; Lovell, Anne u. a.: Psychiatrisierung des Alltags: Produktion und Vermarktung der Psychowaren in den USA, Frankfurt a. M. 1982.

Chaney, Anthony: Runaway: Gregory Bateson, the Double Bind, and the Rise of Ecological Consciousness, Chapel Hill, NC 2017.

Chapman, Adrian: R. D. Laing in the USA, 1972 – and His Message to the Smartphone-Obsessed 21st Century, University of Glasgow Library Blog, 08.11.2019. Online: <https://universityofglasgowlibrary.wordpress.com/2019/11/08/r-d-laing-in-the-usa-1972-and-his-message-to-the-smartphone-obsessed-21st-century/>, Stand: 30.11.2020.

Chapman, Adrian: Rocking Psychiatry with R. D. Laing, Wellcome Collection. Online: <https://wellcomecollection.org/articles/XbHAhhAAAPbSzJ0w>, Stand: 30.11.2020.

Clauss, Julie; Bonah, Christian: An der Grenze der Nosologie: Die praktische Klassifikation der Psychosen und die Einführung der Diagnose «Schizophrenie» an der Psychiatrischen Universitätsklinik zu Straßburg, 1912–1962, in: Schmiedbach, Heinz-Peter (Hg.): Entgrenzungen des Wahnsinns: Psychopathie und Psychopathologisierungen um 1900, Berlin 2016, S. 131–160.

Cohen-Cole, Jamie: The Creative American: Cold War Salons, Social Science, and the Cure for Modern Society, in: Isis 100 (2), 2009, S. 219–262.

Cohen-Cole, Jamie: The Open Mind. Cold War Politics and the Sciences of Human Nature, Chicago, IL 2013.

Condrau, Flurin: Sozialgeschichte der Medizin als Wissensgeschichte avant la lettre?, in: Nach Feierabend. Zürcher Jahrbuch für Wissensgeschichte, 2020, S. 95–109.
Cooper, John; Sartorius, Norman: Cultural and Temporal Variations in Schizophrenia. A Speculation on the Importance of Industrialization, in: The British Journal of Psychiatry 130, 1977, S. 50–55.
Cooper, Rachel Valerie: Classifying Madness. A Philosophical Examination of the Diagnostic and Statistical Manual of Mental Disorders, New York, NY 2005.
Crossley, Nick: R. D. Laing and the British Anti-Psychiatry Movement. A Socio-Historical Analysis, in: Social Science & Medicine 47 (7), 1998, S. 877–889.
Crossley, Nick: Working Utopias and Social Movements: An Investigation Using Case Study Materials from Radical Mental Health Movements in Britain, in: Sociology 33 (4), 1999, S. 809–830.
Crossley, Nick: Contesting Psychiatry: Social Movements in Mental Health, London 2006.
Dalzell, Thomas: The Reception of Eugen Bleuler in British Psychiatry, 1892–1954, in: History of Psychiatry 83 (3), 2010, S. 325–339.
De Vos, Jan: Psychologization, in: Teo, Thomas (Hg.): Encyclopedia of Critical Psychology, New York, NY 2014, S. 1547–1551.
DeKoven, Marianne: Utopia Limited: The Sixties and the Emergence of the Postmodern, Durham, NC 2004.
Deleuze, Gilles; Guattari, Félix: Anti-Ödipus, Bd. 1, Frankfurt am Main 1974.
DeVylder, Jordan E.: The Fall and Rise of Adolf Meyer's Psychogenic Etiology of Dementia Praecox (Schizophrenia): 1903–1910 and Beyond, in: Smith College Studies in Social Work 83 (1), 2013, S. 2–17.
Dolnick, Edward: Madness on the Couch. Blaming the Victim in the Heyday of Psychoanalysis, New York, NY 1998.
Donvan, John; Zucker, Caren: In a Different Key. The Story of Autism, London 2016.
Douglas, Ann: Terrible Honesty. Mongrel Manhattan in the 1920s, New York, NY 1995.
Dunst, Alexander: Madness in Cold War America, New York, NY 2016.
Eghigian, Greg: Deinstitutionalizing the History of Contemporary Psychiatry, in: History of Psychiatry 22 (2), 2011, S. 201–214.
Ehrenreich, Barbara; English, Deirdre: For Her Own Good. Two Centuries of the Experts' Advice to Women, New York, NY 2005.
El Mubarak Mustafa, Khalid: David Mercer, in: Brandt, George W. (Hg.): British Television Drama, Cambridge, MA 1981.
Elberfeld, Jens: Ambivalenzen der Kritik: Familientherapie und die Debatte um Schizophrenie in den 1970er Jahren, in: Balz, Viola Kristin; Malich, Lisa (Hg.): Psychologie und Kritik. Formen der Psychologisierung nach 1945, Wiesbaden 2020, S. 187–220.
Epstein, Griffin Jaye: Refrigerator Mothers and Sick Little Boys: Bruno Bettelheim, Eugenics and the De-Pathologization of Jewish Identity, in: Disability Studies Quarterly 34 (3), 04.06.2014. Online: <https://doi.org/10.18061/dsq.v34i3.3312>, Stand: 17.11.2020.
Feldstein, Ruth: Motherhood in Black and White: Race and Sex in American Liberalism, 1930–1965, Ithaca, NY 2000.
Ffytche, Matt: Editorial, in: Psychoanalysis and History 18 (1), 2016, S. 1–5.
Fleming, Donald: Walter B. Cannon and Homeostasis, in: Social Research 51 (3), 1983, S. 609–640.
Foot, John: The Man Who Closed the Asylums. Franco Basaglia and the Revolution in Mental Health Care, London 2015.

Forsbach, Ralf: Die 68er und die Medizin: Gesundheitspolitik und Patientenverhalten in der Bundesrepublik Deutschland (1960–2010), Göttingen 2011.

Foucault, Michel: Psychologie und Geisteskrankheit, Frankfurt am Main 1968.

Foucault, Michel: Nietzsche, die Genealogie, die Historie, in: Dits et Ecrits. Schriften, Frankfurt a. M. 2002, S. 166–190.

Foucault, Michel: Wahnsinn und Gesellschaft. Eine Geschichte des Wahns im Zeitalter der Vernunft, Frankfurt a. M. 2007.

Friedland, Alexander; Herrn, Rainer: Zur Einführung der Schizophrenie an der Charité, in: Hess, Volker; Schmiedbach, Heinz-Peter (Hg.): Am Rande des Wahnsinns: Schwellenräume einer urbanen Moderne, Wien 2012, S. 207–258.

Fritz, Peter: Demokratie ist machbar, Herr Nachbar! Warum gute Nachbarn nicht automatisch gute Bürger sind, <https://geschichtedergegenwart.ch/demokratie-ist-machbar-herr-nachbar-warum-gute-nachbarn-nicht-automatisch-gute-buergersind/>, Stand: 27. 12. 2022.

Fritz, Peter: Arbeit am Wir. Soziale Nähe und Demokratie in Westdeutschland, unveröffentlichtes Manuskript.

Fussinger, Catherine: «Therapeutic Community», Psychiatry's Reformers and Antipsychiatrists: Reconsidering Changes in the Field of Psychiatry After World War II, in: History of Psychiatry 22 (2), 2011, S. 146–163.

Gabel, Joseph: Ideologie und Schizophrenie: Formen der Entfremdung, Frankfurt a. M. 1967.

Galison, Peter: The Ontology of the Enemy: Norbert Wiener and the Cybernetic Vision, in: Critical Inquiry 21 (1), 1994, S. 228–266.

Garrabé, Jean: Histoire de la schizophrénie, Paris 1992.

Geiser, M.: Apparition, évolution et fin (?) du concept de schizophrénie, in: Gesnerus 54 (3–4), 1997, S. 268–276.

Geoghegan, Bernard Dionysius: The Family as Machine: Film, Infrastructure, and Cybernetic Kinship in Suburban America, in: Grey Room 66, 2017, S. 70–101.

Gijswijt-Hofstra, Marijke; Oosterhuis, Harry; Vijselaar, Joost u. a. (Hg.): Psychiatric Cultures Compared: Psychiatry and Mental Health Care in the Twentieth Century: Comparisons and Approaches., Amsterdam 2006.

Gilbert, James Burkhart: Men in the Middle. Searching for Masculinity in the 1950s, Chicago, IL 2005.

Gilman, Sander L.: Freud, Race, and Gender, Princeton, NJ 1993.

Gilman, Sander L.: Constructing Schizophrenia as a Category of Mental Illness, in: Wallace, Edwin R.; Gach, John (Hg.): History of Psychiatry and Medical Psychology: With an Epilogue on Psychiatry and the Mind-Body Relation, Boston, MA 2008, S. 461–483.

Grant, Julia: A «Real Boy» and Not a Sissy: Gender, Childhood, and Masculinity, 1890–1940, in: Journal of Social History 37 (4), 2004, S. 829–851.

Grob, Gerald N.: From Asylum to Community. Mental Health Policy in Modern America, Princeton, NJ 1991.

Häfner, Heinz: Das Rätsel Schizophrenie: eine Krankheit wird entschlüsselt, München 2000.

Halliwell, Martin: Therapeutic Revolutions: Medicine, Psychiatry, and American Culture, 1945–1970, New Brunswick, NJ 2013.

Harmat, Pál: Freud, Ferenczi und die ungarische Psychoanalyse, Tübingen 1988.

Harrington, Anne: The Fall of the Schizophrenogenic Mother, in: The Lancet 379 (9823), 2012, S. 1292–1293.

Harrington, Anne: Mother Love and Mental Illness: An Emotional History, in: Osiris 31 (1), 2016, S. 94–115.

Harrington, Anne: Mind Fixers: Psychiatry's Troubled Search for the Biology of Mental Illness, New York, NY 2019.

Hartwell, Carol Eadie: The Schizophrenogenic Mother Concept in American Psychiatry, in: Psychiatry 59 (3), 1996, S. 274–297.

Heinemann, Isabel: «Concepts of Motherhood». Öffentliche Debatten, Expertendiskurse und die Veränderung von Familienwerten in den USA (1890–1970), in: Zeithistorische Forschungen/Studies in Contemporary History 8 (1), ZZF – Centre for Contemporary History: Zeithistorische Forschungen, 2011, S. 60–87.

Heinemann, Isabel: Wert der Familie, Ehescheidung, Frauenarbeit und Reproduktion in den USA des 20. Jahrhunderts, Berlin 2018.

Henckes, Nicolas: Reforming Psychiatric Institutions in the Mid-Twentieth Century. A Framework for Analysis, in: History of Psychiatry 22 (2), 2011, S. 164–181.

Herzog, Dagmar: Cold War Freud. Psychoanalysis in an Age of Catastrophes, Cambridge, MA 2017.

Hess, Volker; Majerus, Benoît: Writing the History of Psychiatry in the 20th Century, in: History of Psychiatry 22 (2), 2011, S. 139–145.

Hill, David: The Politics of Schizophrenia: Psychiatric Oppression in the United States, Lanham, MD 1983.

Hoenig, J.: Schizophrenia (Clinical Section), in: Berrios, German E; Porter, Roy (Hg.): A History of Clinical Psychiatry. The Origin and History of Psychiatric Disorders, London 1995, S. 336–348.

Hörl, Erich; Hagner, Michael: Überlegungen zur kybernetischen Transformation des Humanen, in: Hagner, Michael; Hörl, Erich (Hg.): Die Transformation des Humanen. Beiträge zur Kulturgeschichte der Kybernetik, Frankfurt a. M. 2008, S. 7–37.

Hornstein, Gail A.: To Redeem One Person is to Redeem the World. The Life of Frieda Fromm-Reichmann, New York, NY 2000.

Horrobin, David F.: The Madness of Adam and Eve: How Schizophrenia Shaped Humanity, London 2001.

Howells, John G. (Hg.): The Concept of Schizophrenia. Historical Perspectives, Washington, D. C. 1991.

Ilg, Yvonne: Schizophrenie in der Alltagssprache. Eine linguistische Begriffsgeschichte 1908–2009, Zürich 2019 (Unveröffentlichtes Dissertationsmanuskript. Buchpublikation in Planung).

Jack, Jordynn: Autism and Gender: From Refrigerator Mothers to Computer Geeks, Urbana, IL 2014.

Jones, Kathleen W.: Taming the Troublesome Child: American Families, Child Guidance, and the Limits of Psychiatric Authority, Cambridge MA 2002.

Johnson, David K.: The Lavender Scare: The Cold War Persecution of Gays and Lesbians in the Federal Government, Chicago, IL 2009.

Kaiser, David; McCray, W. Patrick: Groovy Science: Knowledge, Innovation, and American Counterculture, Chicago, IL 2016.

Keränen, Lisa: Scientific Characters: Rhetoric, Politics, and Trust in Breast Cancer Research, Tuscaloosa, AL 2010.

Kersting, Franz-Werner: Psychiatriereform als Gesellschaftsreform: die Hypothek des Nationalsozialismus und der Aufbruch der sechziger Jahre, Paderborn 2003.

Kotowicz, Zbigniew: R. D. Laing and the Paths of Anti-Psychiatry, London 1997.

Kridel, Craig Alan; Bullough, Robert V.; Bullough Jr., Robert V. u. a.: Stories of the Eight-Year Study: Reexamining Secondary Education in America, Albany, NY 2007.

Ladd-Taylor, Molly: Raising a Baby the Government Way: Mothers' Letters to the Children's Bureau, 1915–1932, New Brunswick, NJ 1986.

Ladd-Taylor, Molly: Mother-Work: Women, Child Welfare, and the State, 1890–1930, Champaign, IL 1994.

Ladd-Taylor, Molly: «Bad» Mothers: The Politics of Blame in Twentieth-Century America, New York, NY 1998.

Ladd-Taylor, Molly: Mother-Worship/Mother-Blame: Politics and Welfare in an Uncertain Age, in: Journal of the Motherhood Initiative for Research and Community Involvement 6 (1), 2004, S. 7–15.

Laing, Adrian Charles: R. D. Laing: A Biography, London 1994.

Lasker Foundation: 1947 – Catherine Mackenzie, Historical Awards. Online: <http://www.laskerfoundation.org/awards/show/historical-awards/>, Stand: 19.11.2020.

Latour, Bruno: Science in Action. How to Follow Scientists and Engineers Through Society, Cambridge, MA 1987.

Leferink, Klaus: Sympathie mit der Schizophrenie – Die Moderne und ihre psychische Krankheit, in: Zaumseil, Manfred (Hg.): Schizophrenie in der Moderne – Modernisierung der Schizophrenie: Lebensalltag, Identität und soziale Beziehungen von psychisch Kranken in der Grossstadt, Bonn 1997.

Leferink, Klaus: Die Schizophrenie und die Transformation der Gesellschaft: Annäherung zwischen psychisch Kranken und Normalen!, in: Ertl, Michael; Keintzel, Brigitta; Wagner, Rudolf P. (Hg.): Ich bin tausend Ich. Probleme, Zugänge und Konzepte zur Therapie von Psychosen, Wien 2002, S. 325–343.

Leferink, Klaus: Kultur – Schizophrenie – Diskurs – Selbst, in: Heinze, Martin; Kupke, Christian; Kurth, Christoph (Hg.): Das Mass des Leidens: klinische und theoretische Aspekte seelischen Krankseins, Würzburg 2003, S. 221–245.

Lipset, David: Gregory Bateson. The Legacy of a Scientist, Englewood Cliffs, NJ 1980.

Lotringer, Sylvère: Introduction to Schizo-Culture, in: Lotringer, Sylvère; Morris, David (Hg.): Schizo-Culture. The Event 1975, Los Angeles, CA 2013, S. 9–39.

Maatz, Anke; Hoff, Paul: «Schizophrenie»: Pars pro toto der Psychiatrie? Ein geistesgeschichtlicher Essay über den Status der «Schizophrenie» im psychiatrischen Diskurs, in: Der Nervenarzt 88 (1), Januar 2017, S. 78–82.

Majerus, Benoît: Mapping Antipsychiatry. Elemente für die Geschichte einer transnationalen Bewegung, 2010. Online: <http://www.europa.clio-online.de/essay/id/fdae-1520>, Stand: 08.10.2019.

Majerus, Benoît: Parmi les fous. Une histoire sociale de la psychiatrie au XXe siècle, Rennes 2013.

Malich, Lisa; Balz, Viola Kristin: Psychologie und Kritik – Formen der Psychologisierung nach 1945: Eine Einleitung, in: Balz, Viola; Malich, Lisa (Hg.): Psychologie und Kritik – Formen der Psychologisierung nach 1945, Wiesbaden 2020, S. 3–21.

Martucci, Jessica: Why Breastfeeding? Natural Motherhood in Post-War America, in: Journal of Women's History 27, 2015, S. 110–133.

May, Elaine Tyler: Homeward Bound: American Families in the Cold War Era, New York, NY 2008.

Mayes, Rick; Horwitz, Allan V.: DSM-III and the Revolution in the Classification of Mental Illness, in: Journal of the History of the Behavioral Sciences 41 (3), 2005, S. 249–267.

McGeachan, Cheryl: «The World is Full of Big Bad Wolves»: Investigating the Experimental Therapeutic Spaces of R. D. Laing and Aaron Esterson, in: History of Psychiatry 25 (3), 2014, S. 283–298.

McNally, Kieran: A Critical History of Schizophrenia, London 2016.

Metzl, Jonathan Michel: The Protest Psychosis. How Schizophrenia Became a Black Disease, Boston, MA 2009.

Meyerowitz, Joanne Jay (Hg.): Not June Cleaver. Women and Gender in Postwar America, 1945–1960, Philadelphia, PA 1994.

Meyerowitz, Joanne Jay: Introduction. Women and Gender in Postwar America, 1945–1960, in: Meyerowitz, Joanne Jay (Hg.): Not June Cleaver. Women and Gender in Postwar America, 1945–1960, Philadelphia, PA 1994, S. 1–16.

Miller, Gavin: R. D. Laing, Edinburgh 2004.

Miller, Gavin: How Scottish was R. D. Laing?, in: History of Psychiatry 20 (2), 2009, S. 226–232.

Miller, Gavin: R. D. Laing's Theological Hinterland. The Contrast Between Mysticism and Communion, in: History of Psychiatry 23 (2), 2012, S. 139–155.

Miller, Gavin: Psychiatric Penguins: Writing on Psychiatry for Penguin Books, c.1950–c.1980, in: History of the Human Sciences 28 (4), 2015, S. 76–101.

Mitchell, Stephen A.; Black, Margaret J.: Freud and Beyond. A History of Modern Psychoanalytic Thought, New York, NY 1995.

Moat, Janet: In Two Minds (1967), in: BFI Screenonline: <http://www.screenonline.org.uk/tv/id/557285/>, Stand: 30. 11. 2020.

Moldzio, Andrea: Schizophrenie – eine philosophische Erkrankung?, Würzburg 2004.

Morgan, Alastair: Schizophrenia, Reification and Deadened Life, in: History of the Human Sciences 23 (5), 2010, S. 176–193.

N. N.: Dialectics Introduction, in: Dialectics of Liberation. A Unique Gathering to Demystify Human Violence in all its Forms. Online: <http://www.dialecticsofliberation.com/1967-dialectics/dialectics-introduction/>, Stand: 01. 12. 2020.

Noll, Richard: The Encyclopedia of Schizophrenia and Other Psychotic Disorders, New York, NY 2009.

Noll, Richard: American Madness. The Rise and Fall of Dementia Praecox, Cambridge, MA 2011.

Oever, Roel van den: Mama's Boy. Momism and Homophobia in Postwar American Culture, New York, NY 2012.

Olson, Randy: 144 Years of Marriage and Divorce in 1 Chart, Randal S. Olson (Blog), 15.06. 2015, <http://www.randalolson.com/2015/06/15/144-years-of-marriage-and-divorce-in-1-chart/>, Stand: 18. 11. 2020.

Ophir, Orna: Psychosis, Psychoanalysis and Psychiatry in Post War USA. On the Borderland of Madness, London 2015.

O'Reilly, Andrea: Motherhood Studies, in: Encyclopedia of Motherhood, Thousand Oaks 2010, S. 832. Online: <https://doi.org/10.4135/9781412979276>, Stand: 28. 12. 2022.

Pace, Eric: Benjamin Spock, World's Pediatrician, Dies at 94, in: The New York Times, 17.03. 1998.

Padwa, Howard; Meldrum, Marcia; Friedman, Jack, R. u. a.: A Mental Health System in Recovery: The Era of Deinstitutionalisation in California, in: Kritsotaki, Despo; Long, Vicky; Smith, Matthew (Hg.): Deinstitutionalisation and After: Post-War Psychiatry in the Western World, Cham 2016, S. 241–266.

Paton, Maureen: RD Laing: Was the Psychiatrist a Renegade or a Visionary?, in: The Independent, 30. 11. 2015. Online: <https://www.independent.co.uk/life-style/health-and-families/rd-laing-was-counterculture-s-favourite-psychiatrist-dangerous-renegade-or-true-visionary-a6755021.html>, Stand: 30. 11. 2020.

Pavalko, Eliza K.; Elder, Glen H.: World War II and Divorce: A Life-Course Perspective, in: American Journal of Sociology 95 (5), S. 1213–1234.

Pickering, Andrew: The Cybernetic Brain: Sketches of Another Future, Chicago, IL 2010.

Plant, Rebecca Jo: Mom. The Transformation of Motherhood in Modern America, Chicago, IL 2010.

Porter, Roy: The Patient's View. Doing Medical History from Below, in: Theory and Society 14 (2), 1985, S. 175–198.

Porter, Roy: Madness. A Brief History, Oxford 2003.

Pross, Christian; Schweitzer, Sonja; Wagner, Julia: «Wir wollten ins Verderben rennen»: die Geschichte des Sozialistischen Patientenkollektivs Heidelberg 1970–1971, Köln 2016.

Rabelhofer, Bettina: Multiplizität und Dissoziation als Paradigmen der Moderne, in: newsletter MODERNE. Zeitschrift des SFB Moderne 5 (2), März 2002, S. 4–7.

Rall, Veronika: Kinoanalyse: Plädoyer für eine Re-Vision von Kino und Psychoanalyse, Marburg 2011.

Ray, Wendel A.: Interaction Focused Therapy. The Don Jackson Legacy, in: Brief Strategic and Systemic Therapy European Review (1), 2004, S. 36–45.

Rid, Thomas: Rise of the Machines: A Cybernetic History, New York, NY 2016.

Rima D. Apple: Perfect Motherhood. Science and Childrearing in America, New Brunswick, NJ 2006.

Rose, Nikolas: Inventing Our Selves: Psychology, Power, and Personhood, Cambridge, MA 1996.

Roy W. Menninger; Nemiah, John C. (Hg.): American Psychiatry After World War II (1944–1994), Washington, D.C. 2000.

Saad, Lydia: Gallup Vault: A Sea Change in Support for Working Women, Gallup.com, 20. 07. 2017. Online: <https://news.gallup.com/vault/214328/gallup-vault-sea-change-support-working-women.aspx>, Stand: 18. 11. 2020.

Saffell, Mary: Ruth Millett Papers Available for Research, Special Collections at TCU, 27. 04. 2015. Online: <http://blogs.lib.tcu.edu/specialcollections/2015/04/27/ruth-millett-papers-available-for-research/>, Stand: 19. 11. 2020.

Sarasin, Philipp: Wie breit darf es denn sein? «Wissen» und kein Ende, in: Nach Feierabend. Zürcher Jahrbuch für Wissensgeschichte 15, 2020, S. 17–24.

Sarbin, Theodore Roy; James C. Mancuso: Schizophrenia: Medical Diagnosis or Moral Verdict?, New York, NY 1980.

Sass, Louis A.: Civilized Madness: Schizophrenia, Self-Consciousness and the Modern Mind, in: History of the Human Sciences 7 (2), 1994, S. 83–120.

Sass, Louis A.: Madness and Modernism: Insanity in the Light of Modern Art, Literature, and Thought, Cambridge, MA 1994.

Scharfetter, C.: Eugen Bleuler's Schizophrenias – Synthesis of Various Concepts, in: Schweizer Archiv für Neurologie und Psychiatrie 152, 2001, S. 34–37.

Schmitt, Sandra: Das Ringen um das Selbst: Schizophrenie in Wissenschaft, Gesellschaft und Kultur nach 1945, Berlin 2018.

Scull, Andrew: Museums of Madness. The Social Organization of Insanity in Nineteenth-Century England, London 1979.

Silver, Ann-Louise: Chestnut Lodge, Then and Now. Work with a Patient with Schizophrenia and Obsessive Compulsive Disorder, in: Contemporary Psychoanalysis 33 (2), 1997, S. 227–249.

Silver, Ann-Louise: Psychoanalysis and Psychosis. Players and History in the United States, in: Psychoanalysis and History 4 (1), 2002, S. 45–66.

Staub, Michael E.: Madness Is Civilization: When the Diagnosis Was Social, 1948–1980, Chicago, IL 2011.

Tanner, Jakob: «The Times They Are A-Changing»: Zur subkulturellen Dynamik der 68er Bewegungen, in: Geschichte und Gesellschaft 17, 1998, S. 207–223.

Tanner, Jakob: «Weisheit des Körpers» und soziale Homöostase. Physiologie und das Konzept der Selbstregulation, in: Sarasin, Philipp; Tanner, Jakob (Hg.): Physiologie und industrielle Gesellschaft, Frankfurt a. M. 1998, S. 129–169.

Tanner, Jakob: «Fluide Matrix» und «homöostatische Mechanismen», in: Martin, Jörg; Hardy, Jörg; Cartier, Stephan (Hg.): Welt im Fluss: Fallstudien zum Modell der Homöostase, Stuttgart 2008, S. 11–29.

Tanner, Jakob: Die kontroverse Karriere der Kybernetik, in: Geisthövel, Alexa; Hitzer, Bettina (Hg.): Auf der Suche nach einer anderen Medizin. Psychosomatik im 20. Jahrhundert, Berlin 2019, S. 273–299.

The Science Team: The Thinking Machine: W Ross Ashby and the Homeostat, British Library Science Blog, 20.04.2016. Online: <https://blogs.bl.uk/science/2016/04/the-thinking-machine.html>, Stand: 24.09.2019.

Vicedo, Marga: Cold War Emotions: Mother Love and the War over Human Nature, in: Solovey, Mark; Cravens, Hamilton (Hg.): Cold War Social Science, New York 2012, S. 233–249.

Vicedo, Marga: The Nature and Nurture of Love: From Imprinting to Attachment in Cold War America, Chicago, IL 2013.

Wall, Oisín: The Birth and Death of Villa 21, in: History of Psychiatry 24 (3), September 2013, S. 326–340.

Wall, Oisín: The British Anti-Psychiatrists: From Institutional Psychiatry to the Counter-Culture, 1960–1971, New York, NY 2017.

We the Women: We, The Women, 17.07.2009. Online: <http://ruthmillett.blogspot.com/2009/07/this-woman-feeding-her-twins-is-our.html>, Stand: 19.11.2020.

Weinstein, Deborah: The Pathological Family: Postwar America and the Rise of Family Therapy, Ithaca, NY 2013.

Weiss, Jessica: To Have and to Hold: Marriage, the Baby Boom, and Social Change, Chicago, IL 2000.

Womersley, Kate: Why Giving Birth Is Safer in Britain Than in the U.S., ProPublica, 31.08.2017. Online: <https://www.propublica.org/article/why-giving-birth-is-safer-in-britain-than-in-the-u-s?token=2Afda3_4a5kZwuyUcu2dePYQjk2YB3DX>, Stand: 24.11.2020.

Woods, Angela: The Sublime Object of Psychiatry: Schizophrenia in Clinical and Cultural Theory, Oxford 2011.

Zaretsky, Eli: Secrets of the Soul: A Social and Cultural History of Psychoanalysis, New York, NY 2005.

Zaretsky, Eli: Freuds Jahrhundert. Die Geschichte der Psychoanalyse, Wien 2006.

Das Signet des Schwabe Verlags
ist die Druckermarke der 1488 in
Basel gegründeten Offizin Petri,
des Ursprungs des heutigen Verlags-
hauses. Das Signet verweist auf
die Anfänge des Buchdrucks und
stammt aus dem Umkreis von
Hans Holbein. Es illustriert die
Bibelstelle Jeremia 23,29:
«Ist mein Wort nicht wie Feuer,
spricht der Herr, und wie ein
Hammer, der Felsen zerschmeisst?»